BASIC SURGICAL SKILLS AND TECHNIQUES

Second Edition

基本外科技巧

第 2 版

〔印〕苏迪尔·库玛
主编 〔英〕大卫·斯多克
〔印〕拉曼·谭瓦

主译 李忠廉 蔡守旺

天津出版传媒集团
天津科技翻译出版有限公司

著作权合同登记号:图字:02-2014-322

图书在版编目(CIP)数据

基本外科技巧 / (印)苏迪尔·库玛(Sudhir Kumar Jain),(英)大卫·斯多克(David L.Stoker),(印)拉曼·谭瓦(Raman Tanwar)主编;李忠廉等译. —天津:天津科技翻译出版有限公司,2017.7
书名原文:Basic Surgical Skills and Techniques
ISBN 978-7-5433-3676-6

Ⅰ.①基… Ⅱ.①苏… ②大… ③拉… ④李… Ⅲ.①外科学 Ⅳ.①R6

中国版本图书馆 CIP 数据核字(2017)第 055298 号

Sudhir Kumar Jain, David L.Stoker, Raman Tanwar
Basic Surgical Skills and Techniques
ISBN 928-93-5090-375-9

授权单位: Jaypee Brothers Medical Publishers(P) Ltd.
出　　版: 天津科技翻译出版有限公司
出 版 人: 刘 庆
地　　址: 天津市南开区白堤路 244 号
邮政编码: 300192
电　　话: 022-87894896
传　　真: 022-87895650
网　　址: www.tsttpc.com
印　　刷: 高教社(天津)印务有限公司
发　　行: 全国新华书店
版本记录: 787×1092　16 开本　10 印张　200 千字
2017 年 7 月第 1 版　2017 年 7 月第 1 次印刷
定价:68.00 元

(如有印装问题,可与出版社调换)

译者名单

主　译　李忠廉　蔡守旺

副主译　张西波　张鸿涛

译　者　(按姓氏笔画排序)

王海博　刘军舰　李忠廉　张西波

张鸿涛　尚海涛　郝成飞　鲍建亨

蔡守旺

编者名单

Beryl Antoinette De Souza MD
Specialist Plastic Surgeon
Chelsea and Westminister Hospital
London, UK

David L Stoker MD FRCS (Edinburgh)
Consultant Surgeon
University College of London Hospitals and
North Middlesex University Hospital
London, UK

Gemma Conn MD
Specialist Registrar
Department of General Surgery
Colchester General Hospital
London, UK

Raman Tanwar MS
Consultant Surgeon
Jyoti Hospital
Gurgaon, Haryana, India

Sudhir Kumar Jain MS FRCS (Edinburgh) FACS FICS
Professor
Department of Surgery
Maulana Azad Medical College
New Delhi, India

中文版前言

手术是目前治疗外科疾病的主要手段。随着医学科学的发展和进步，外科手术技术也突飞猛进，简单的清创缝合乃至器官移植，都是通过学习外科基础理论知识和掌握基本外科技巧来完成的。因此，手术技能的不断提高是每一个外科医生的最终目标，基本外科技巧的掌握显得尤其重要。由大卫·J.斯托克教授等编著的这本《基本外科技巧》，顺应了广大青年医师的发展需求。全书共分为19个章节，从外科洗手、打结技术、伤口缝合技术、麻醉技术、外科缝线、手术中的患者体位、吻合术、握持技巧、术中引流、微创外科、止血、活检技术、剥离技术、外科透热法、包扎技术、手术激光应用、基本外科步骤、常见手术器械以及外科手术能源等方面做了详细的介绍，文中关键之处都配以大量的图片并加以详细阐述，这些图片使各章节中的文字描述更加具体生动。

本书的翻译出版旨在帮助年轻外科医生掌握外科基本技能，通过对这些内容的系统学习和实践，使年轻医生学会正确使用手术常用器械，较熟练地掌握外科基本操作技巧，以具备基本的外科素质，为今后更好、更快地适应临床工作奠定基础。

译者

第二版前言

外科领域正处于一个现代化和技术飞速发展的时代。从这个角度来说,当代外科医生要想将每项改变都融入其外科技术中,是一项具有挑战性的任务。值得庆幸的是,这些新的变化都可以追溯到外科领域那些久经时间考验的、古老且已确定的观念。我们尝试合并新的进展,不断保持本书的更新。除了彻底修改内容、推敲文字以增加可读性和对外科概念的理解,此次再版还增加了4个新的章节以涵盖重要主题,例如激光、仪器、基本外科治疗和当代外科医生在手术室通常遇到的新设备。同时,读者也会发现图表更加生动、精确而且具有描述性。我们非常感谢来自全球各地的读者,他们发来许多有价值的建议,帮助我们完善书中内容,使其更符合实际需要。我们希望读者可以认识到本书的价值,同时我们也希望读者能一如既往地支持我们,并提出宝贵的建议。

苏迪尔·库玛

大卫·斯多克

拉曼·谭瓦

第一版前言

为了更好地治疗患者，外科实习生需要掌握一套基本的实践技能。虽然,大多数技能和他们那些20世纪的前辈所用的相同,但是当今的实习生需要跟上技术的飞速变化与发展,很多技术即便在10年前都是无法实现的。

同时，医学生和低年资医生的基本外科培训被压缩在一个更短的时间范围,课程越来越多,学生们还需学习其他医学专业的知识。在本科教育计划中,更为注重沟通能力及自主学习能力,因此,如今的外科学生要在较短的学习时间内，学习更多的东西。学生们将没有多少在讲堂、病房或临床亲自动手的机会,所以外科实践性环节不可避免地受到影响。

这本手册旨在利用几个简单的章节来讲解早期训练需要掌握的技巧，帮助我们满足现今外科学习计划中更快学习的需要。它不但适用于高年资医生和实习医生,而且可以作为一本很有用的外科研究生入学考试的复习资料。这本书是由在职的普外科医生为了提高其团队实践能力而编写的培训材料，同时也是伦敦和新德里之间的外科技术国际交流材料，并且对于学生的外科技术与知识学习有所帮助。它不仅仅是一本工具书,更像是一个简明的指南,可作为手术室和急诊室的学习用书。

它包含简单的表和图,没有多余的文本。在指导学生从刷手到缝合方面,有清晰的解释。这本书目的在于提高实践训练能力，鼓励学生们尽可能地多下工夫将书本上描述的基本技能应用到临床环境当中。外科手术很大程度上仍然是个实践的专业,需要大量的实践才能更完美。

苏迪尔·库玛

大卫·斯多克

致谢

衷心感谢来自印度新德里M/s Jaypee兄弟医学出版社的Shri Jitendar P Vij（集团董事长）和Mr.Ankit Vij（总经理）的鼓励与支持。感谢Tarun Duneja先生(主编)在工作过程中为我们提供的宝贵意见。特别要感谢Jaypee兄弟医学出版社的整个出版团队,尤其是KK Raman(生产经理)、Subrata Adhikary先生、Rajesh Sharma先生、Laxmidhar Padhiary先生、Uma Adhikari夫人和Satendra Chand先生,他们的辛苦努力、专业精神及帮助贯穿整个出版过程。

目　录

第1章 外科洗手、穿无菌手术衣、戴无菌手套的技术

Sudhir Kumar Jain, David L Stoker

外科洗手

外科洗手是穿无菌手术衣和戴无菌手套之前必须进行的操作。洗手不能完全使皮肤表面达到无菌，但是洗手操作可以使皮肤表面更加清洁,减少皮肤表面微生物的数量,从而减小患者在手术过程中感染的概率。外科洗手有以下三方面意义：

1. 清除手、前臂、指甲表面的流动微生物和碎片。

2. 在两台手术之间洗手可以阻止微生物的再生。

3. 把定植微生物的数量尽可能降到最低水平。

外科洗手的定义为:通过系统规范的刷、洗手及前臂，从而有效地对手和前臂进行抗微生物处理，以尽可能降低手和前臂皮肤表面的微生物数量。

人类的皮肤表面通常会存在以下两种类型的细菌。

流动微生物

流动微生物是随着土壤、灰尘及很多种不同的物质飘落到皮肤表面上的。外科洗手可以清除绝大多数流动微生物。

定植微生物

定植微生物指的是自然存在于手指指甲和皮肤深层的细菌，主要是革兰阳性菌和革兰阴性菌。皮肤深层主要是头部的毛囊、周身的汗腺和皮脂腺。外科洗手清除了皮肤表面和真皮层的细菌。在戴无菌手套之后,更深层的细菌会随着出汗和油脂的分泌移动到皮肤表面,因此皮肤表面的细菌数量会再次升高。因此，在两台手术之间需要再次进行外科洗手操作。

外科洗手前的准备工作

对于准备洗手的外科工作者来说，个人卫生是非常重要的。个人卫生包括每日淋浴、经常洗头和修剪手指指甲。如果外科工作者手、手指指甲或前臂有皮疹、感染性脓肿或开放性伤口,他(她)就不能进行外科洗手操作。同样,外科工作者如果患有普通感冒、咽喉溃疡或全身感染,他(她)也不能进行外科洗手操作。

外科工作者应该把指甲剪短，不能超过手指的边缘。短的指甲更容易清洁,而且不容易戳破手套。外科工作者的手指指甲应避免使用指甲油，因为涂抹指甲增亮剂会导致指甲表面积聚更多的细菌。绝对不要佩戴人造指甲，因为人造指甲和手指指甲之间的湿度增大会导致真菌滋生增加。外科工作者的手和前臂应避免出现伤口或疖。

在外科洗手前,手表、项链和戒指都应该摘下,放到安全的地方。在首饰下面会积存细菌及死亡脱落的皮肤细胞。每位外科工作者在进入外科手术室的清洁区或半污染区之

前,都应穿上短袖全棉刷手衣。刷手衣的袖子应保持在肘上 4 英寸(1 英寸=2.54cm)。

外科手术工作者不应该穿便装或医院制服进入清洁区。外科手术工作者应把刷手衣上衣衣襟塞入下衣中，以避免衣襟摆动污染无菌区。刷手衣下衣的裤脚不应接触地面,以防止把细菌从一处带到另一处。每位外科工作者都应穿专用的手术鞋。手术鞋应覆盖全部脚趾。这有助于保护手术者脚趾不被手术台上掉落的锐器或重物砸伤，而且可以保护手术者脚趾不被患者的血液或体液弄脏。手术鞋应该在每天工作结束后清洗。非手术室使用的鞋只有外面套上无菌鞋套时才允许进入清洁区。无菌鞋套应一次性使用,在人员离开时应将其丢弃。

外科手术工作者应该戴一次性手术帽，手术帽应完全遮盖全部头发，以防止脱落的头发或头皮屑污染无菌区(图 1.1)。

外科手术的术者和助手均应戴外科手术口罩以完全遮盖嘴和鼻子。这样可以保护患者不受手术者呼出的口咽部细菌感染（图 1.1)。但是,不是所有的腹腔镜操作或内镜治疗操作都需要佩戴口罩。

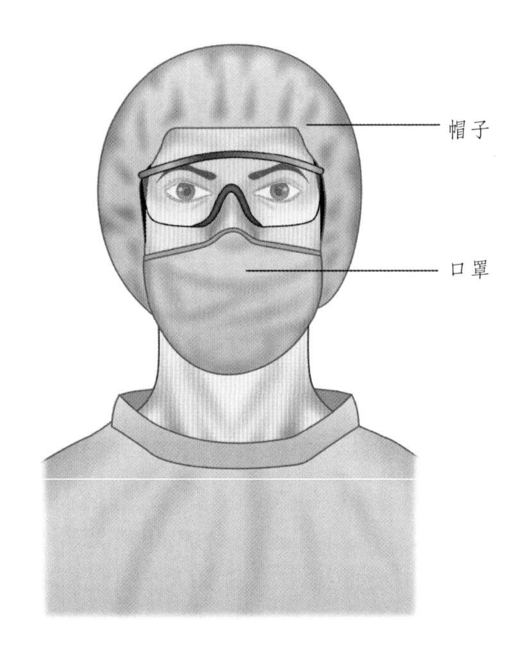

图 1.1　正确的戴口罩和手术帽的方式。

外科洗手的环境和设备

外科洗手的场所应该足够宽敞，以免妨碍刷手人员穿无菌手术衣和戴无菌手套。在外科洗手场所，需要在明显的墙上放置钟表以更好地掌握洗手时间，而且需要有专门的装置控制洗手的水温。水槽应该足够高,以免洗手水飞溅出来，水龙头应由肘部或膝部控制。

外科洗手液

氯己定——(双氯苯双胍己烷 4%)；
碘附洗手液——(碘化聚维酮 7.5%)；
肥皂。

这些洗手液均为液态。氯己定和碘附洗手液用得最多,原因为：

1. 这两种洗手液对绝大多数人没有刺激性。

2. 这两种洗手液可以使皮肤表面的细菌数量降到最低水平。

3. 如果按规程使用，这两种洗手液可以保持持续的抑菌作用。洗手液可以在皮肤表面形成一层保护膜，使定植细菌维持在最低浓度，而且洗手液不会妨碍皮肤对流动细菌的天然抗菌性。

4. 这两种洗手液容易在热水、冷水或硬水中形成泡沫。

5. 洗手液的需要量小。

外科洗手的方法

外科洗手需要在上午第一台手术前以及两台手术之间进行。通常有两种洗手方式:定时洗手法和刷手法。定时洗手时,冲洗时间是不计算在洗手时间内的。刷手时,要对每个手指、每只手臂进行规定次数的刷洗。

外科洗手过程开始后，洗手人员不能接触有菌物体。一旦洗手人员接触有菌物体，整个外科洗手过程应重新开始。

刷手方法

如果使用刷手液，刷手过程最少要进行 2 分钟；如果使用肥皂，刷手过程最少要进行 5 分钟。水温应该控制在合适的温度。刷手前先湿润手和前臂(图 1.2A 和 B)。在手掌上调取出大约 5mL 抗菌肥皂液。指甲刷只能用来洗刷指甲和指腹，而不能用来洗刷其他皮肤部位(图 1.3)。刷手的顺序应该从手指到肘下 1 英寸，而不能从肘部到手指(图 1.4)。手应始终高于肘部，以便使水由肘部向下流（图 1.5)。刷手时不要让水飞溅，弄湿洗手衣会污染无菌手术衣。在刷手后，手和前臂至少需要冲洗两次(图 1.6A 和 B)。最后一次冲洗之后，手和前臂应该远离身体，抬高，使水从肘部向下滴落。手和前臂应分别用一次性对折的毛巾擦干净。擦干应该从手指开始直至肘部。擦干手指和前臂之后，应将毛巾马上丢弃。擦干手指和前臂时，毛巾应该保持双层对折（图 1.7 至图 1.10)。

穿无菌手术衣技术

手术衣必须合身、宽松以便于活动。每只袖子应该有可以收紧的袖口。手术衣最好是防水的。

助手帮助术者穿无菌手术衣时只能接触手术衣背面。如果手术衣外面被助手接触到，手术衣就被污染，应该马上丢弃。折叠手术衣应使其背面朝向术者，便于穿无菌手术衣。

术者刷手后应保持手和手臂高于腰部，肘部以上前臂离开身体成 20°~30°角。如果术者手和手臂低于腰部，应该认为手和手臂已被污染。

外科洗手后，视为无菌区的范围是手和前臂(不包括腋部)，在腰部前方，颈部以下几英寸的部位。无菌手术衣的材料必须满足以下条件：①能够在最大程度上阻止微生物和体液传过；②材料需足够结实，并耐磨、耐锐器。无菌手术衣应该没有绒毛，以减少伤口或环境中的颗粒散播。

穿无菌手术衣的步骤

从无菌台上拿取无菌手术衣，要拿住手术衣领口的内面或背侧(图 1.11)。举起手术衣领口时，手术衣需完全打开，内面朝向穿衣者(图 1.12)。

将双手顺入敞开的袖孔，手需与肩同高并离开身体。将手和前臂插入衣袖内，使双手达到袖口边缘。但双手不能伸出袖口(图 1.13 和图 1.14)。没戴手套的手不能接触无菌手术衣的前面。由巡回人员在术者背面系好手术衣系带(图 1.15 和图 1.16)。

穿无菌手术衣和戴无菌手套应遵守的规则

1. 不要让手低于脐水平或低于无菌工作区。
2. 手不能放到背后。
3. 整个操作过程中必须戴无菌手套。
4. 戴上无菌手套的手不能接触低于肘窝处部位，因为腋窝处也是污染区。
5. 戴上无菌手套的手不能接触有菌的区域。

戴无菌手套的技术

封闭式戴手套是首选方法，因为此时是隔着手术衣袖子的织物处理手套，从而防止裸手接触手套的外面。

戴无菌手套的步骤

1. 将手伸入无菌手术衣的衣袖内，一直伸到袖口。
2. 打开手套外包装，使右手套对右手。

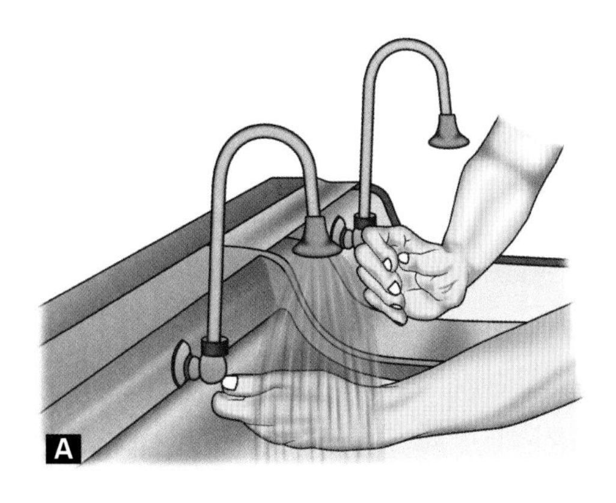

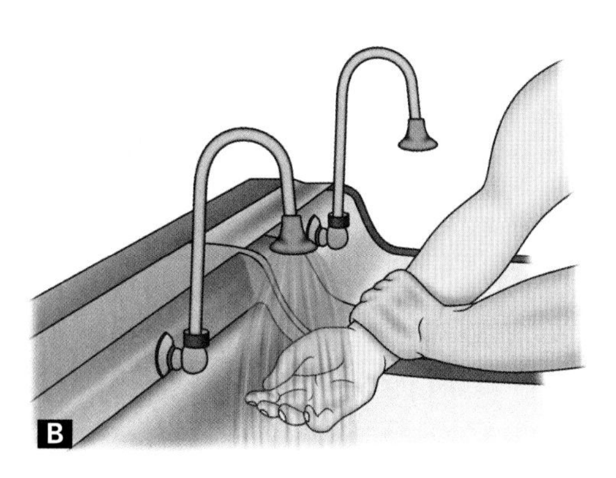

图 1.2A 和 B 在刷手之前,先湿润双手和前臂。

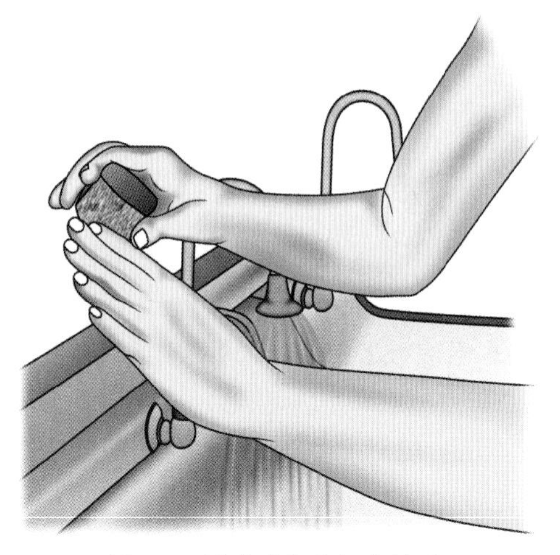

图 1.4 刷洗手指的每个侧面。

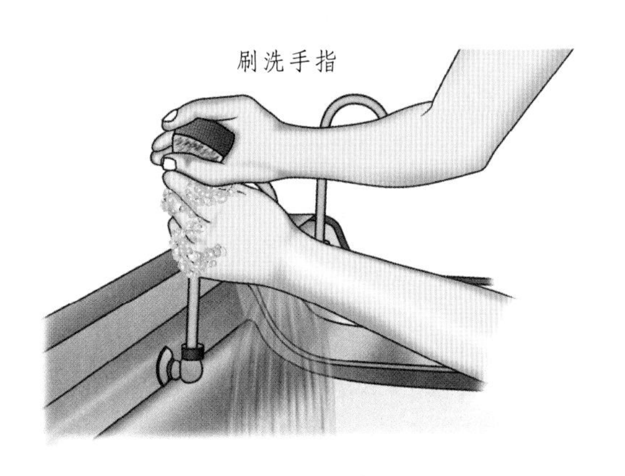

图 1.5 继续进行手部刷洗。

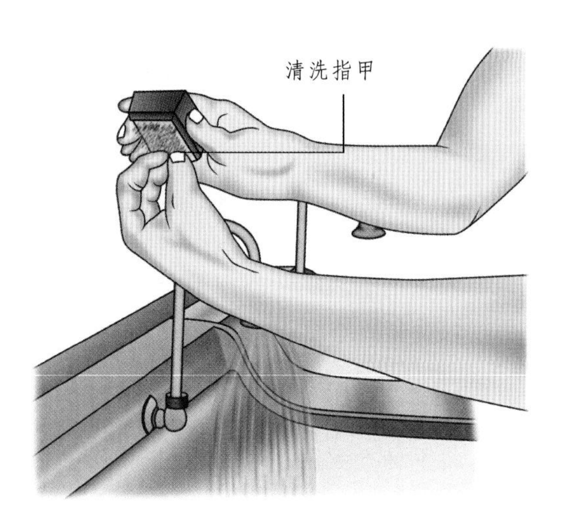

图 1.3 用指甲刷洗净指甲。

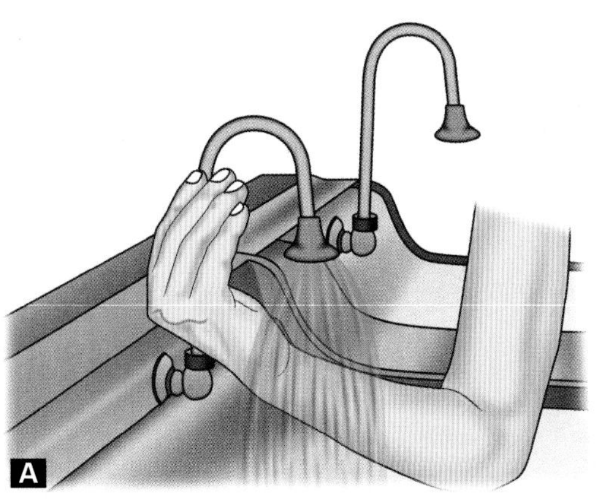

(接下页)

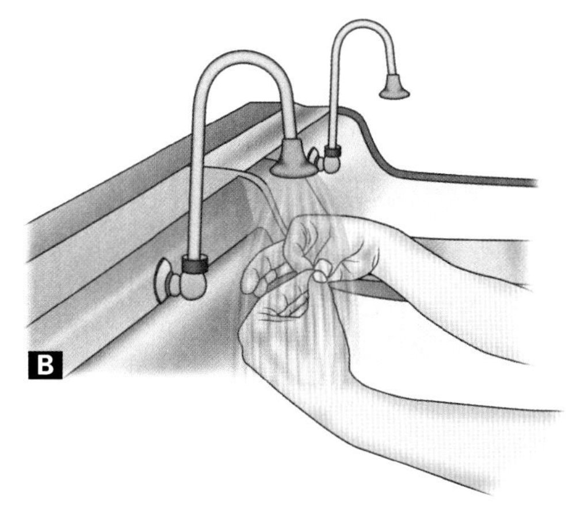

图 1.6 A 和 B　冲洗前臂和双手。

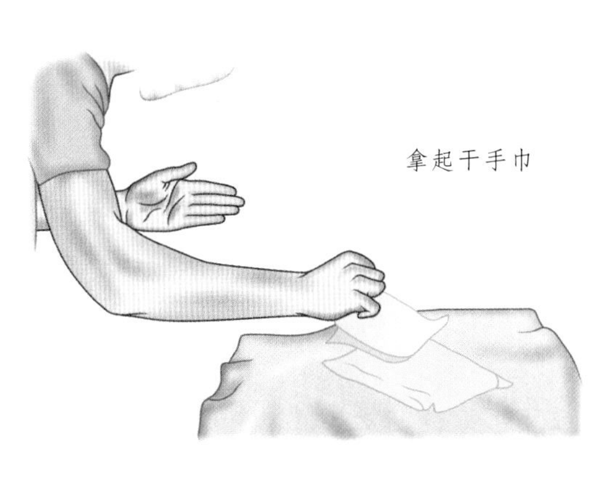

图 1.7　拿起对折的手巾。

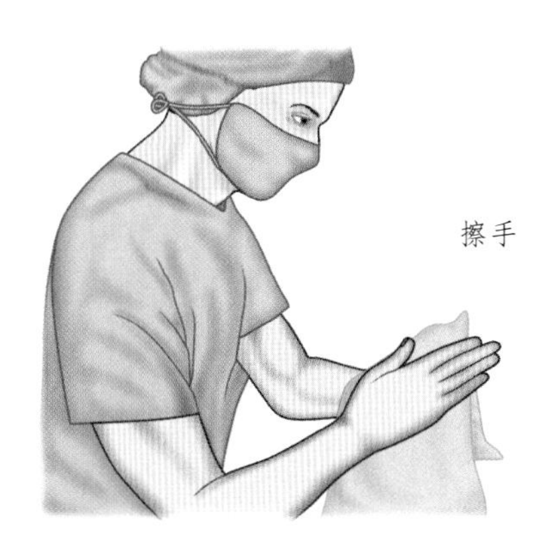

图 1.8　擦干双手。

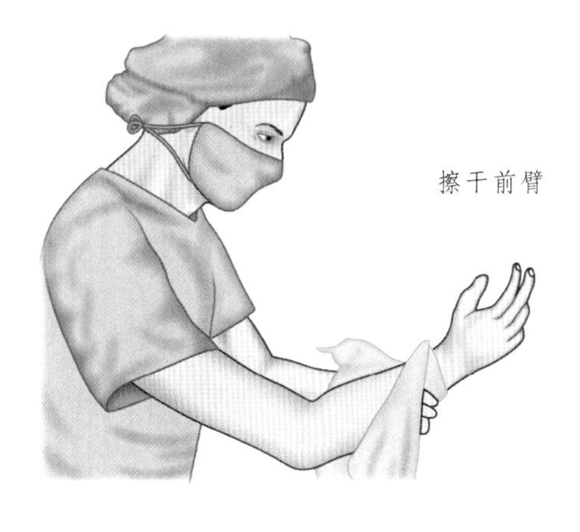

图 1.9　来回转动擦干前臂。

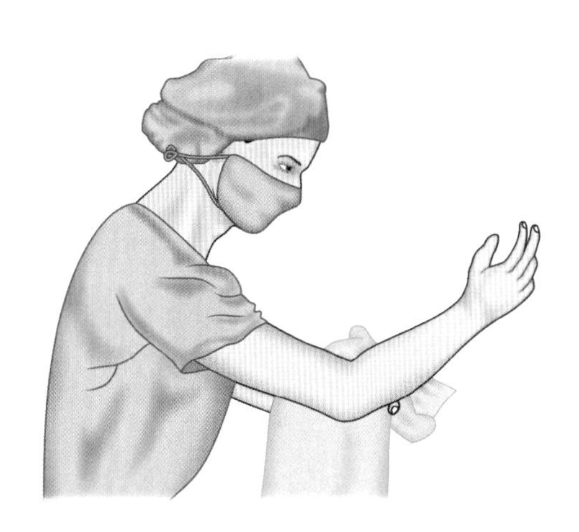

图 1.10　擦干肘部。

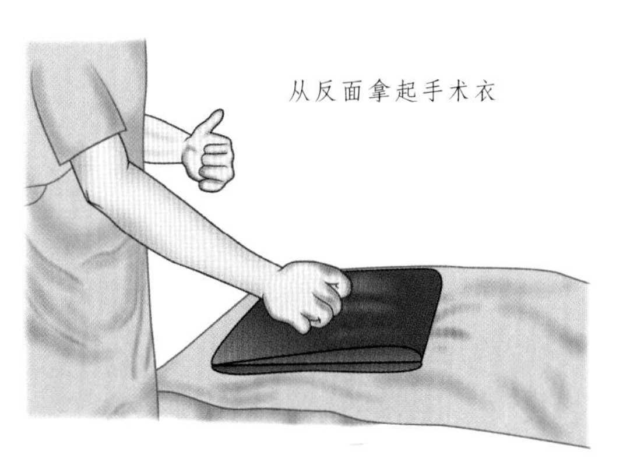

图 1.11　拿住手术衣的领口从台上拿起手术衣。

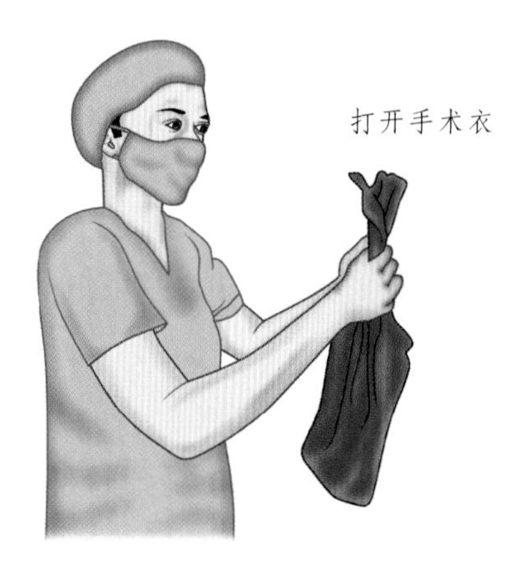

图 1.12 打开手术衣。

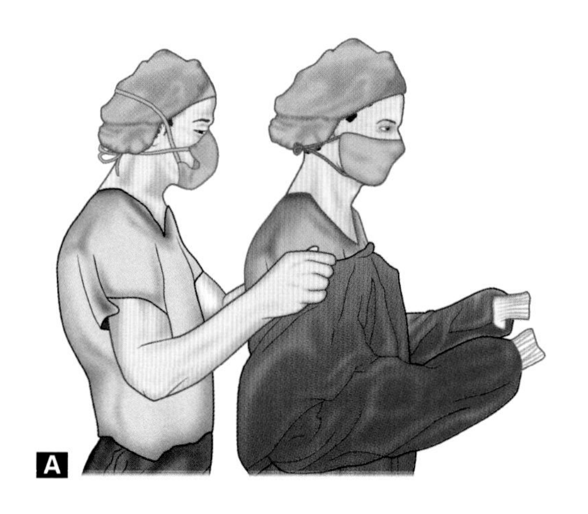

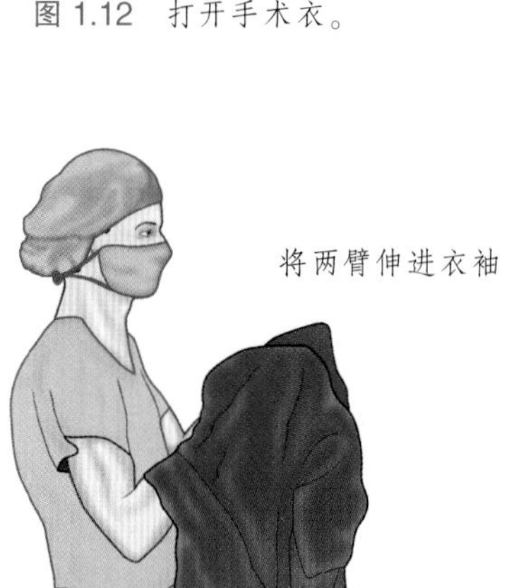

图 1.13 把手和前臂伸进手术衣衣袖。

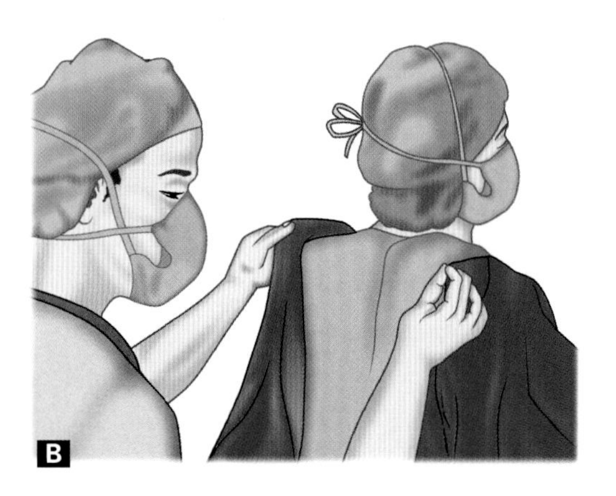

图 1.15 A 和 B 巡回人员帮助术者穿好手术衣。

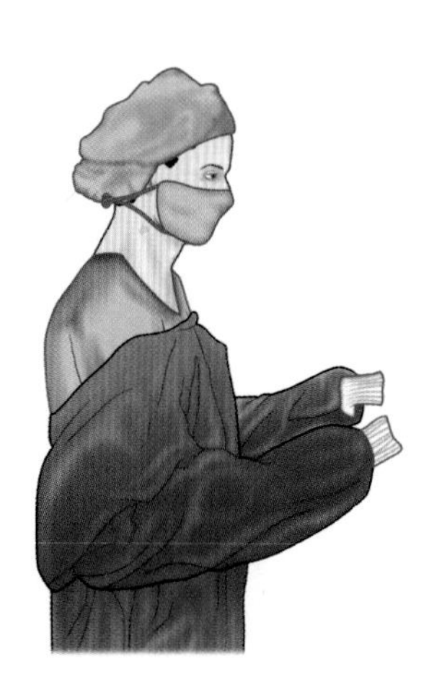

图 1.14 把手和前臂完全伸进手术衣袖子里,但手指不能伸出袖口。

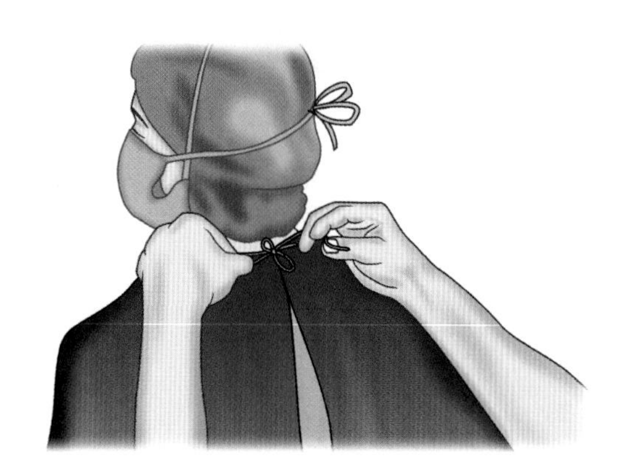

图 1.16 巡回人员在术者颈部后面系好手术衣系带。

3. 用袖口包裹的右手抓住手套对折边拿起左手手套(图 1.17)。

4. 把左手手套放在右侧手术衣的衣袖上,掌心向下铺,让手套的手指套指向肩部(图 1.18 至图 1.20)。手术衣衣袖里的手掌必须朝向手套的掌心。用拇指和示指捏住手套卷起的边口(图 1.21)。

5. 用对侧手抓住手套突起棱,把手套袖口套在手上。把手术衣袖子遮挡的左手伸到手套的袖口里(图 1.22)。把手指从手术衣袖子里伸出来,伸进手套袖口里并调整好位置,使其分别伸进各自的指套里。用手术衣袖子里的右手把左手的手套戴合适(图 1.23)。

6. 用同样方法戴好右手手套。

最后系好手术衣腰带(戴好手套以后)

如果手术衣是全棉的,为了保证无菌操作,手术衣腰带只能由其他已经刷手并穿好手术衣的人员帮助穿衣者绕到其后背系好。

如果手术衣是一次性纸质的,则由巡回人员拿着腰带的一次性纸襻绕过术者腰部将腰带交给术者。然后将一次性纸襻丢弃(图 1.24 至图 1.28)。

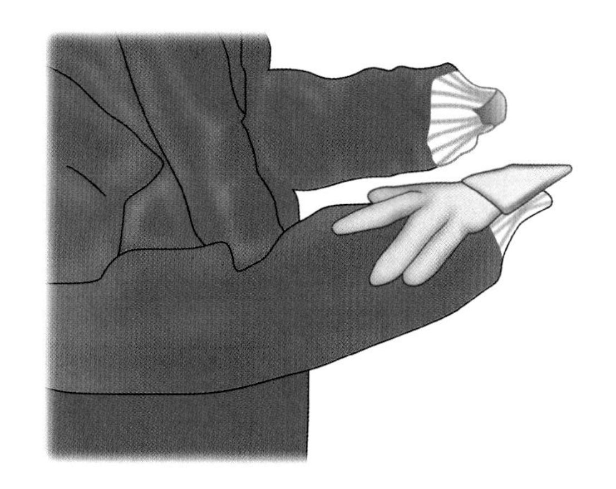

图 1.18 把手套放在对侧衣袖上。

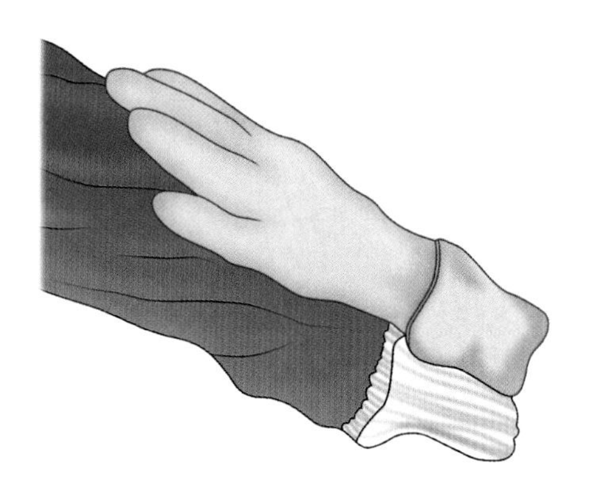

图 1.19 把手套放在对侧衣袖上(左手手套放在右侧衣袖上)。

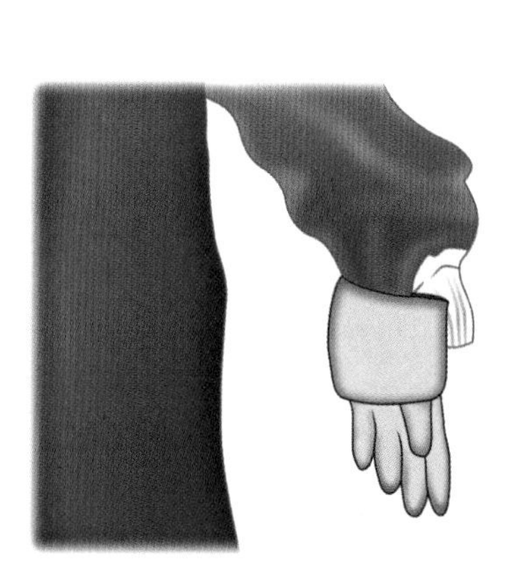

图 1.17 用衣袖里的手抓住手套对折边拿起一只手套。

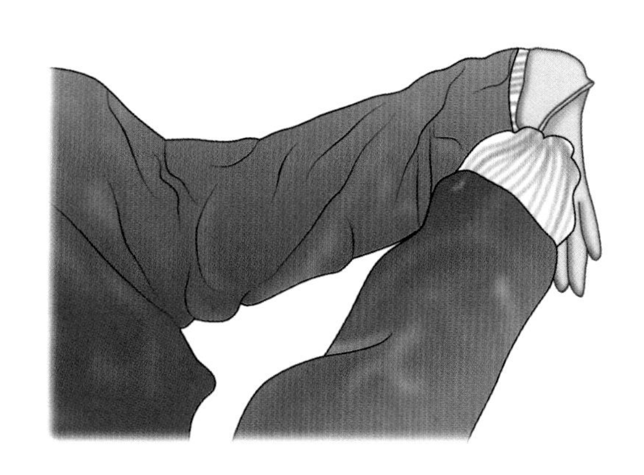

图 1.20 放置手套时要让手套卷起的袖口位于手术衣衣袖和袖口的连接处。

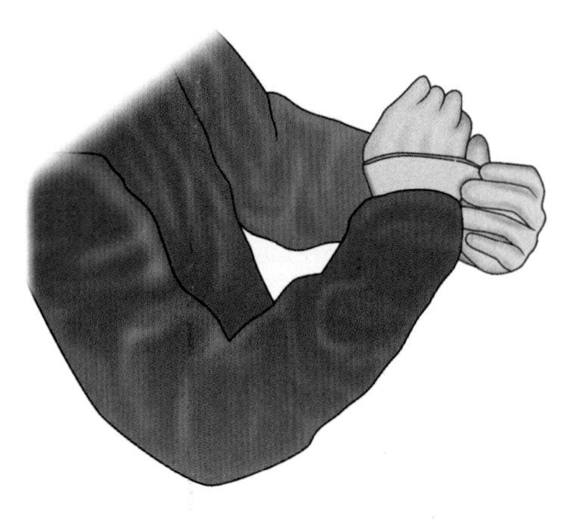

图 1.21 用拇指和示指捏住卷起的手套边口。

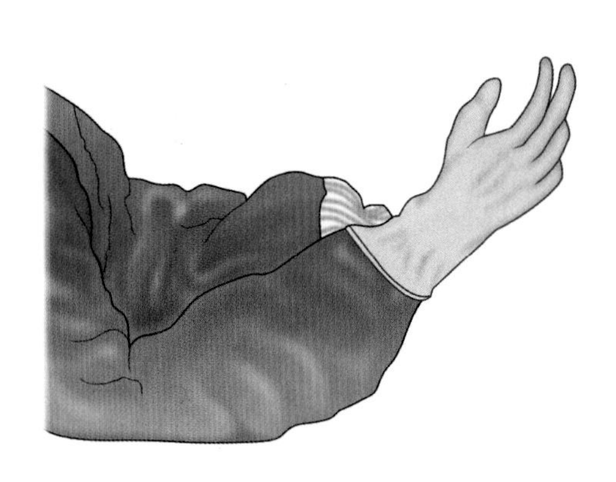

图 1.22 把手套完全戴好。

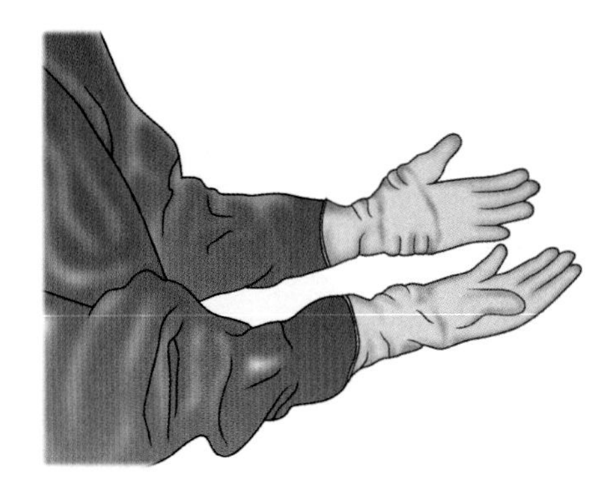

图 1.23 调整好手套的各个手指指套。

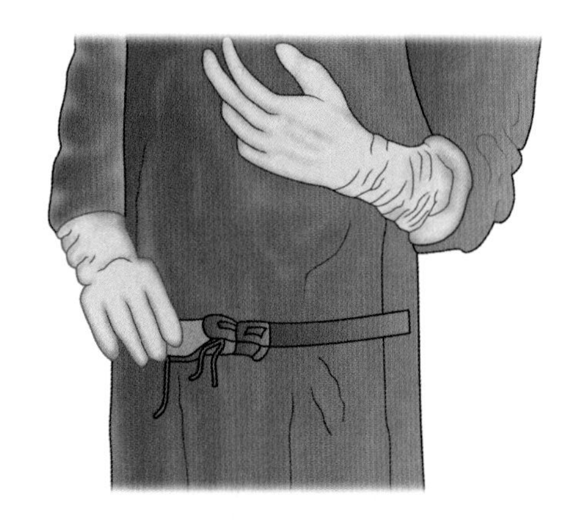

图 1.24 刷手者抓住手术衣腰带上的纸襻。

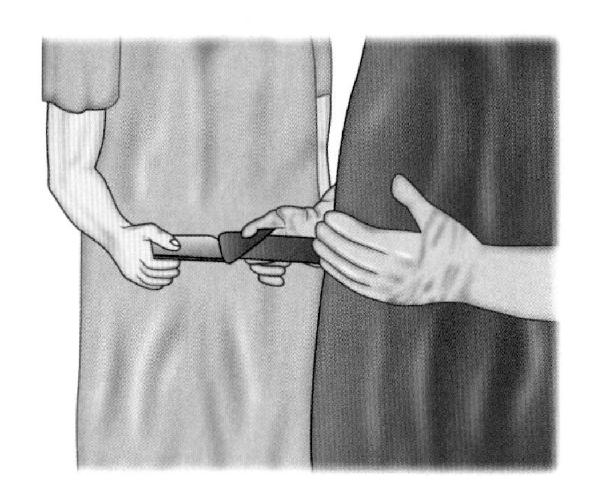

图 1.25 把腰带上的纸襻翻到巡回人员一侧。

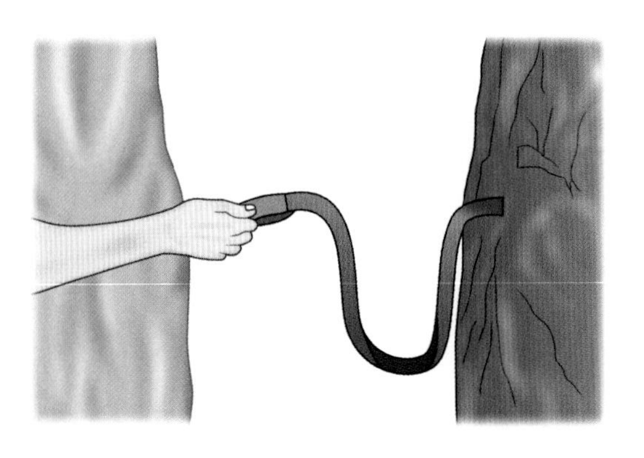

图 1.26 巡回人员拿住纸襻移动到刷手者的另一侧。

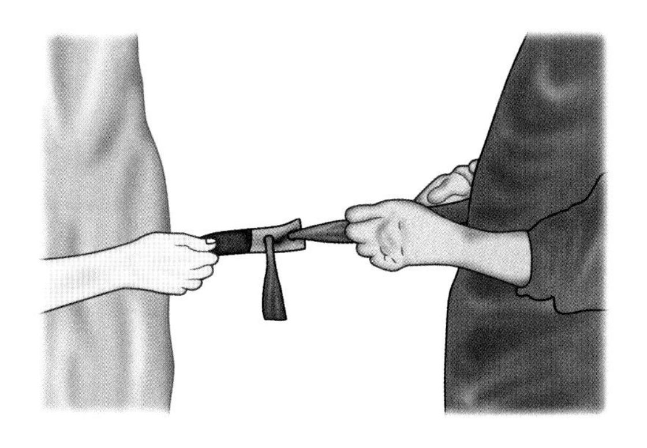

图1.27 术者在不接触纸襻的情况下，拿住腰带。

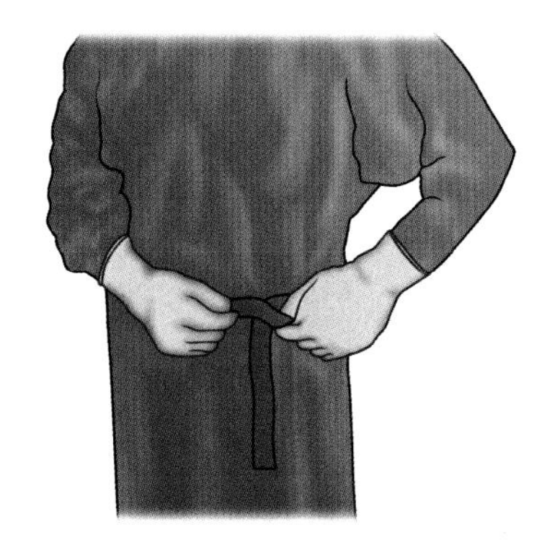

图1.28 术者自己系好腰带。

要点

1. 洗手的目的是减少皮肤表面的微生物数量，如果术中手套突然破损，也可以减少患者感染的概率。
2. 手术者可以使用肥皂或抗菌剂洗手。
3. 一般情况下，使用抗菌剂洗手需要2分钟，使用肥皂洗手需要5分钟。
4. 洗手时间不包括用清水冲洗的时间。
5. 穿手术衣时，手术者只能接触手术衣的背面或手术衣的内面。
6. 如果接触到手术衣的外面，就认为手术衣被污染了。
7. 闭合式戴手套法优于开放式戴手套法。

第2章 打结的技术

Sudhir Kumar Jain, David L Stoker

自从人类文明曙光出现，人类也在不断发展打结技术。从历史记载中显而易见,古代文明中，人类已经意识到任何绳结如果不打牢固,就起不到任何有益的作用。由此看来,人类学会制造绳子的技术和打绳结的方法大约在同一时期。绳结技术在人类历史上发挥了重要作用,如在建筑房屋、建造桥梁上,特别是在航运中。绳结有宗教和跨文化的象征内涵。一个例子是印度教婚礼中要将新婚夫妇的衣服系在一起,象征着两个灵魂的结合。

线结更适合应用于手术中组织或血管的结扎。在百科全书中对于绳结的描述已经有1400多处，但只有少数是描述在手术施行过程中使用的。外科手术结的类型取决于缝合材料,切口的位置、深度和伤口的张力。复合缝线比单丝缝线更容易打结，因为复合缝线有更高的摩擦系数，而且松开线股后可以使线结保持在原来的位置。相比之下,单丝缝线打成的线结更容易松动，因为单丝缝线有较低的摩擦系数。单丝缝线有记忆性,它们倾向于恢复到原来的形状。打结时,外科医生必须缓慢而小心翼翼，因为过快的打结速度可能导致线结不结实、滑动并会引起一些不良后果。

打结的安全原则

1. 线结必须打得结实，以避免形成滑动线结。

2. 结必须尽可能小,两个断端应剪短。

3. 打结时，必须避免线股之间的摩擦,因为这会削弱缝合强度。

4. 打结时,应该避免过大的张力。

5. 尾线股上的张力应该尽可能保持在水平方向上。

6. 处理缝线时应该小心，不要损坏缝合材料,例如止血器夹口之间的缝合材料破裂。

7. 打完第一个线环后绳结上应保持足够的张力以避免线股松动。

8. 在系紧的方结上再添加不必要的线结,不会增加线结的强度,只会增加线结的体积。

打结方法

1. 手工打结。
2. 器械打结。
3. 内镜下打结。

手工打结

1. 反向方结(“老奶奶结”)。
2. 方结或平结。
3. 外科结。
4. 反外科结。
5. 双环结。

手工打结既可以使用双手，也可以使用单手。

打结的重要性

打结是手术结扎缝合中的最薄弱环节。线结结构不当或有缺陷的后果可能是灾难性的。例如,大动脉上不结实的线结可能导致大量出血。线结的断裂也可能导致腹部伤口裂开或切口疝。重要的是要了解连续打结缝合的力学性能,因为缝合力学性能方面的一种重要并发症就包括线结破损和线结滑脱。

打结缝合环的组成部分

打结缝合有 3 个组成部分

1. 线结形成的缝线环能保持切口分隔边缘相互靠近。

2. 一个结是由相互挂在一起的多个线股组成的。线股是缠绕或编织的两股线。

3. 线结或线环的断端要确保不会因为线结滑脱而解开。

每个结的线捻可以是一个单捻,也可以是双捻。单线捻是由两股线相互缠绕构成的,一圈单线捻是 360°。在双线捻中,股线的自由端相互缠绕两次,而不是一次。一圈双线捻是 720°。

方结:此时,双线捻的右侧线头和线环在线结的同一侧或相互平行。

十字结:此时,右侧线头和线环在线结的不同侧面或交叉。

外科结:它的构成是第一个双捻后面是一个单捻。

反外科结:它的构成是一个双捻,而后是一个单捻再跟一个双股线捻。

双环结:它包括两个双股捻。

单手打方结技术:它可以用任何一只手打结。

单手打结法适用于缝合针带线进行的缝合后打结。当缝针穿过组织后,缝针端的线应保持足够长。单手打结法有两种捻法,示指捻和中指捻。如果线短端远离操作者,可以用示指捻。如果线短端对着操作者,可以用中指捻。如果线短端对着操作者的右手边,既可以用左手示指捻法,也可以用右手中指捻法。如果线短端对着操作者的左手边,既可以用左手的中指打结法,也可以用右手的示指打结法。

每次捻线结束时的双手交叉打结极为重要。这意味着,如果线短端远离操作者,捻线结束时此端应朝向操作者。双手交叉打结也被称为"正方结",可以确保线结不会成为不安全的滑结。

步骤

1. 用左手的拇指和中指拿住线的短头,让线环位于不受约束的左手示指上。用右手的拇指和示指拿住线的长头。让左手的示指外展,使线的短头在示指上形成一个线环(图 2.1)。

2. 把拿在右手的线环长头放在拿在左手的短头线环上,此时要把右手移离身体,以便让长头位于短头的前面(图 2.2)。

3. 将左手的示指放到夹在左手拇指和中指之间的缝线短头的前方(图 2.3)。

4. 左手旋前,使左手示指把夹在左手拇指和环指之间的缝线放入线环内。

5. 用左手拇指和示指夹住缝线将其拉出环外,让左手靠近自己,让右手远离自己完成捻线(图 2.4)。

6. 用左手的拇指和示指继续夹住线的短端。屈曲并外展左手的示指使其与左手的其他手指垂直(图 2.5)。

7. 把右手拿的缝线越过左手中指拉向操作者,以便与左手的缝线形成交叉(图 2.6)。

8. 用左手的中指把线的短头放到右手的线股下方(图 2.7 至图 2.10)。

9. 用左手的拇指和示指夹住线的短头,将短头推离你,系紧线结。

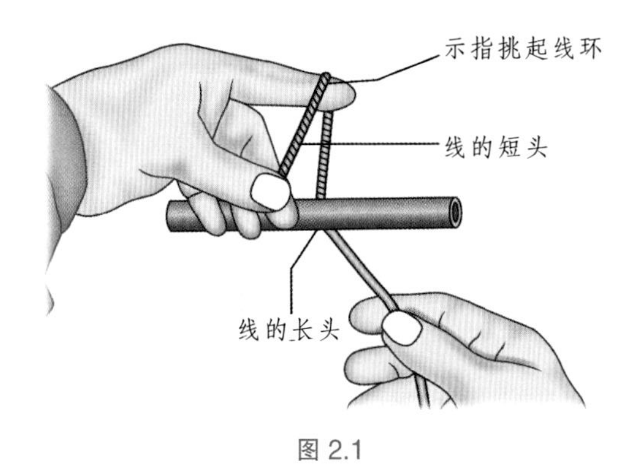

图 2.1

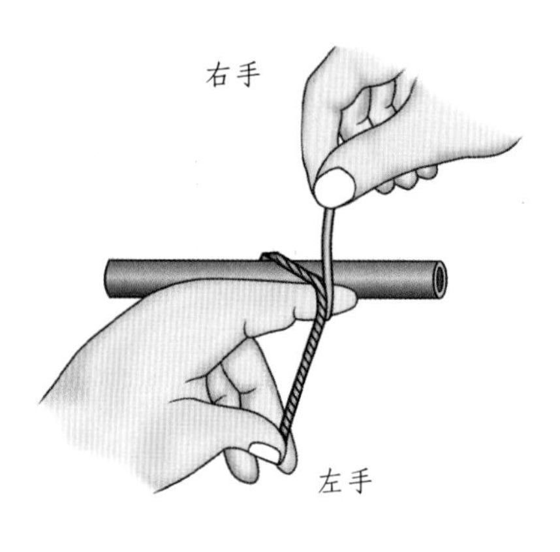

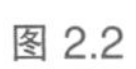
图 2.2

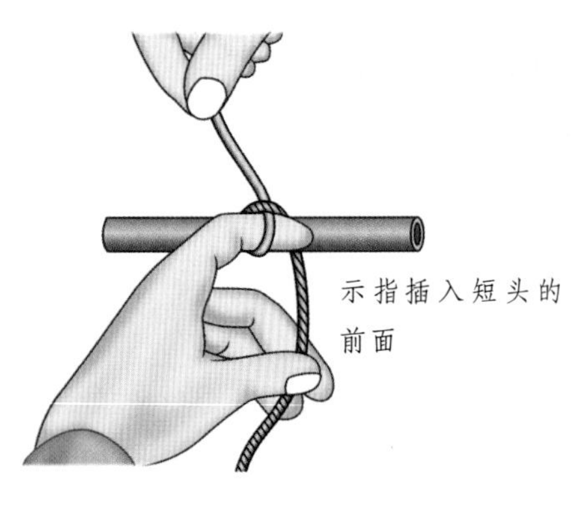

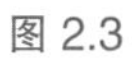
图 2.3

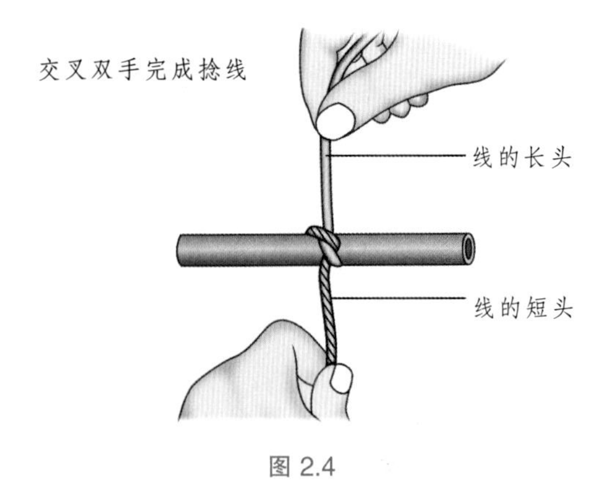

图 2.4

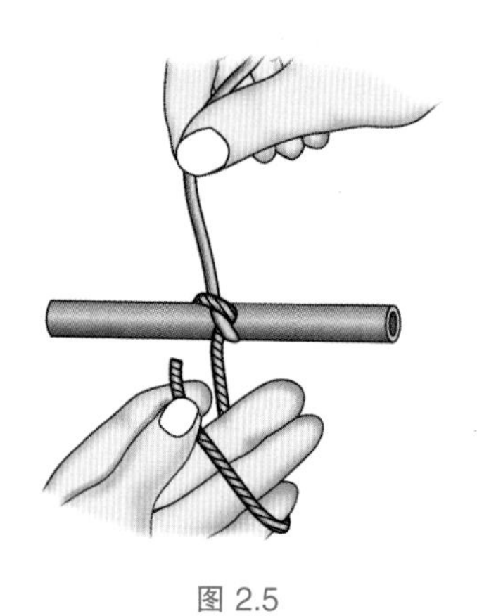

图 2.5

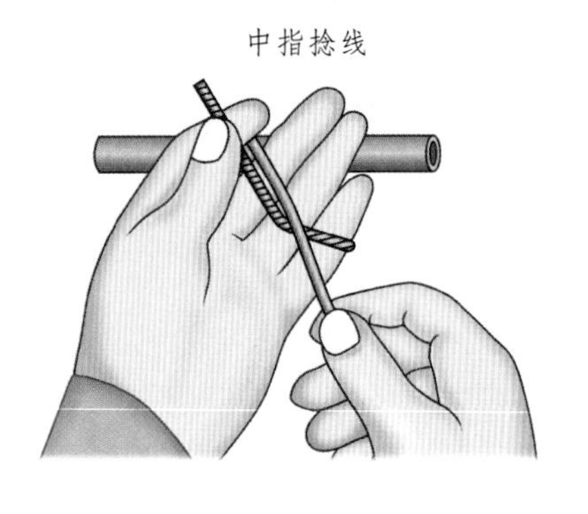

图 2.6

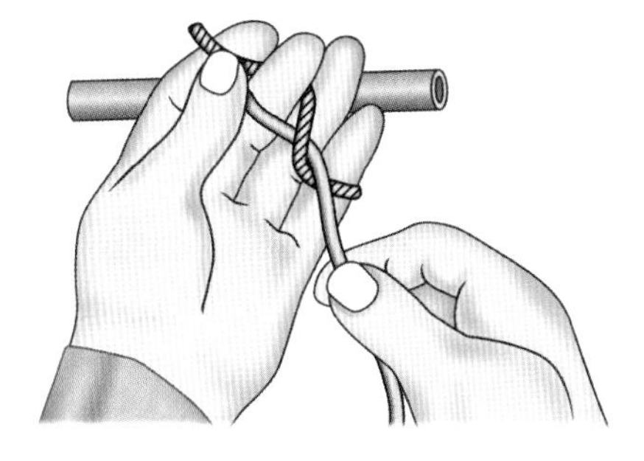

图 2.7

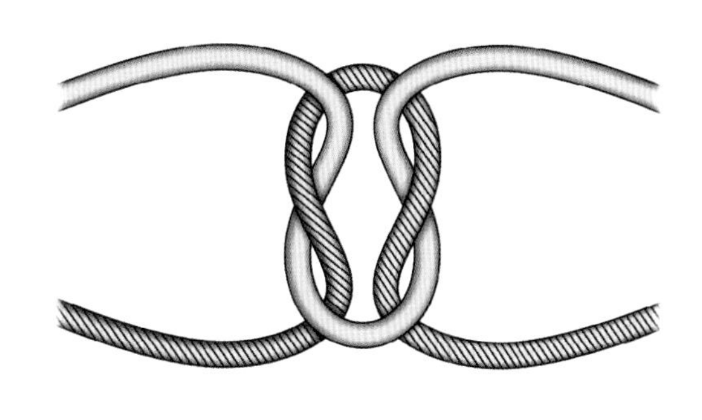

图 2.10 A　完成后平结的剖面图。

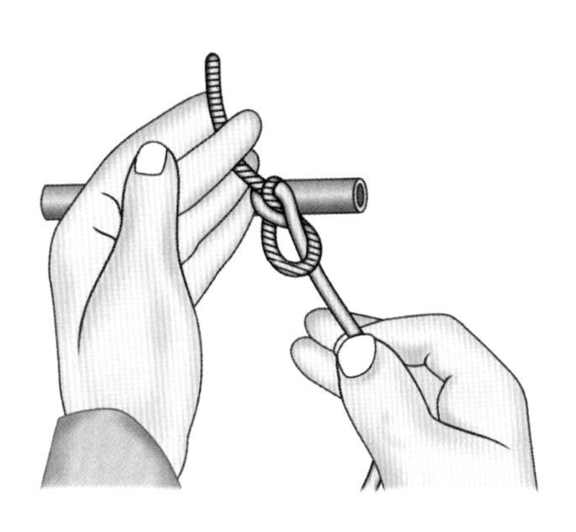

图 2.8

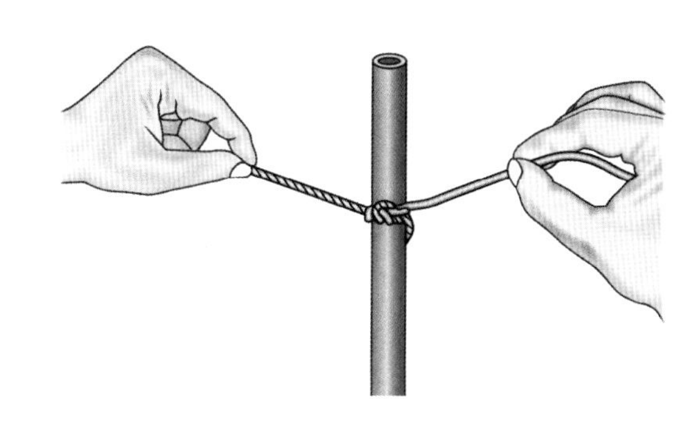

图 2.10 B　平结的完整外观。

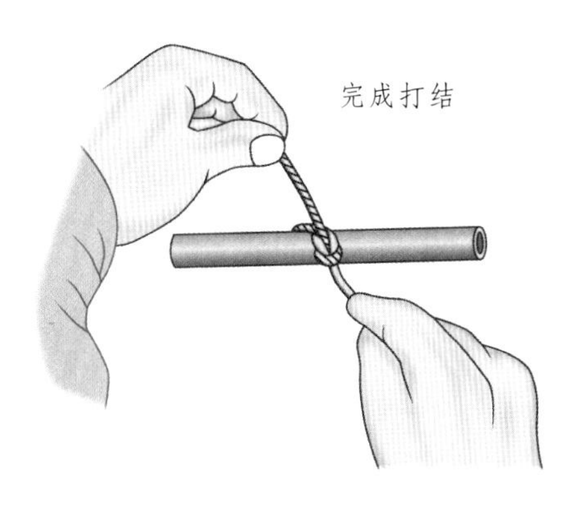

图 2.9

图 2.1 至图 2.9　单手打平结的各个步骤。

单手打外科结

外科结的第一个半结要做一个双线捻。打外科结时，在把线的短头拉向操作者之前，要把短头在示指上做的线环内穿过两次。用中指捻线以完成外科结。

双手打平结

如果线上不带缝针可以采用双手打平结的方法。所以线的两端一样长，不会有短头端和长头端。一端在操作者的近侧，另一端在操作者的远侧。

步骤

1. 把操作者远侧的线端头放在左手伸展开的示指上，夹在手掌中，并让左手拇指能自如活动。用右手握住另一端(图 2.11)。

2. 把右手握的线头放在左手拇指和示指之间(图 2.12)。

3. 左手旋前转向内侧，左手的拇指放在左手握着的缝线下方，形成第一个线环 (图 2.13)。

4. 把右手握着的线端头跨到左手拇指上形成的线环上,并将其转移,使其夹在左手的拇指和示指之间(图 2.14)。

5. 让左手示指和拇指仍在夹着线头（最初是拿在右手中)的左手旋后,以便把左手示指和拇指之间夹着的线头穿过左手示指上形成的线环(图 2.15)。

6. 夹在左手示指和拇指之间的线头穿过左手示指上形成的线环,松开左手,由右手抓住线头。

7. 前半个线结是通过施加持水平张力和双手交替完成的(图 2.16)。

8. 左手的示指脱离开左手握持的缝线。左手旋后，使左手拇指上形成一个线环 (图 2.17)。

9. 把右手拿着的线端带到左手的拇指和示指之间,然后跨过左手拿着的缝线,从而在左手拇指上形成一个线环。

10. 左手旋后直到左手拿的缝线从左手拇指滑至左手示指上(图 2.18)。

11. 现在把握在右手的线端夹在左手拇指和示指之间(图 2.19)。

12. 左手旋后向内转动,把左手示指和拇指夹持的线头带入左手其他手指握持的线端在左手拇指上形成的线环内(图 2.20)。

13. 由左手示指和拇指夹持并穿入线环的段端穿过线环后，重新夹持在右手的拇指和示指之间,然后松开左手的示指和拇指。

14. 后半个线结是通过在两个线头施加水平张力来完成的 (图 2.20 至图 2.22)。

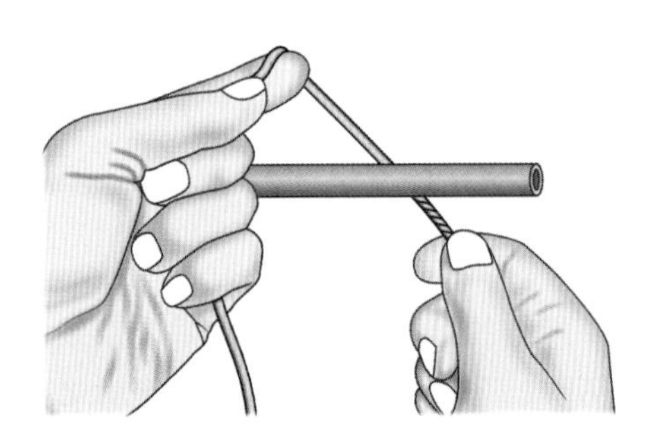

图 2.11

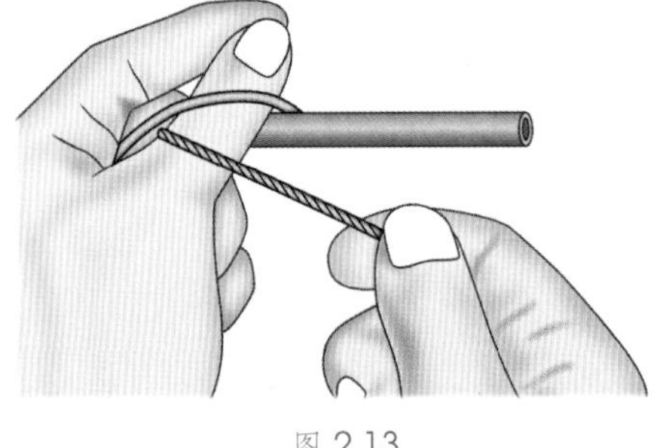

图 2.13

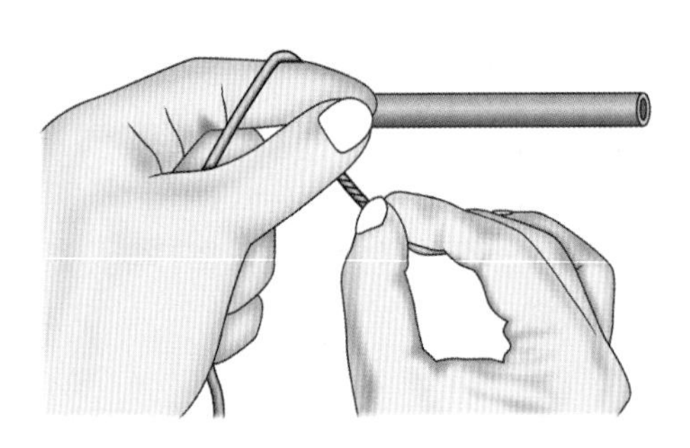

图 2.12

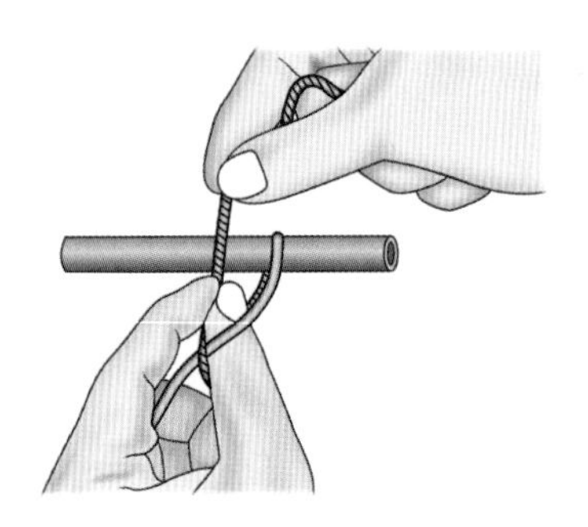

图 2.14

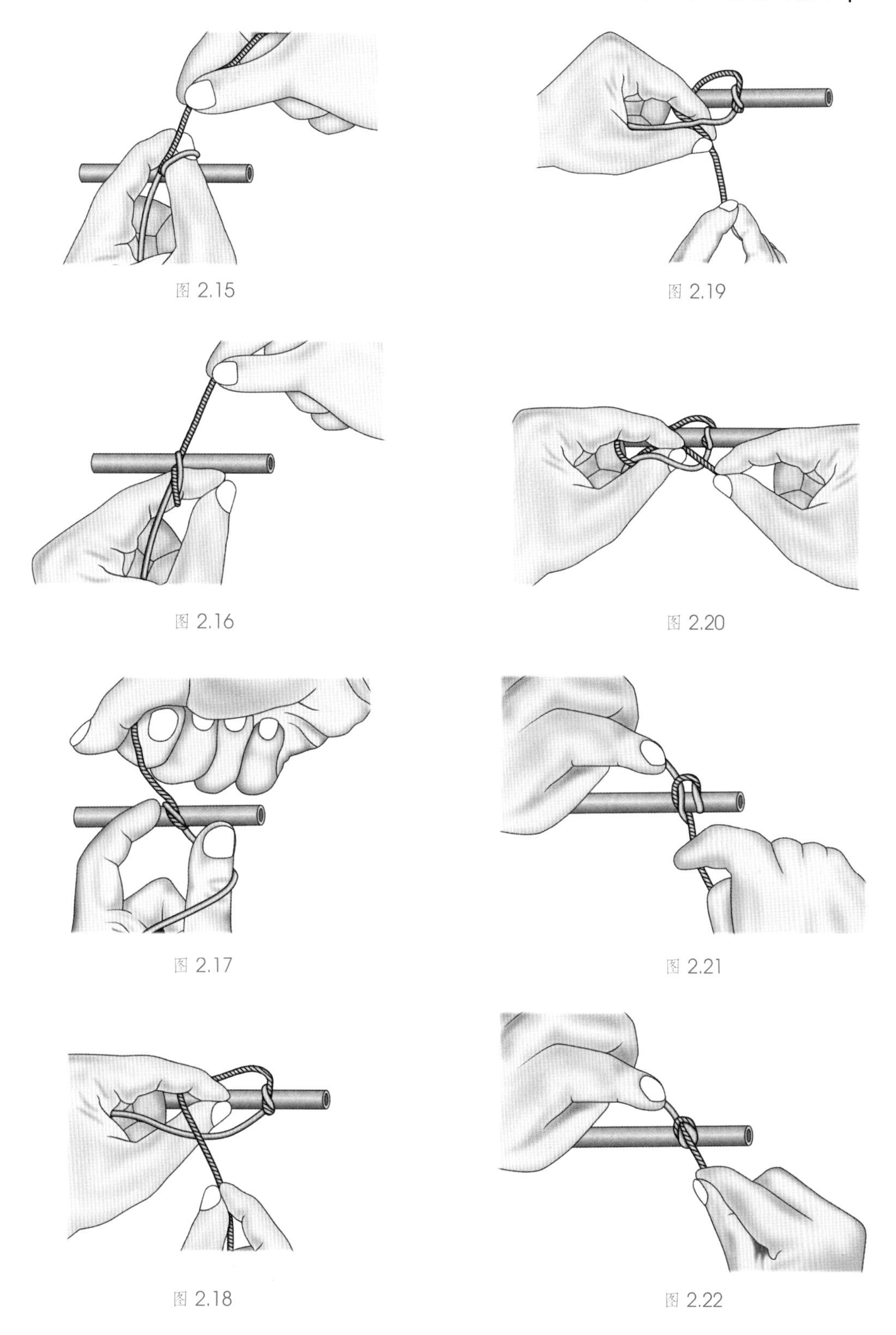

图 2.15

图 2.19

图 2.16

图 2.20

图 2.17

图 2.21

图 2.18

图 2.22

图 2.11 至图 2.22　双手打平结的各个步骤。

15. 线捻上的最终张力应尽可能沿水平方向。

双手打外科结(图 2.23 至图 2.33)

这不同于双手打方结。在把两端线头水平方向相对拉紧之前，将右手拿的另一头线端两次穿过左手示指上形成的线环。

器械打结：器械打结适用于缝线的一端或两端比较短的情况。

器械打外科结的步骤：

1. 松开线的短头端，让其离操作者远一些，把线的长头夹在左手拇指和示指之间,使两端呈英文字母“V”或“C”形(图 2.34)。

2.把持针器放在“V”或“C”形两股线之间，在长端持针器上将线绕两圈(图 2.35)。

3. 用右手里的持针器夹住线的短头端(图 2.36)。

4. 把持针器拉紧使短头端朝向操作者完成前半个绳结(图 2.37)。

5.用左手的拇指和示指再次夹住长头端。

6.右手拿住持针器,再次放在两线端形成的“V”形里(图 2.38)。

7.用长头端在持针器上形成一个环(图 2.39)。

8.把短头端穿过线环移离操作者,而长头端则按相反方向拉动(图 2.40)。

9. 用握持长头端的左手和握持带持针器的短头端的右手旋以水平向张力来完成打结。张力方向应尽可能呈水平方向(图 2.41)。

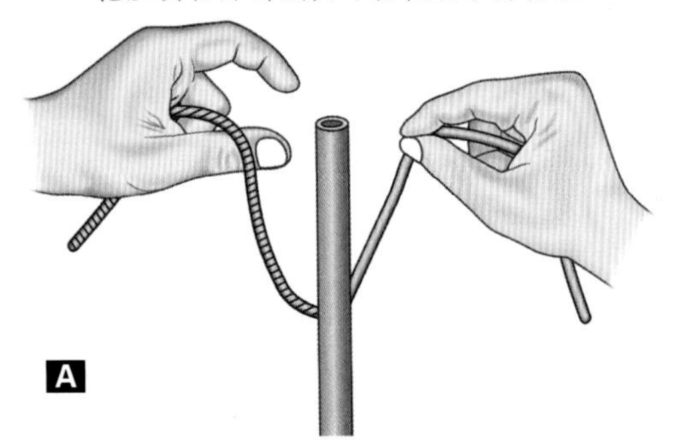

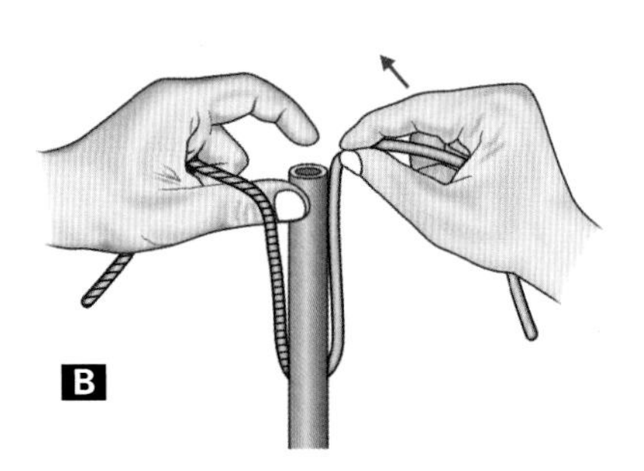

图 2.23 A 和 B

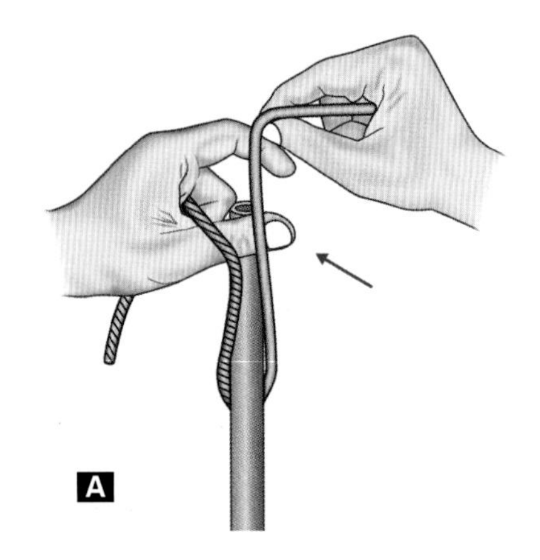

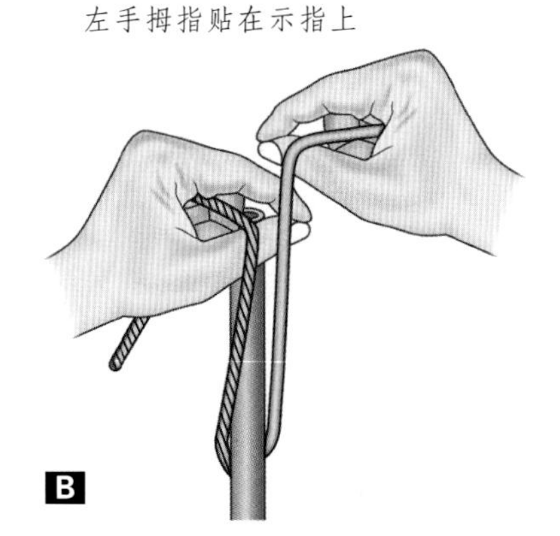

图 2.24 A 和 B

把右侧松开的线头向下拉到左手侧松开的线头上

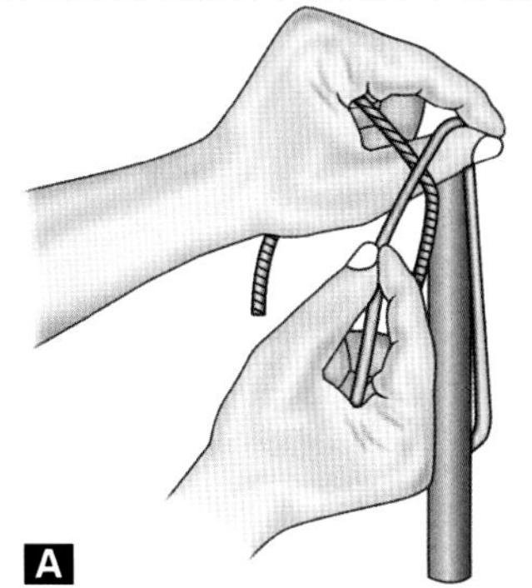

把左右两侧松开的线头的交叉口通过左手拇指滑动到左手示指上

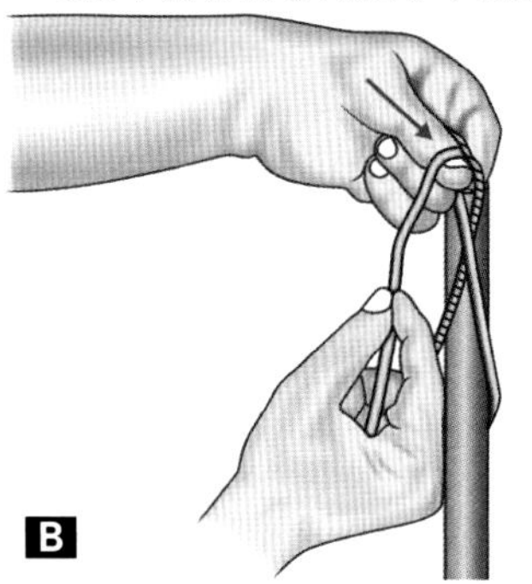

图 2.25 A 和 B

左手拇指抬起，左手示指移过右管的端

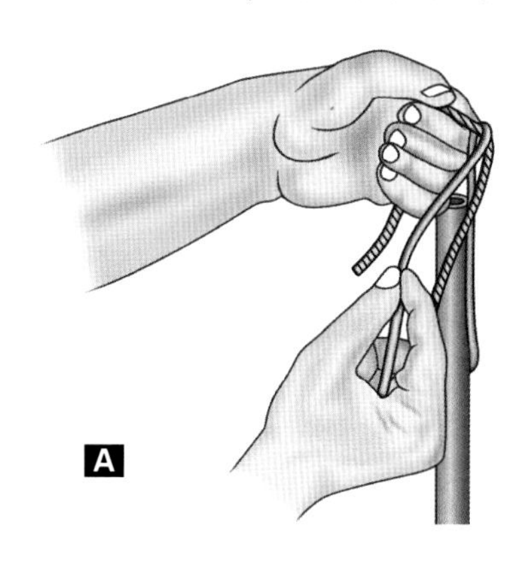

把右侧松开的线头末端拉过线环，左手拇指重新回到左右线头末端交叉口上

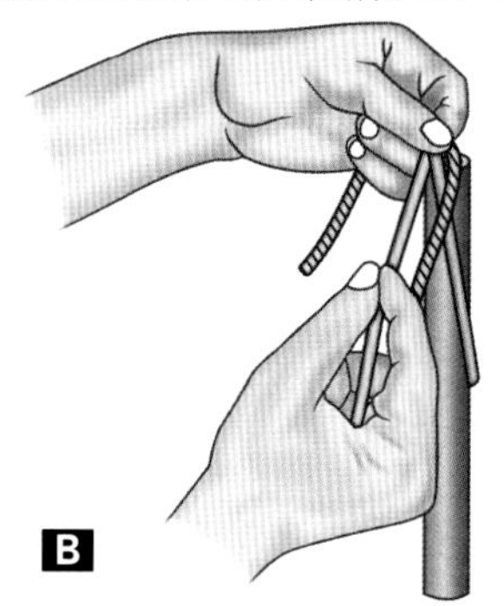

图 2.26 A 和 B

把左右线松开的线端交叉口推过线环

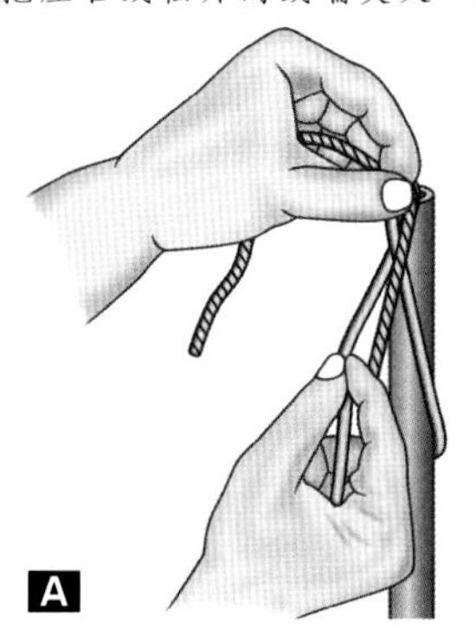

松开的线头端穿过线环后松开

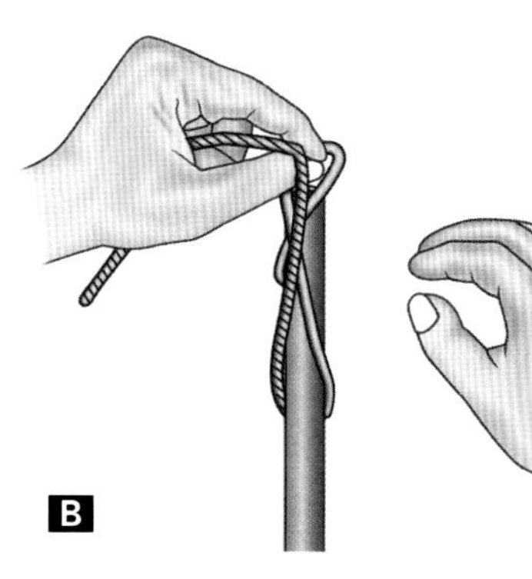

图 2.27 A 和 B

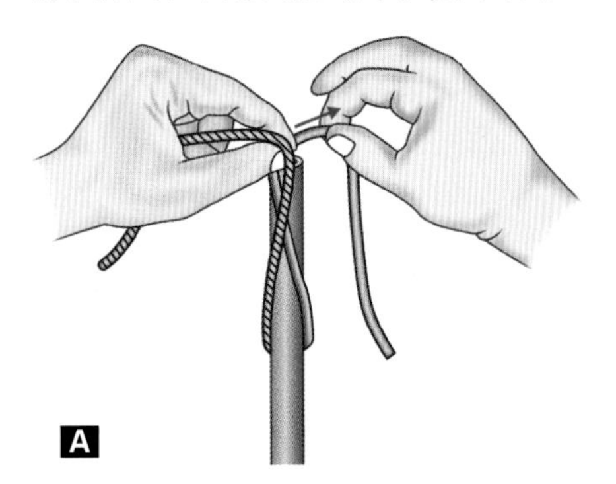

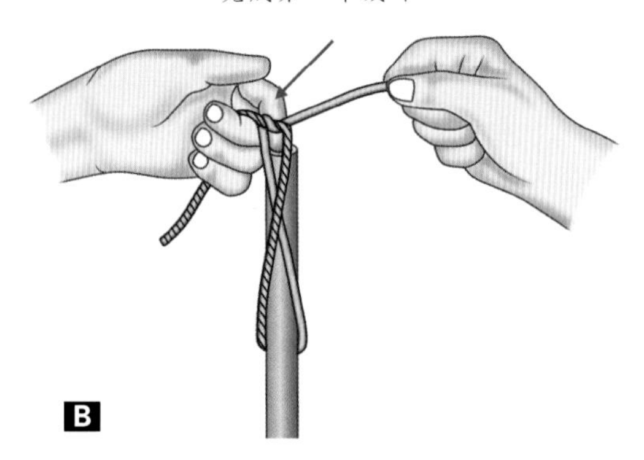

图 2.28 A 和 B

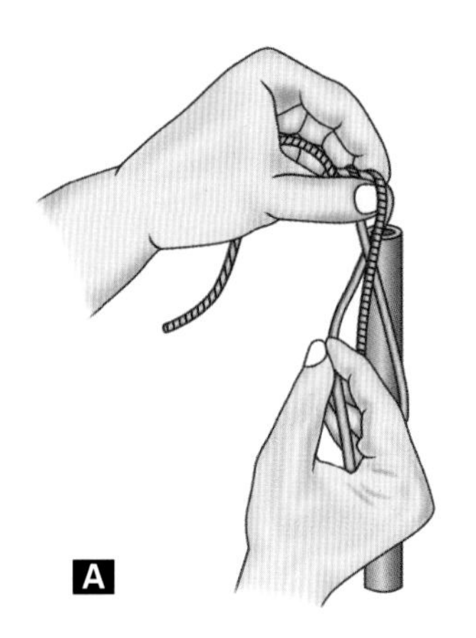

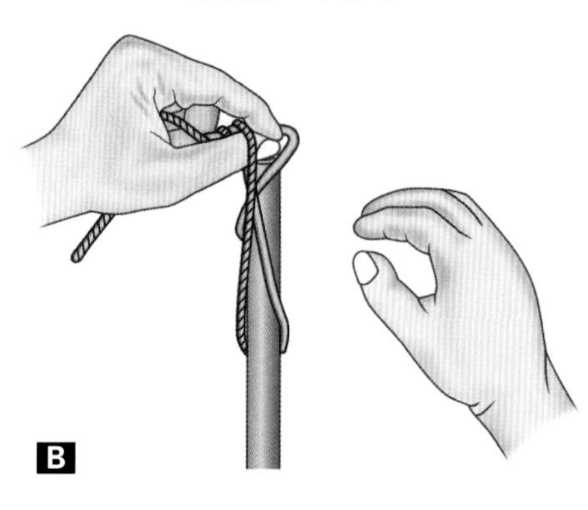

图 2.29 A 和 B

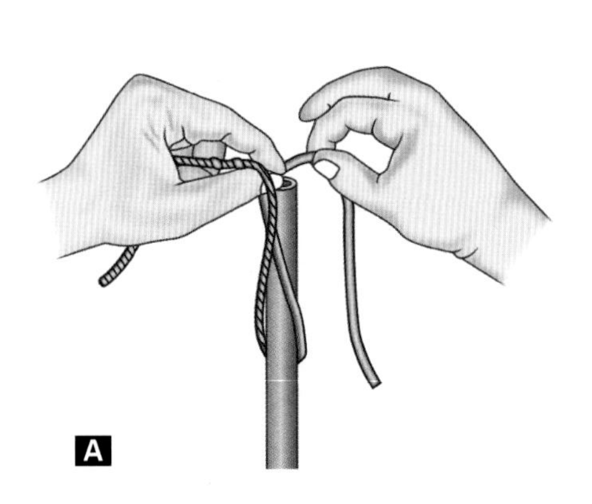

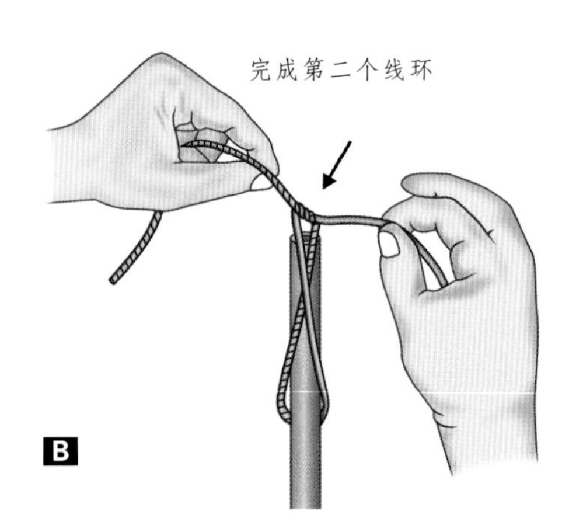

图 2.30 A 和 B

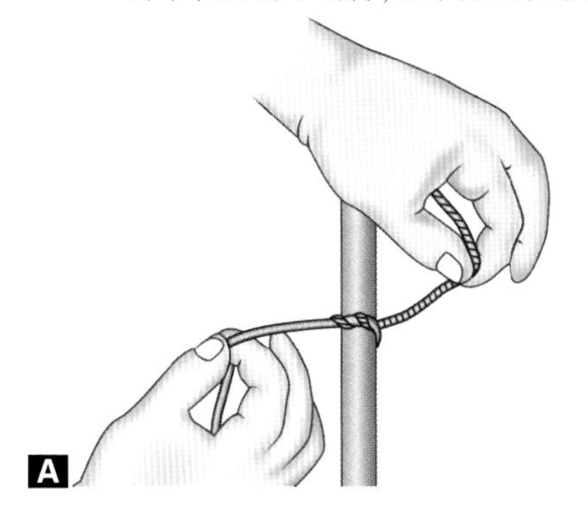

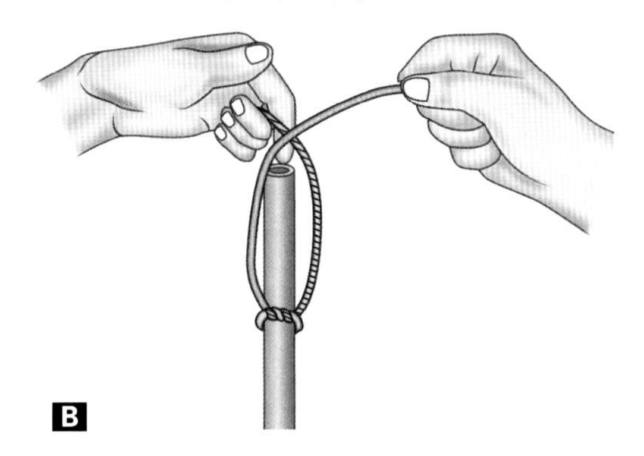

图 2.31 A 和 B

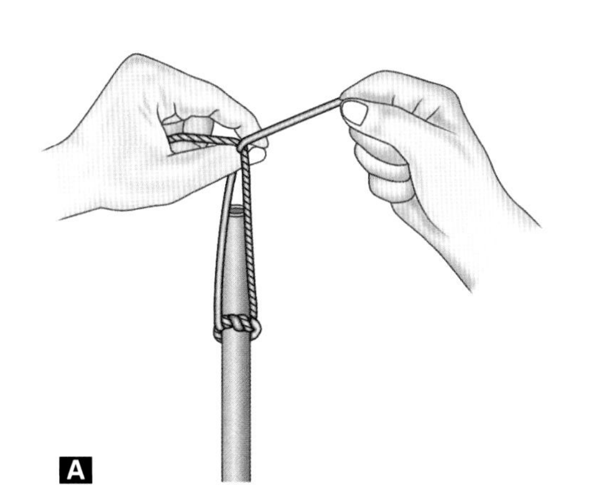

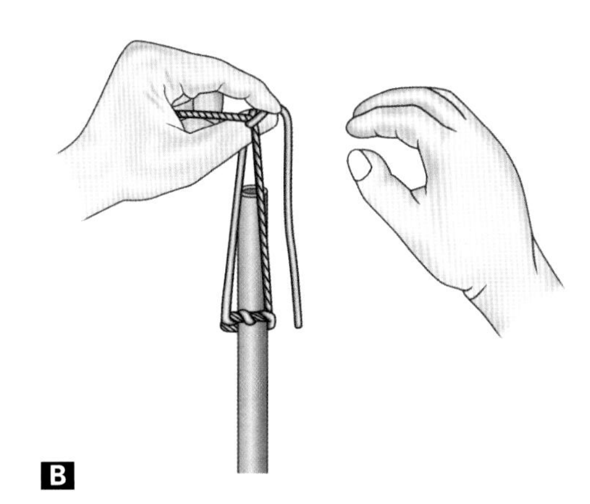

图 2.32 A 和 B

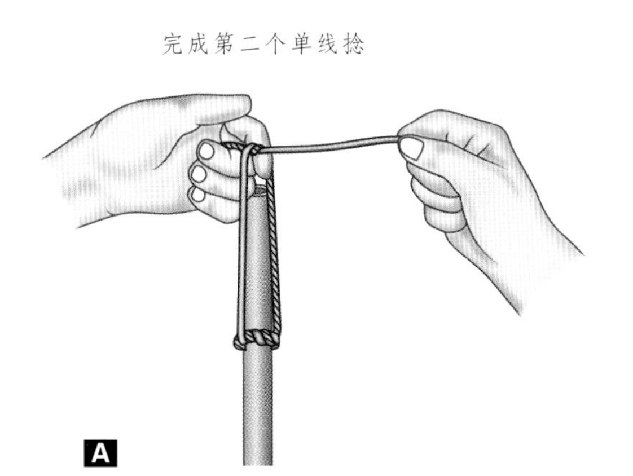

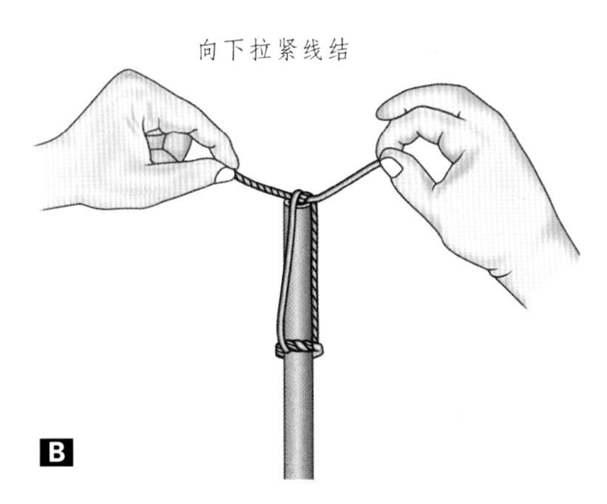

图 2.33 A 和 B

图 2.23 至图 2.33　双手打外科结的各个步骤。

持针器放置成“V”形或“C”形

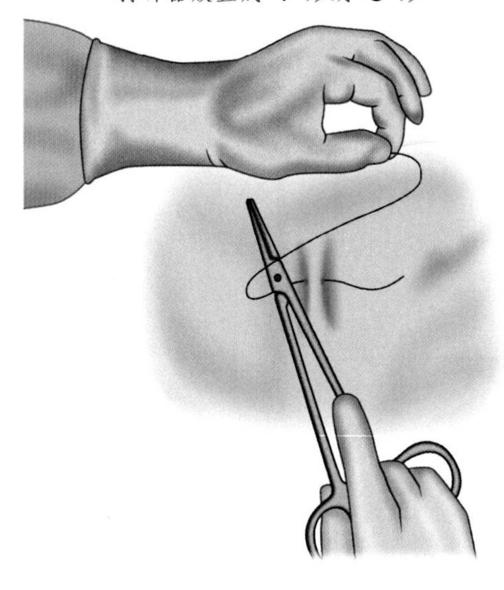

图 2.34

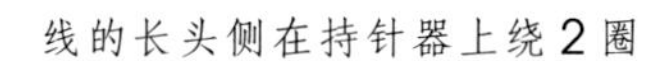

线的长头侧在持针器上绕 2 圈

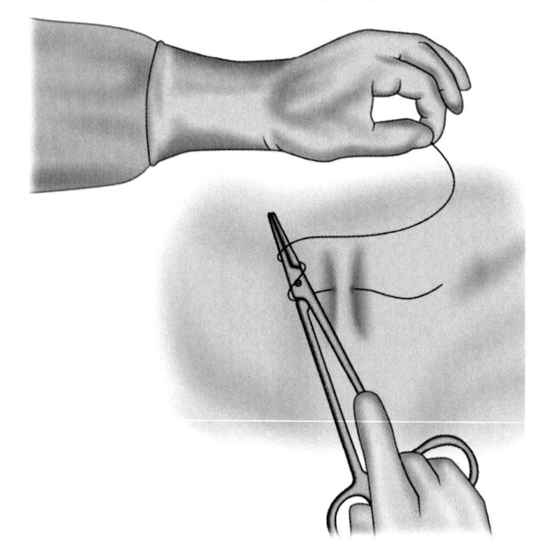

图 2.35

抓住线的短头

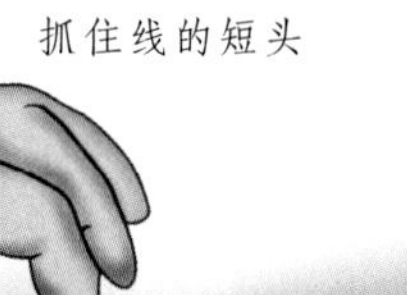

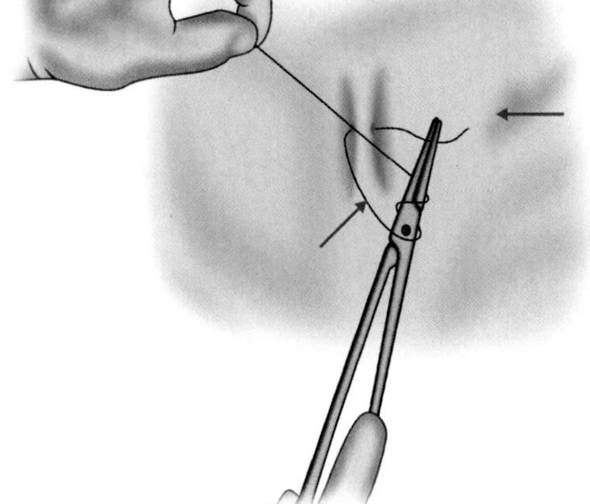

图 2.36

拉紧线的短头

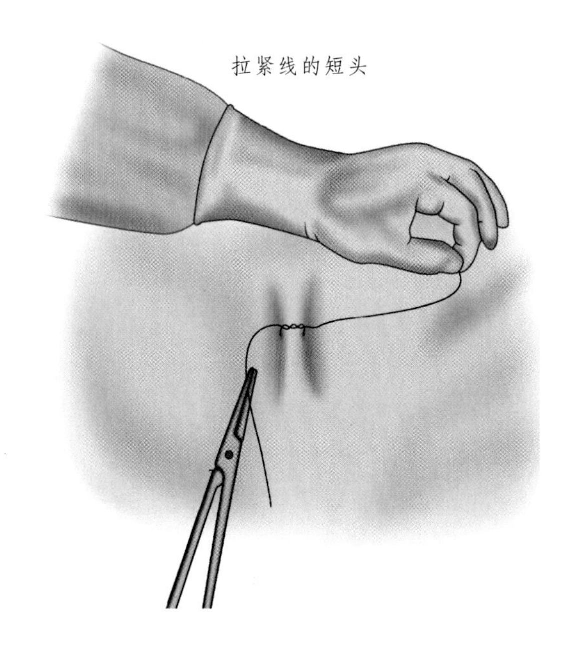

图 2.37

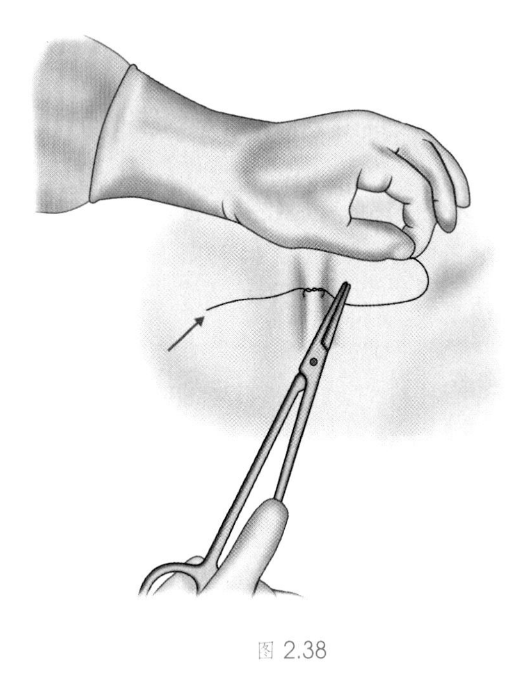

图 2.38

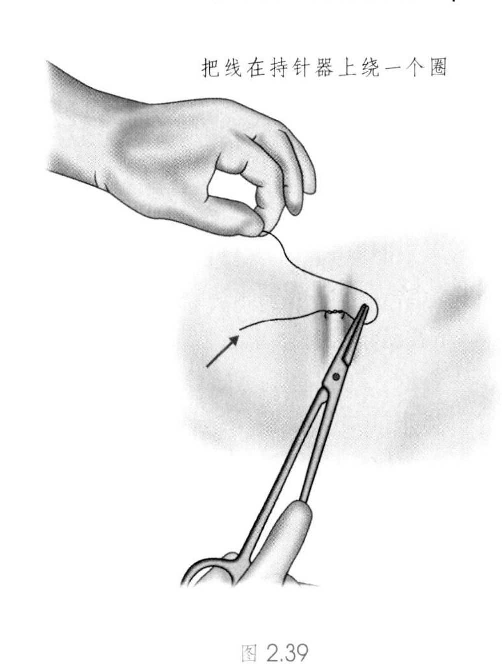

图 2.39

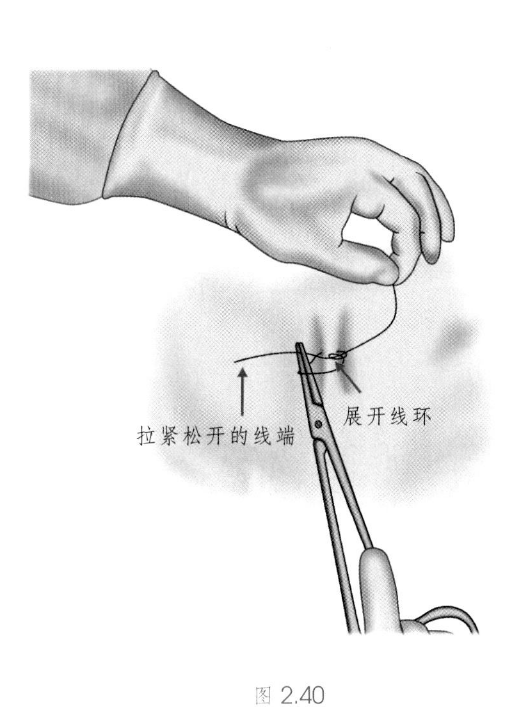

图 2.40

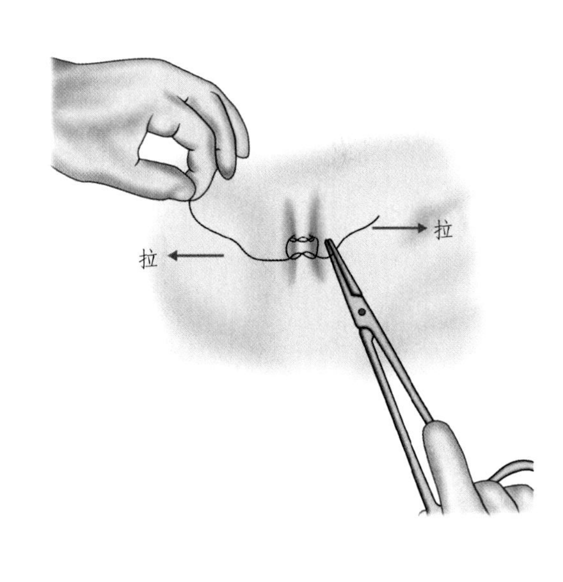

图 2.41

图 2.34 至图 2.41　器械打外科结的各个步骤。

内镜打结

腹腔镜手术采用体内和体外缝合打结技术。

体外打结技术

罗德结广泛应用于腹腔镜手术的体外打结。商品式结前线环上也有罗德结。因为铬肠线容易滑动，所以铬肠线或聚乙丙胺酯线通常用于制作打结前线环。外科医生可以制作线环。自制线环成本更低。

打罗德结的步骤

1. 在左手示指上形成一个线圈（图2.42）。

2.把线圈的尾端拉出线环，形成一个完整环圈(图2.42)。

3. 在线环的尾端捻出3个完整的圈（图2.43）。

4.环绕线环的两股线封闭线结，以完成最后一个完整的线圈(图2.44和图2.45)。

线环应用指征

1. 结扎根蒂。

2. 结扎附件基部。

3.不适合使用适当规格夹钳时，用于结扎较粗的胆囊管。

4.用于控制内夹钳夹持的出血血管。

5.结扎斜疝内的疝囊。

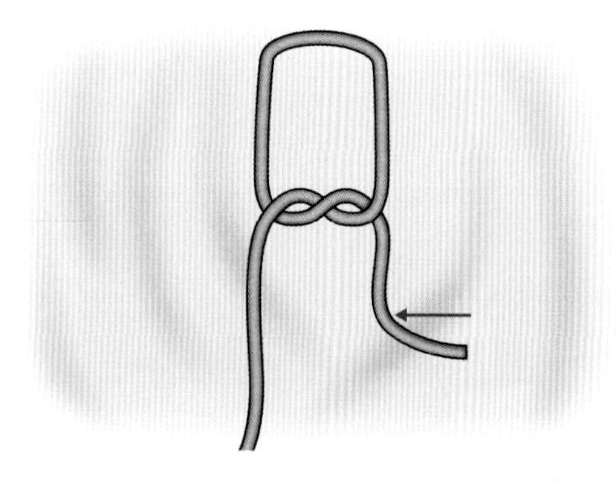

图 2.42

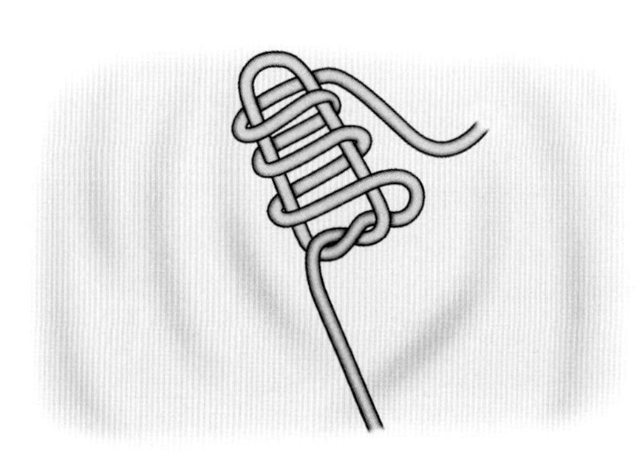

图 2.43

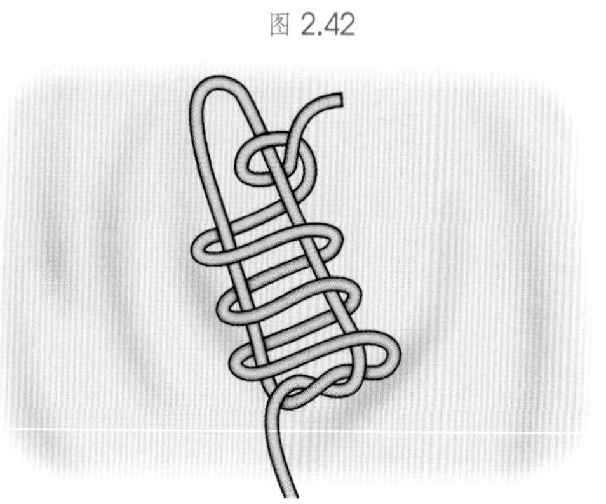

图 2.44

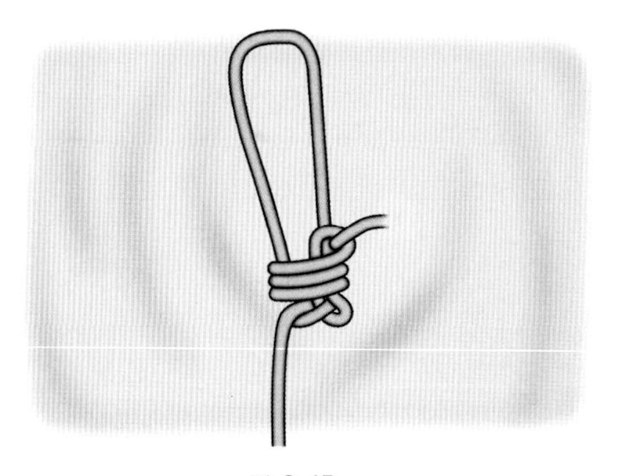

图 2.45

图2.42至图2.45 打罗德结的各个步骤。

体内缝合

体内打结的先决条件：

1. 缝合应该是既不太长也不太短。8~10cm 长的缝线足可以缝一针，其余的每一针再加 3cm。

2. 弯针或“滑雪”针用于内镜下缝合。把针反向装入紧束套。

3.左手夹钳应是对组织无创伤的夹钳。

4.让持针器的钳口与缝针成直角，针尖锥度角或尖细缝针更容易穿透组织层。

5. 左手和右手器械应该成 60°~70°角。

6. 放置腔镜头遵循三角形原则。

7. 铬肠线或 PDS 线最适合内镜打结。

方结和外科结打结技术

手上打平结

1.在水平面上做一个 C 形线圈。

2.线应平贴在组织上。

3.右手的器械夹住线的长头，左手器械放置在线环上(图 2.46)。

4.线的短头应足够长，以免无意间被拉出环外，但也不能太长，以免线头隐藏后找不出来。

5. 做一个大线环，以便为这两个器械留出足够大的空间。

6. 用右手器械把线的长头环绕在左手器械的静止钳尖上(图 2.47)。

7. 把两个器械都移向线的短头。

8.用左手器械夹住短线头尖端，将其拉出环外直至左侧，完成第一个平结(图 2.48)。

9. 把线的短头从线环中拉出来，并进行调整，以便留出均等长度。沿相反方向拉动两个器械。

10. 左手器械放开短头，右手器械要一直夹住线的长头(图 2.49)。

第二个反平结

1. 把右手器械移到操作区左侧，并顺时针旋转 180°。

2. 用右手器械把线的长头移交到左手器械上，做一个反向的 C 形线环。

3. 把右手器械放置于反向的 C 形线环上，左手器械把缝线环绕在右手器械上（图 2.50)。

4. 左右手器械的钳尖一起移向右手器械夹持的短线头。

5. 把线的短头拉过线环，然后沿相反的方向平行于针脚以相同的张力拉紧线的两端构成线结(图 2.50)。

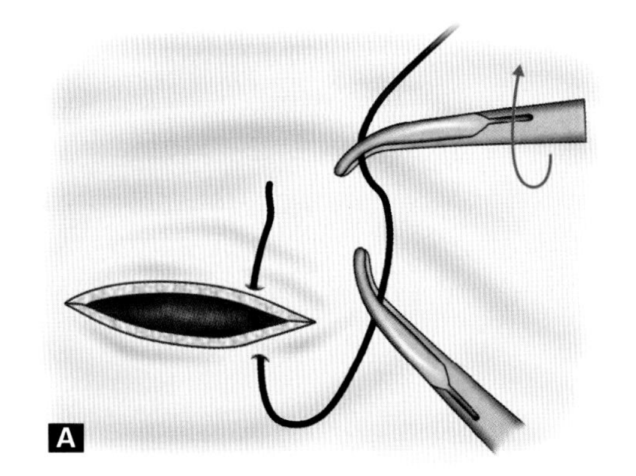

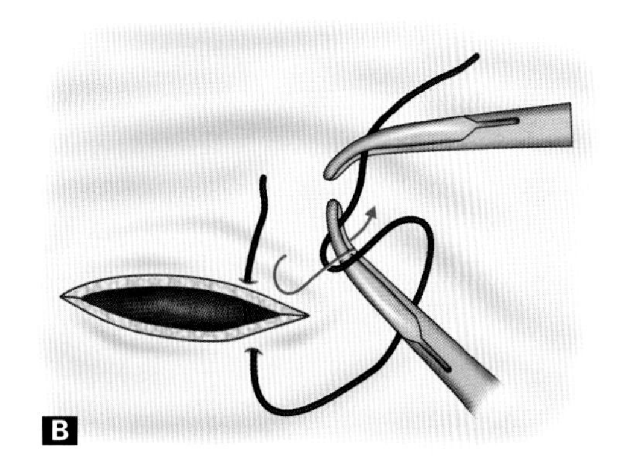

图 2.46 A 和 B

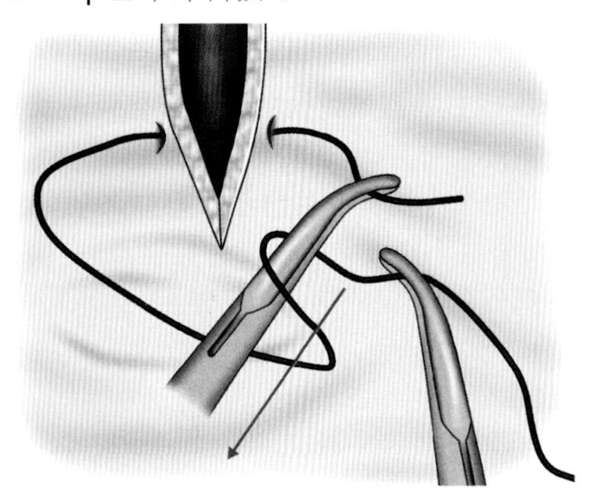

图 2.47

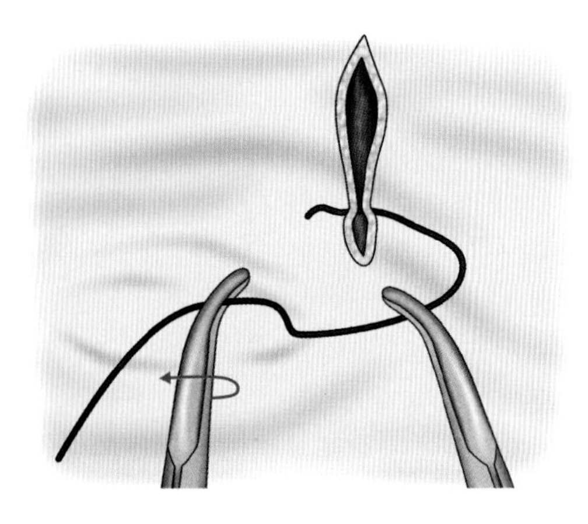

图 2.49

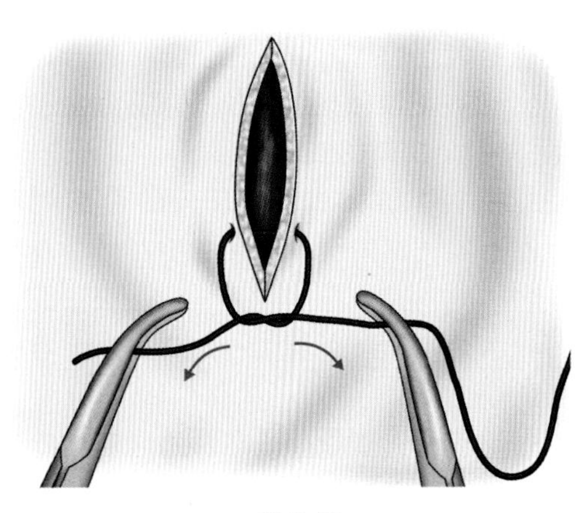

图 2.48

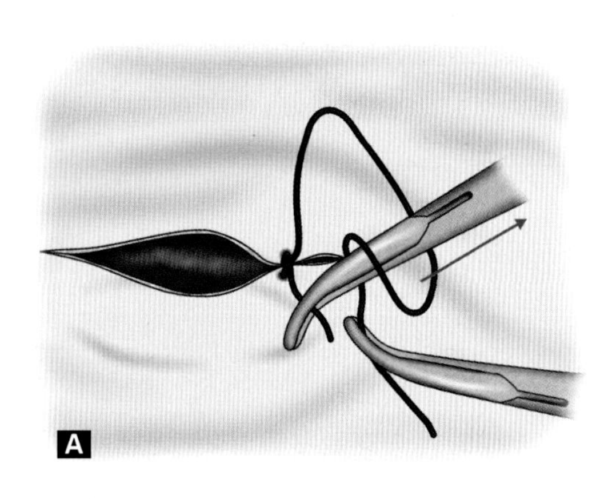

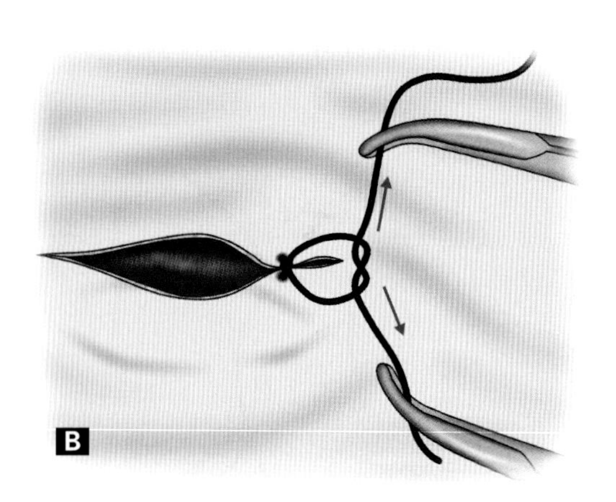

图 2.50 A 和 B

滑结变为方结(萨博技术)

重要的是要收紧第一个半结以便有足够大夹持力(图 2.51 至图 2.53)。

1. 左右手器械在线结的同侧夹住线环,一个在线结的下方,另一个在线结的上方。

2.左右手器械沿相反的方向拉紧线结,直到感到线结足够紧。单丝线更容易转换。

3. 推动滑结。右手器械一直夹住线端,并将其拉紧。左手器械在此线结滑动,把线结向组织推近。

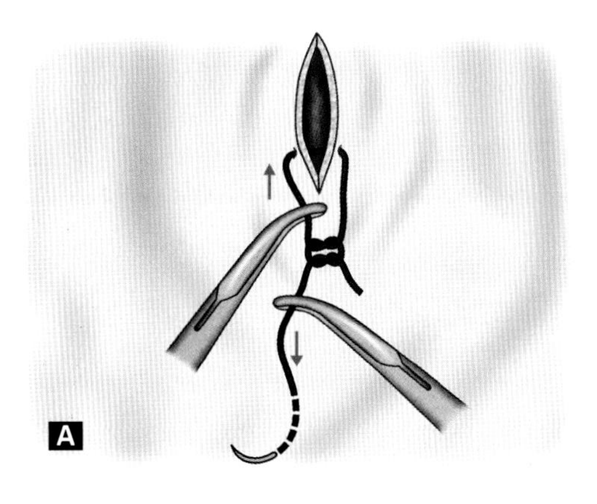

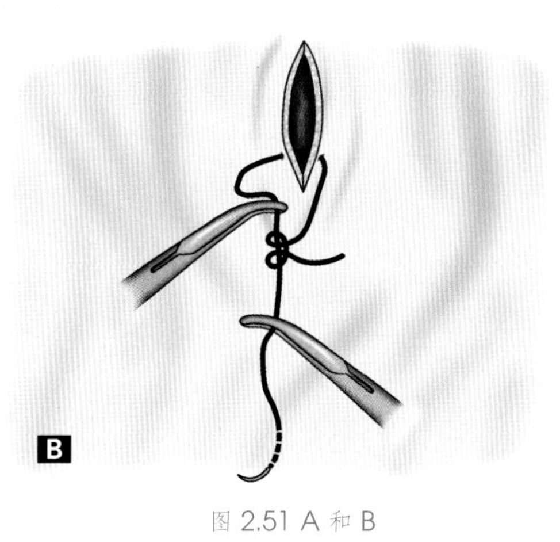

图 2.51 A 和 B

4.系紧滑结直至组织边缘相互靠近。

5.沿相反的方向拉紧线端，把滑结还原为方结。

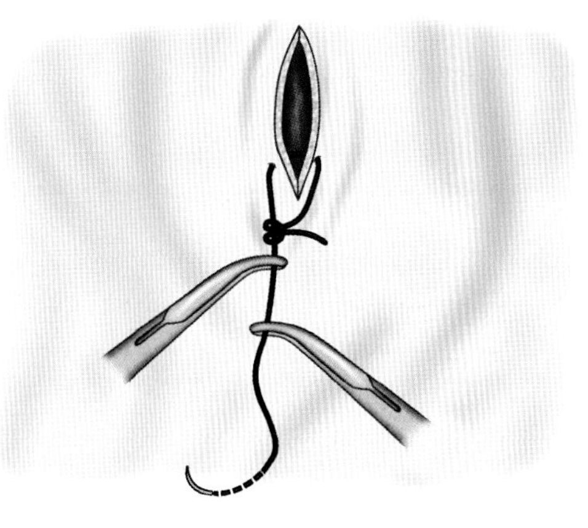

图 2.52

亚伯丁结

亚伯丁结应用于连续缝合结束时，此时只剩下一个线环和一个松散线（图 2.54 至图 2.58）。打这种结时，右手的示指和拇指之间要形成一个环，左手的示指和拇指夹住松散端，穿过此线环将其拉紧，并松开右手，将原来的线环消除。再次在右手的示指和拇指之间形成新的线环，重新拉紧左手的线端。用“海锯”动作把整个过程重复进行 6~7 次。最后把次松散线端穿过线环,并系紧。

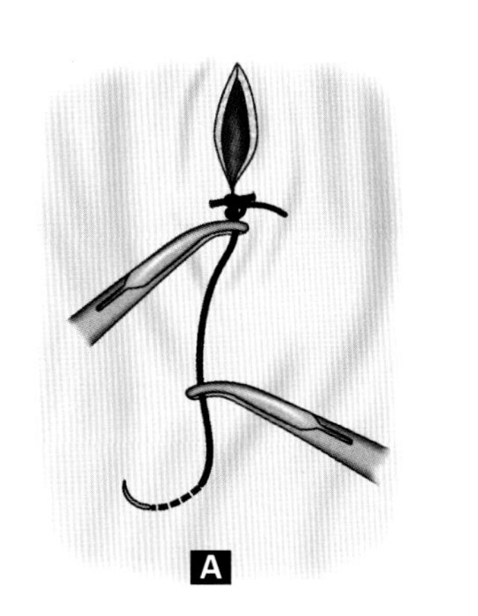

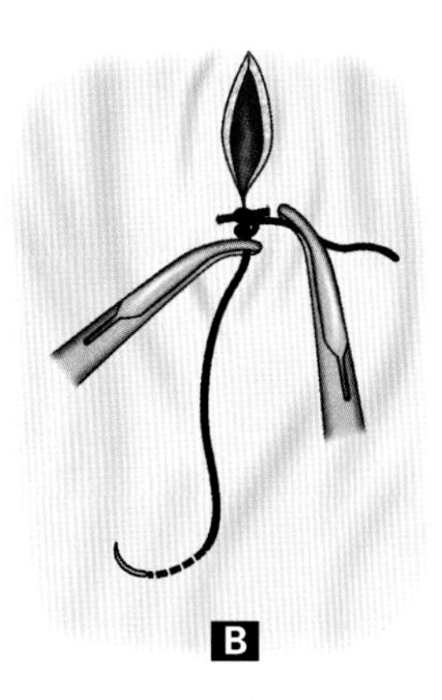

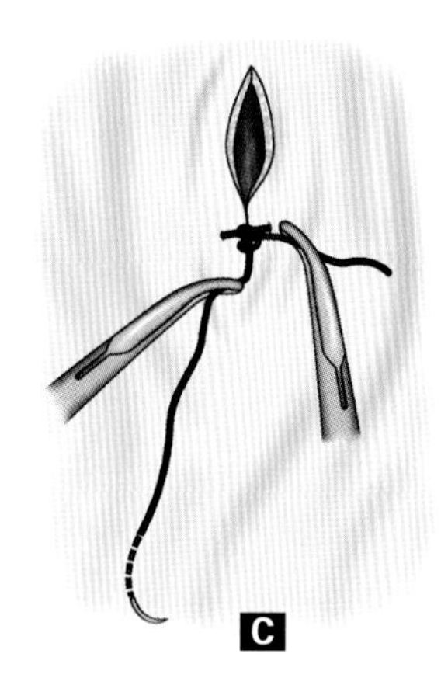

图 2.53 A 至 C

图 2.46 至图 2.53 体内打结的各个步骤。

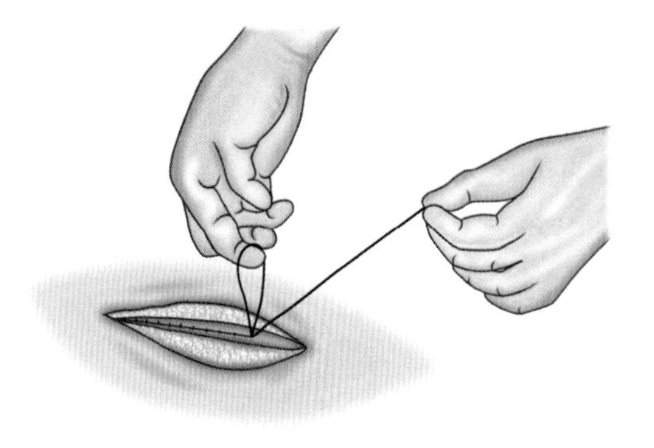

图 2.54

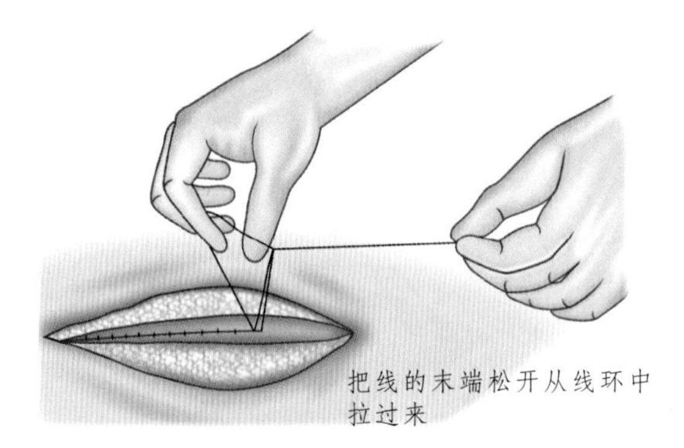

图 2.56

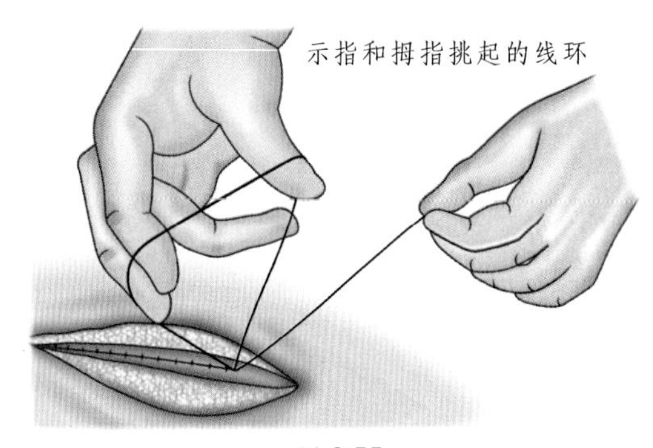

图 2.55

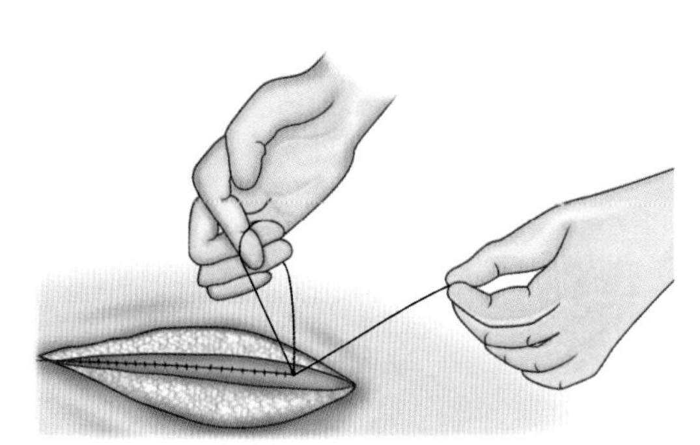

图 2.57

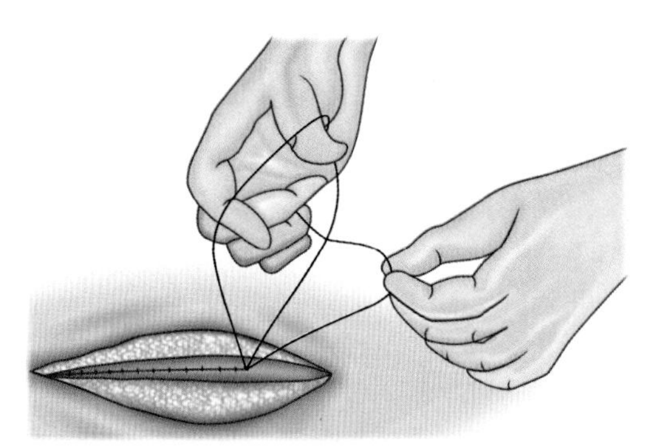

图 2.58

图 2.54 至图 2.58　打亚伯丁结的各个步骤。

要点

1.用线结连接组织和结扎血管。
2.多股缝线比单股缝线更容易打结，而且形成的线结更牢固。
3.应尽可能应用外科结或方结。
4.十字结不实用，因为它不是一个安全的结。
5. 无论使用哪种结，双手在完成线捻后要相互交叉换位，以便收紧线捻打成一个牢固的线结。

第3章 伤口缝合技术

Sudhir Kumar Jain, David L Stoker

大多数的伤口都可以用伤口一期缝合来修复。

一期缝合有以下优点：

1. 伤口边缘对合整齐。
2. 止血。
3. 保持组织功能。
4. 预防感染。
5. 恢复组织外观。
6. 促进快速愈合。
7. 降低患者的不适和发病率。

伤口闭合时间

伤口闭合时间与感染风险直接相关。

脸和头皮损伤可以在受伤后72小时内进行伤口一期缝合，因为这些部位有较高的血液供应，不会增加感染风险。其他部位损伤在18小时内行伤口闭合，在感染发生率没有明显的时间相关性差异。

增加感染风险

在下列情况下损伤修复后的伤口感染发生率高：

1. 糖尿病。
2. 肥胖。
3. 营养不良。
4. 免疫抑制，如HIV感染。
5. 接受类固醇、化疗药物或免疫抑制剂治疗的患者。
6. 引起坏死组织的挤压伤。
7. 污染的伤口。

伤口缝合技术

伤口缝合有五大选项，包括：

1. 缝线一期缝合，这是最常用的方法。
2. 二期缝合或延期一期缝合，主要用于严重污染、感染或就医较迟的伤口，在处理好感染之后进行。
3. 组织黏合剂，如cyanoacrylate（氰基丙烯酸酯）胶水。
4. U形钉，用于大伤口以节约时间。U形钉昂贵但能提供同样好的美观效果。
5. 手术胶带或无菌胶带。

本章将主要讲述缝线一期缝合。

撕裂伤口缝合

撕裂伤口缝合通常在局部麻醉下进行，但以下情况除外，须进行全身麻醉：

1. 大撕裂伤口，已超过局部麻醉的安全剂量上限。
2. 严重污染，须进行广泛的清洁或清除异物，或者须进行广泛组织清创术。
3. 开放性骨折，肌腱、神经或大血管损伤。
4. 需进行细致修复的复杂结构，如眼睑。

伤口缝合所需物品

1. 普通急救物品包。

2. 缝合托盘,包含有持针器、齿钳和缝合剪。

3. 1%~2%利多卡因加或不加肾上腺素,用于局部麻醉。

4. 10mL 注射器和 21~25 号针头,用于注射局麻药。

5. 适当的缝线。

6. 伤口准备和清洁材料,如聚乙烯吡咯烷酮、碘溶液、纱布块、生理盐水。

7. 破伤风免疫血清。

撕裂伤口缝合步骤

1. 伤口评估。
2. 伤口准备。
3. 伤口缝合。
4. 破伤风预防接种。

伤口评估

1. 确定损伤的大致时间已过 4 小时,则应擦洗伤口,去除蛋白凝固物。

2. 确定损伤的确切机制,以明确是否有潜在的骨折、有伤口异物、肌腱或神经损伤或者伤口污染。

3. 询问破伤风免疫状态。

4. 测试肢体远端感觉和运动功能,以排除神经和肌腱损伤。

5. 考虑行影像学检查,以确定是否有不透 X 线的异物,如玻璃。

6. 伤口情况应准确记录在病历中,因为可能会有法医学结果或与保险有牵连。

伤口准备

精确的伤口缝合需要剃毛发。然而,剃毛发可能引起感染。剪断毛发可能比剃除毛发更好。眉毛通常不修剪或剃掉,因为毛发可能会按照正常形式再生,眉毛常可用于引导额头伤口的正确对位。

1. 伤口清洗可直接擦洗或冲洗。用力擦洗可能会导致组织损伤,从而增加感染风险。

2. 伤口冲洗是伤口准备的另一种方法,可以进行连续冲洗或脉冲式冲洗。连续的高压喷射冲洗可显著减少细菌数量,尤其适用于严重污染的血供有限的组织(如下肢)伤口。适当的冲洗压力为 5~8psi,可用 30~60mL 注射器(19 号针头)来进行。高压冲洗禁忌用于有丰富血供的软组织细弱的部位,如眼睑,否则会导致组织损伤,增加感染概率。有多种溶液(如去污剂、过氧化氢和浓缩 BetaDin)曾用于冲洗伤口,但是因为会损伤组织,现在不再推荐使用。生理盐水是首选冲洗溶液,它不损伤组织,而且价格便宜,随处可得。每 1cm 伤口使用 100mL 盐水。如果用普通利多卡因进行局部麻醉,可将 1mL 碳酸氢钠加到 9mL 利多卡因中以减轻注射时的疼痛。从伤口切缘内开始缓慢进行皮下注射,要避免刺破完好的皮肤。利多卡因的最大安全注射剂量为 3mg/kg 体重。当与肾上腺素联用时可增加至 7mg/kg 体重。

切口缝合

脸

切割针使用 4-0 或 5-0 号单丝线。面部用可吸收和不可吸收缝线均可。缝合类型可以为单纯间断缝合或皮下缝合。如伤口深,需要使用 3-0 或 4-0 号保利格来丁(可吸收)缝线来缝合肌肉。5 天后拆除缝线。

头皮

切割针用 2-0 或 3-0 号不可吸收单丝线缝合。缝线在 7~10 天后拆除。

唇部

用 4-0 或 5-0 号合成吸收性缝线和圆尖型缝合针深层缝合,用 3-0 号合成单丝线和切割针缝合皮肤。单线间断缝合可用于深层和皮肤。

口腔

用 4-0 号可吸收肠衣线或合成吸收性缝

线和圆尖型缝合针进行褥式缝合。

缝合类型

单纯间断缝合法

这是关闭伤口最常用的缝合方法。可使用光滑不可吸收性缝线(如尼龙或聚丙烯)进行,因为其组织反应比丝线少。这种缝合应使用切割针。针需与创面切口垂直插入,并要全层穿透(图 3.1)。如伤口深度是“X”,针应该从距离伤口切缘一个“X”的距离进入,再从距离伤口另一切缘一个“X”的距离出针,这样,缝线在皮肤上进出点间的距离就是 “2X”(图 3.2)。这条原则不适用于超过 1cm 深的伤口,此类伤口需分层闭合。

缝线打结应松紧适中,不得引起组织收缩。如果缝线系得过紧,将会引起组织缺血、

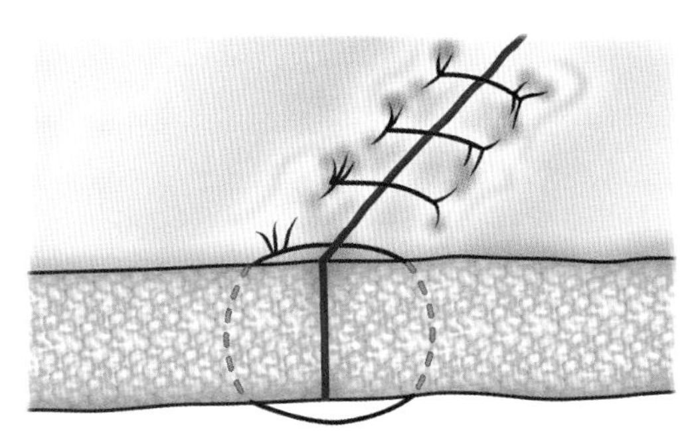

图 3.1 缝线应与切口边缘成直角,而且要跨越切口全层厚度。

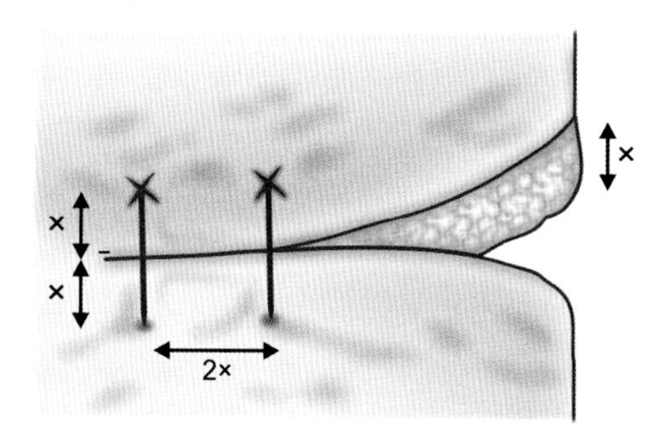

图 3.2 进针点与切口边缘的距离应为 X,并在距对侧切口边缘 X 处出针。X 是伤口的厚度。两个针脚间的距离应该是 2X。

愈合延迟和瘢痕增多。打结应该在外侧远离切口。第二针应该距离前一针“2X”的距离(图 3.2)。最后剪断缝线时,留在外面的缝线末端不能超过 1cm。如果太长,线尾会卷入第二针,如果太短,线结有滑脱的危险,也给后期的拆线造成困难。缝线大约在 7 天后拆除,但脸部除外,要在第 5 天拆除。膝盖下方和背部,缝线要留置 10~14 天,以防止伤口裂开。

垂直褥式缝合(图 3.3)

这种缝合通常用于缝合手术伤口。适用于有松弛皮肤或松散皮下脂肪的情况。有两个进针点和两个出针点。所有的针点要在同一条线上。第一针,针要从距离切口边缘“X”(伤口深度)或者 1cm 左右(如果切口深,进行分层缝时)垂直进针。针要穿过切口的全层,然后从切口另一边距离“X”或 1cm 处穿出。第二针,针的方向正好相反。针要靠近切口边缘进针,有一种通过方式,对侧距切口边缘相同距离仅穿过表皮,使所有的 4 个针点在同一条线上,并将皮肤边缘外翻。在一侧打结(图 3.4 和图 3.5)。

水平褥式缝合(图 3.6 和图 3.7)

这是另一种外翻缝合,用于皮肤较厚的部位,例如足底。也是两个进针点和两个出针点。首先,针要从距离伤口边缘 4~8mm 处进针,然后从对面伤口边缘以相同距离出针。用持针器和镊子将针翻转,从距离边缘 4~8mm 处的相

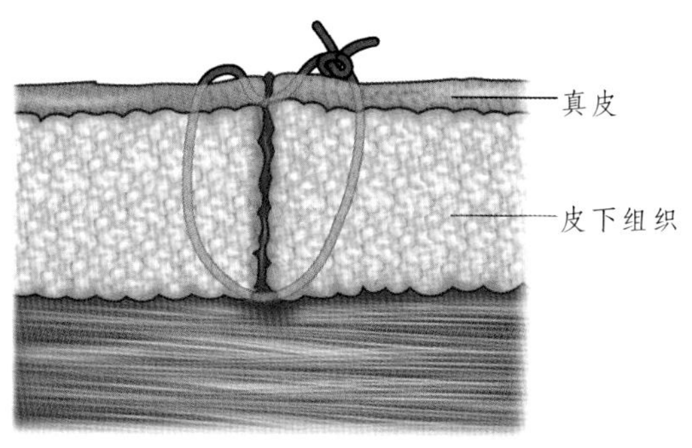

图 3.3 垂直褥式缝合方法。

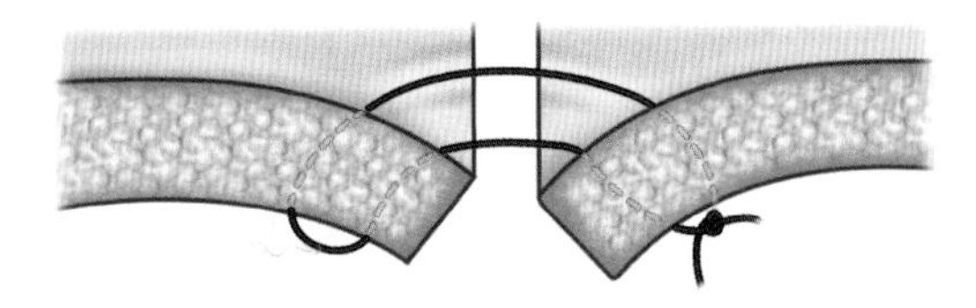

图 3.4 垂直褥式缝合使皮肤边缘内翻。

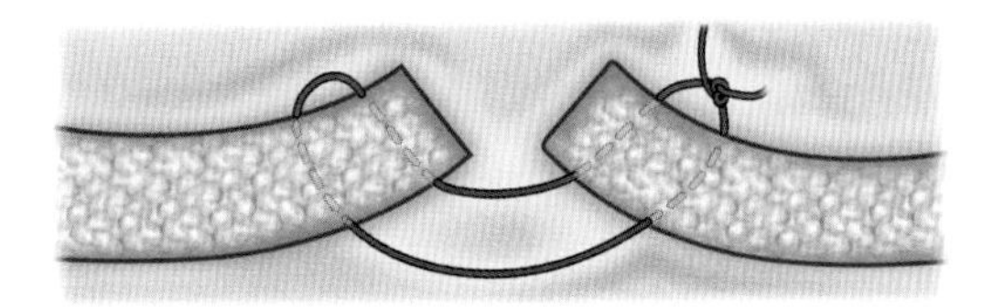

图 3.5 垂直褥式使皮肤边缘外翻。

同皮肤边缘进针,并从这一侧面反穿回伤口的另一侧,针沿着原来伤口边缘约 4~8mm 的皮肤从最初的进针点向下穿出(如图 3.6 和图 3.7)。这种缝合的主要问题在于结扎后每个水平进针点之间的皮肤会失去血液循环。这些缺血部位,在进行进一步缝合时可能会扩展到 50%的皮肤。因此皮肤局部坏死十分常见。

表皮下缝合(图 3.8)

这种缝合的皮肤边缘对合很好,因此形成的瘢痕细小光滑。可吸收或不可吸收缝线均可以应用。用可吸收缝线时,要用埋入线打结。用不可吸收缝线时,要用外露的串线结或单结打结。在切口的相对两侧提起小片真皮,并将它们拉在一起。贴近皮肤真皮层进行连续的表皮下缝合是一种快速且美容效果好的皮肤缝合方法。其主要优点是可避免额外形成缝合瘢痕。它的缺点是不能为下层组织提供支撑。外科肠线不要用于这种缝合,会产生强烈的组织反应。如果使用其他合成可吸收缝线,打结要深,远离切口边缘。最好用不可吸收的尼龙线或聚丙烯线。长的切口应间断设置一些跨接缝线或缝线球,以便于拆线。这种类型缝合不能用于潜在感染率高的部位,因为它不可能通过拆除一段或两段间断缝线来打开部分切口。

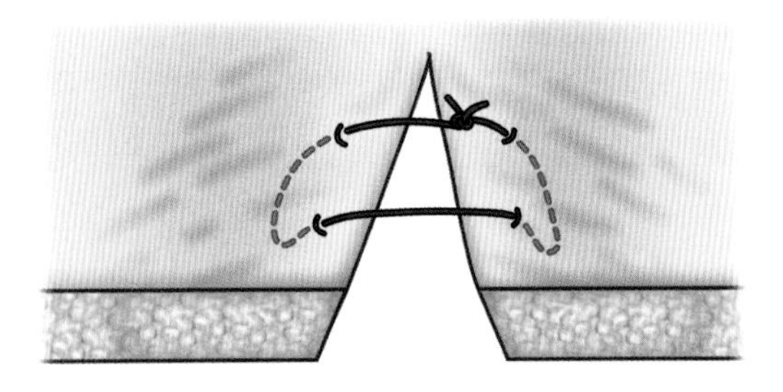

图 3.6 水平褥式缝合。

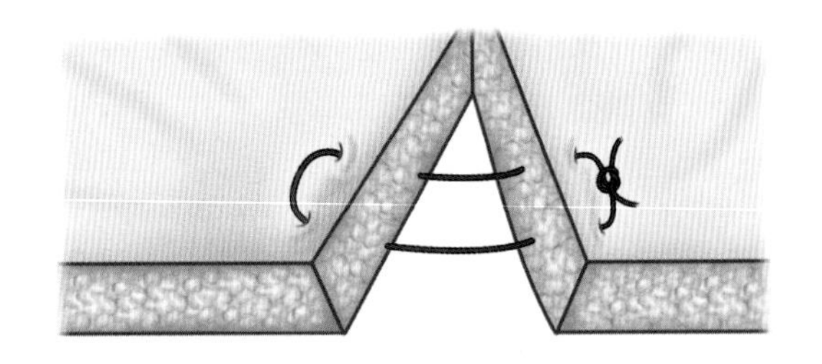

图 3.7 水平褥式外翻的皮肤边缘。

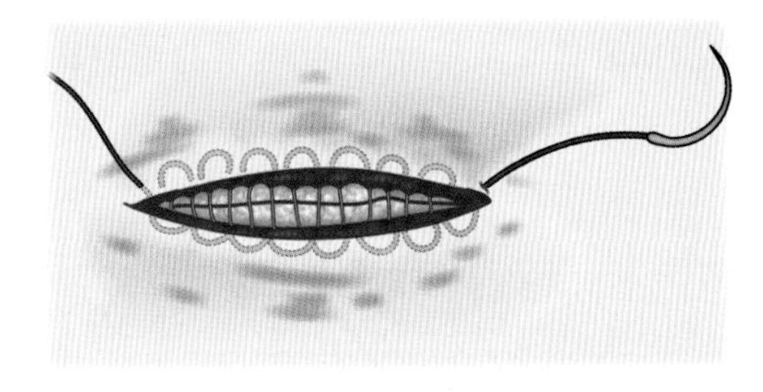

图 3.8 表皮的缝合。

缝合后处理

伤口缝合后要用轻软的保护膜覆盖。这可以保护伤口不受污染直到有明显的上皮形成。两天后可以温和地清洁缝合伤口。局部应用抗生素软膏或石油凝胶,促进上皮形成。预防性使用抗生素不适合用于单纯撕裂伤口修复,但是对于有污染(包括动物或人咬伤)、挤压伤和糖尿病患者病例必须应用。抗生素也适用于口腔伤口、开放性骨折以及关节和肌腱暴露于伤口中的病例。

缝线拆除

缝线应在尽可能靠近其与打结相对的切

口侧皮肤处切断(图 3.9A)。这样,外科医生可以使已暴露而且可能已污染的材料尽可能少地通过皮肤和组织拉出。拉出时,缝线的牵引方向应朝向切口线而不是远离切口线（图 3.9B)。如果朝着远离缝合界线的方向牵拉缝线,部分已愈合的伤口可能会裂开。

其他伤口闭合方法

组织黏合剂

这些黏合剂含有甲醛和腈基丙烯酸酯合成的液态单体。它会与水和血液中的羟离子发生反应,进而引起皮肤边缘相结合的反应。组织黏合剂的优点包括减少疼痛且快速应用。因此在儿童中应用更适合。应用组织黏合剂感染率较高。应用组织黏合剂时,皮肤边缘要紧密贴近并且要均匀地涂敷薄薄的一层。如果手动拉近皮肤边缘时有明显的张力,则不要使用组织黏合剂。组织黏合剂不要用于高张力的部位,如关节或手内。如黏合剂涂敷不当，用丙酮、石油凝胶或抗菌软膏很容易清除。它们对革兰阳性菌有一定抗菌性。

U 形钉

皮肤 U 形钉的优点包括快速应用、异物反应发生率较低和感染率降低。U 形钉特别适用于头皮、四肢和躯干伤口的闭合。它们也常用于长的手术切口,可以节省时间。

手术黏合胶带(免缝胶带)

这类胶带的皮肤反应小，因此适用于非常小的伤口和儿童。如果还需要用黏合液,最好用 Opsite 喷雾剂。苯甲酸酊剂会引起局部皮肤反应甚至伤口感染。胶带要用于伤口的一期闭合,但可以在拆线后应用,可减少皮肤表面张力。胶带通常在 7~10 天内脱落。

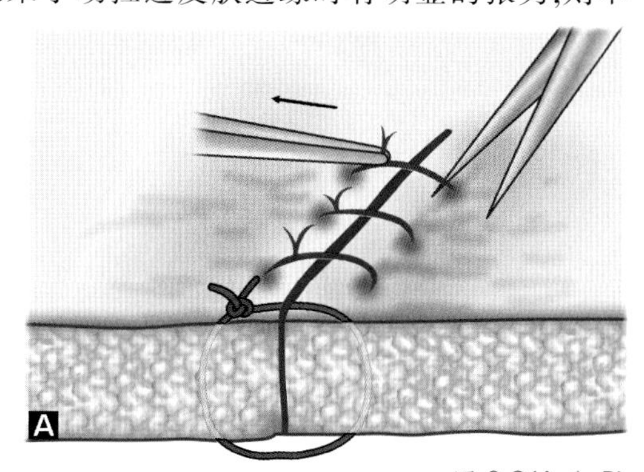

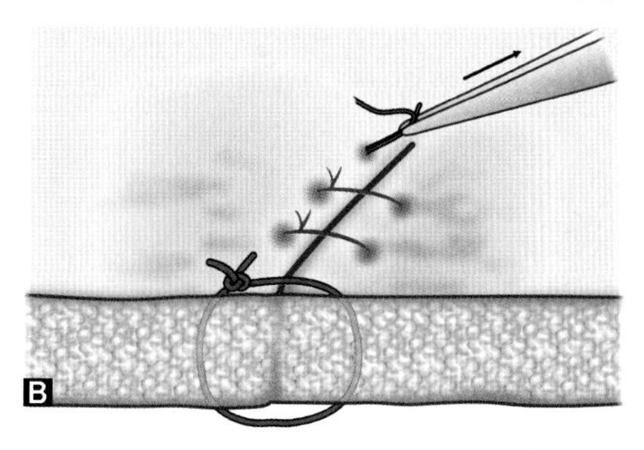

图 3.9(A 和 B)　正确的拆线方法。

要点

1. 大多数伤口应一期闭合,以便达到美容的效果和防止功能丧失。
2. 为了避免伤口感染,应在 18 小时内闭合伤口,脸部和头皮的伤口除外,可以推迟到 72 小时内。
3. 伤口闭合之前必须剔除毛发并用 5~8psi 灌注压的生理盐水冲洗,做好闭合准备。
4. 忌用聚维酮碘和过氧化氢来冲洗伤口,以免损伤组织。
5. 尽可能应用单列间断缝合。
6. 如有多余皮肤和松散皮下脂肪,应采用垂直褥式缝合。
7. 伤口边缘外翻或内翻可用水平褥式缝合,但其皮肤缺血和坏死率较高。
8. 表皮下缝合产生的瘢痕细小光滑,但其缺点是对深层组织不能提供任何支持。

第4章 常见皮肤病灶的局部麻醉手术

Sudhir Kumar Jain, Beryl Antoinette De Souza

去除皮肤病灶的适应证如下：

1. 怀疑恶性肿瘤。
2. 为了美容。
3. 如果病灶妨碍关节功能或引起神经血管结构受压。
4. 为了避免并发症，如感染、出血、疼痛或刺激。

如果出于美容的原因而切除一个特定的病灶，应尽一切努力，使瘢痕小而光滑，远远小于病灶的原有轮廓。治疗的其他选择，如使用激光、冷冻、电灼切除、刮除或局部应用皮肤软膏，应该在术前提供给患者进行讨论。这些病例都需要准确的临床诊断和皮肤科参与。激光是特别适用于动静脉畸形和神经纤维瘤病的皮肤病变，如咖啡乳色斑。

麻醉

大多数皮肤病灶可在局部麻醉下切除。可以采用局部浸润或神经传导阻滞的形式，例如指、肱、肋间或股神经阻滞或区域阻滞(图4.1至图4.3)。以下药物常用于局部麻醉。

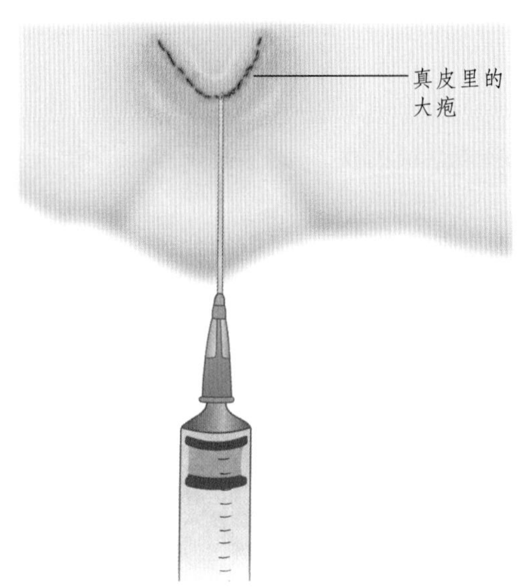

图4.1 应该在开始局部麻醉浸润之前用24号针头在真皮里挑出一个大疱。

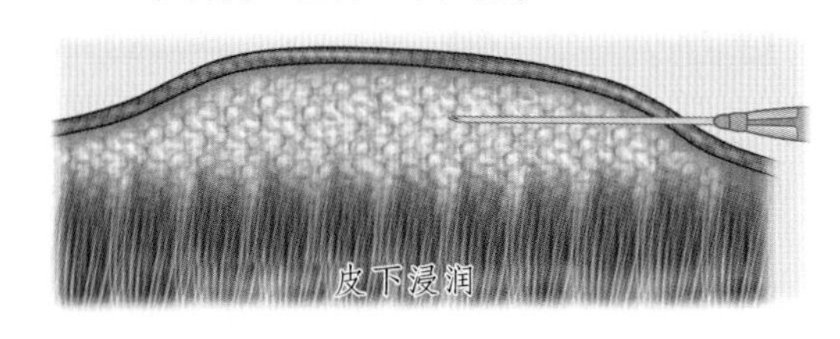

图4.2 皮下层的局麻浸润方法。

通常采用0.5%的利多卡因，由1%或2%浓度的市售液经生理盐水稀释制备而成。如果没有加入肾上腺素，最大剂量为3mg/kg(体重)，如果加入肾上腺素，最大剂量为7mg/kg(体重)。1%或2%的利多卡因加入1:200 000肾上腺素，可延长麻醉时间，因为动脉收缩延迟的时间可以从组织中冲洗出麻醉剂。吸收的延迟便可以使用较低剂量的麻醉剂。局部血管收缩也降低了手术区域的毛细血管渗出。含有肾上腺素的溶液不得用于末端动脉附近，因为血管收缩会危及血液供应，特别是手指、脚趾、耳垂、鼻尖和阴茎。

可提供加或不加肾上腺素的0.5%或

0.25%丁哌卡因溶液。这是一种长效制剂,但起效较慢。药效可长达 6~8 小时,术后疼痛减轻效果明显。注射局部麻醉剂到皮下可能比手术的痛感更强。可以应用利多卡因和丁哌卡因 50:50 的混合液,以便达到快速起效和长效疼痛缓解作用。

注射局麻药时把疼痛降到最低的方法,包括:

(1) 向患者解释清楚手术过程让其放心以减轻焦虑,这一点十分重要。

(2)局部涂敷局麻软膏(利多卡因和丙胺卡因剂)可避免组织浸润时的疼痛。

(3) 预加温添加有碳酸氢盐溶液(9.5mL 利多卡因加 0.5 mL 碳酸氢钠) 可使其酸性较低。

(4)首先缓慢注射到皮下组织。

(5)先用 26G 细针挑出大疱表皮浸润,再用 19G 粗针进行主体浸润, 可在很大程度上减少不适感。

区域阻滞(图 4.3)

采用这种方法时要将局部麻醉剂注射到与实际手术部位有一定距离的组织内, 以便在手术部位周围形成一个麻醉区。可以先用细小的针进行皮肤阻滞区域内的麻醉。进行区域阻滞时可能需要用长针。一定要注射到皮下平面, 而且在浸润更深的平面之前要回吸注射器,以确保针头没有进入血管。在注射过程中应当逐渐撤回针头。区域阻滞的优点是,病灶不会被局部隆起所掩盖。

神经阻滞

可以将局部麻醉剂注入到神经麻醉区域的支配神经周围。指趾神经阻滞通常用于手指或足趾手术。将单纯利多卡因注射到手指基底两侧, 对手指背部和掌部神经进行神经阻滞。注射要在手指两侧的指底间隙进行。把针垂直向下推到触及骨为止, 然后将其稍微

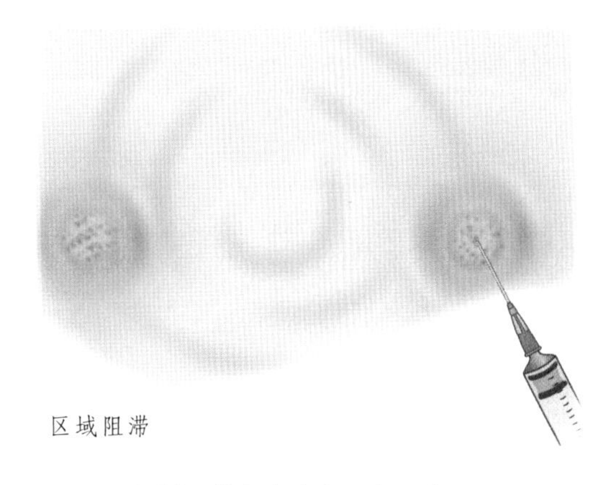

图 4.3　局部麻醉的区域阻滞方法。

回撤,抽出,在通过回吸确认针头不是在血管中之后再注射局麻药。每侧使用 0.5~1mL 0.5%的利多卡因即可。

常用的皮肤手术

皮脂囊肿切除

由于皮脂囊肿易于增大并感染而建议彻底切除。囊肿应完全切除以避免复发。若囊肿小且表面皮肤是健康的,则采用线性切口。如果囊肿明显隆起或者这块皮肤薄且不健康或上面有尖顶,应使用椭圆形切口。尖顶应在椭圆切口的中心, 椭圆切口长径应等于囊肿的直径。如果拉伸覆盖囊肿的皮肤,可以加大椭圆的宽度以避免在闭合伤口时形成多余的皮肤褶皱和折角。在切出皮肤椭圆切口后,通过锐性或钝性解剖将在囊壁和周围皮肤之间形成一个平面,此时最好不切开囊肿(图 4.4)。解剖开四周之后,很容易将囊肿剖出。另一种方法是将囊肿撕脱。此法特别适用于切除皮上囊肿。要求切口比较小,因此皮肤瘢痕形成较少。只在一侧提起一块皮瓣。随后谨慎打开囊肿,将里面的东西挤出。用一副无齿夹解剖钳,一边钳刃在囊肿外,一边钳刃在囊肿内抓住囊肿深部(图 4.5),通过牵拉解剖钳,整个囊肿壁便可很容易撕脱。要在最深部位夹住

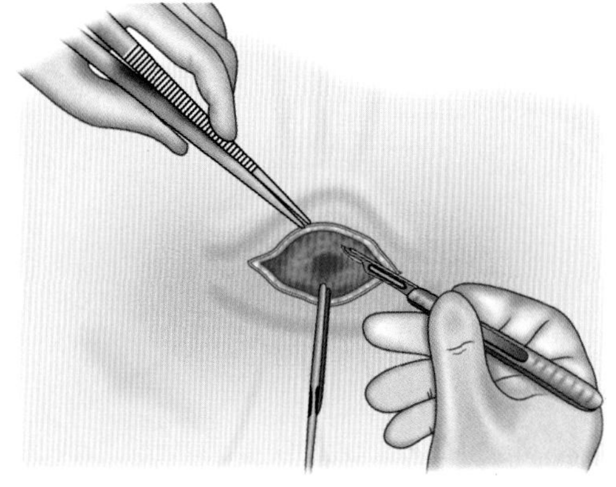

图 4.4 提起皮瓣来切除皮脂囊肿。

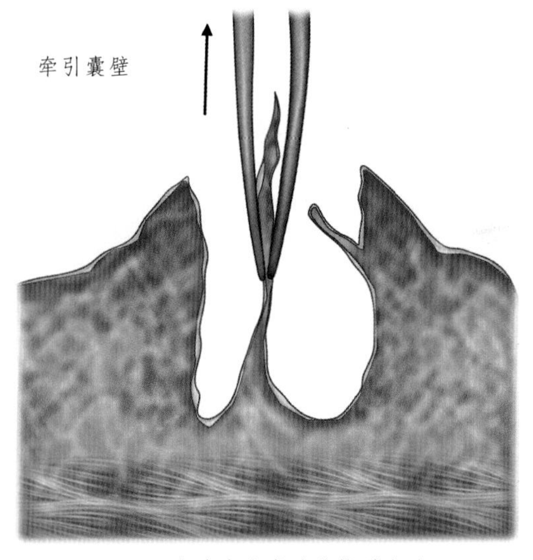

图 4.5 去除皮脂囊肿的撕裂方法。

囊肿壁,因为深部比浅部更坚韧,不易撕裂。将伤口缝合并敷以加压敷料以防止腔内血肿形成。

如果皮脂囊肿已经感染,推迟到炎症消退后再切除。如果有脓肿形成,应将其切开,排脓。脓腔刮除或用纯苯酚擦拭可防止囊肿重新形成。不要切除受感染的皮脂腺囊肿,因为伤口并发症的发生率很高,而且产生的瘢痕不理想。这种囊肿切除后往往不复发,因为感染已破坏了囊肿衬里。

脂肪瘤切除术

脂肪瘤是成熟脂肪细胞衍生的,生长缓慢的良性结缔组织肿瘤。脂肪瘤可发生在身体的任何部位,因此被称为广发肿瘤。但是它们很少出现在眼睑、耳郭或阴茎。如果脂肪瘤迅速扩大、疼痛、不美观,或者担心会恶性病变或伴发继发性病变,如黏液变性、外伤性脂肪坏死(提示为外伤后脂肪瘤硬化)或钙化,应将其切除。如果脂肪瘤在6~8周内快速增长、坚硬或早期固定于周边组织,则提示为恶性病变。腹膜后脂肪瘤、大腿的大脂肪瘤或肩部脂肪瘤更可能发生癌变。脂肪瘤几乎不妨碍运动。

进行皮下脂肪瘤切除时,皮肤切口应深一些,穿过覆盖的脂肪,一直抵达脂肪瘤的囊。通过更大的脂肪球、颜色和细小囊腔可以将其与周围脂肪区分开。通常,将细小的脂肪囊切开后便可摘除病变,但较大的病灶可能需要锐性剥离。如果脂肪瘤附着在下面的肌肉上,就不要在局部麻醉下切除,因为它有可能在肌腹之间深层蔓延,并累及神经血管束。如果怀疑为深的病变或者病变直径大于5cm,应进行CT或MRI扫描,以便了解精确的解剖学分界。

基底细胞癌(侵蚀性溃疡)

基底细胞癌应将其四周2mm正常组织一并切除,包括深层面的所有组织。切除的完整性应通过组织病理学检查来验证。

完整切除的复发率小于2%。Moh曾介绍过一种复发病灶的切除技术,以确保肿瘤的完整切除。该技术主要包括多层切除以及层与水平冰冻切片控制。放射治疗在一些难治部位可以替代手术切除,比如眼睛、鼻子或嘴巴的浸润性病变,完全切除后需要进行大型组织重建术。

鳞状细胞癌

应将鳞状细胞癌连同周围1cm肉眼可见的正常皮肤完全切除。应将皮瓣广泛拉起,以便切除更大面积的深筋膜。这种肿瘤对放疗敏感,可作为手术的替代或辅助手段。

恶性黑色素瘤

如果怀疑是恶性黑色素瘤，一期手术应将病灶连同反映肿瘤深度的边缘一并切除。切除深度<1mm 的肿瘤时,广泛切除 1cm 至肿瘤四周就足够了。如果肿瘤深度为 1~2mm,切除 1~2cm 宽的边缘就足够了。对于>2mm 深的肿瘤,建议切除 2cm 的边缘。切除应向下延伸,却不得超过深筋膜。肿瘤深度大于 1cm 的所有患者均应在广泛切除的同时接受前哨淋巴结活检。如果前哨淋巴结活检呈阳性,那么患者就需要接受完整的淋巴结清除。

要点

1. 皮肤病灶切除的适应证是影响美容、恶性病变症状、令人讨厌或关节活动或功能受限。
2. 大部分皮肤病灶可在局麻下切除。
3. 如果皮脂囊肿在长大或被感染则应该切除。
4. 为避免复发,皮脂囊肿应该全部切除。
5. 基底细胞癌应连同四周 2mm 正常组织一并切除。
6. 鳞状细胞癌应连同四周 1cm 正常皮肤一并切除。
7. 恶性黑色素瘤应由有经验的医师进行手术切除。

第5章 外科缝线

Sudhir Kumar Jain, David L Stoker

定义

“缝线”一词是指用来结扎血管、管状结构或类似组织以及闭合伤口的任何材料。缝线的应用可追溯到古印度外科学家、古印度外科学之父 Sushruta 的年代。在公元前 2000 年，埃及人和叙利亚人将缝线应用于多种用途。各种材料，比如马毛、兽筋、铜丝、蚕丝、棉和麻等均曾被用作缝线材料。部分材料沿用至今。在当代，科技的进步使缝线进入特殊材料有特殊用途的阶段。

理想的缝线

截至目前尚没有任何缝合材料能符合所有要求，但理想的缝线应具有以下特性：

1. 它应该没有任何过敏性、致癌性、毛细作用或静电作用。
2. 它应该易于消毒。
3. 当其为钢丝时，不得在周围产生任何磁场。
4. 它应该容易操作。
5. 引起的组织反应最小。
6. 不得促进细菌在其周围生长，即，它应抗感染。
7. 它应该有适当的抗拉强度并在整个伤口愈合阶段能牢固地固定组织。
8. 它在起到应有效果之后，应该以最小的组织反应被吸收。
9. 它应具有较高的抗拉强度。
10. 打结后，它应能把组织固定牢固，不得切割或磨损组织。

缝合材料分类(表 5.1)

缝线规格

缝线规格标示出缝线材料的直径。缝线规格通常用几个“0”标示。当缝线规格中的“0”越多，缝线直径越小。缝线规格与其抗拉强度成正比。缝线规格越小，缝线的抗拉强度越小。

线结抗拉强度

线结抗拉强度是用力衡量的，单位为磅，是指缝线打结后在断裂之前所能承受的力。组织的抗拉强度由其承受应力的能力来衡量。缝线的抗拉强度一定要超过组织的抗拉强度。

缝线可用很多种方法分类：

1. 单丝与多丝。
2. 可吸收与不可吸收。
3. 天然与合成。

单丝与多丝

单丝缝线由单股材料制成，通过组织时遇到的阻力小，而且为隐藏微生物提供的栖息地很少，此属性使它们适合用于血管外科

表 5.1　缝线的分类

1. 可吸收缝线
- 天然缝线
  - 肠线(普通或铬)
  - 胶原缝线(普通或铬)
- 合成缝线
  - 聚卡普隆 25(Poliglecaprone 25)
  - 聚乙醇酸缝线(Polydioxanone)
  - 聚乙醇酸缝线(Polyglycolic acid)
  - 聚乳糖缝线 910(Polyglactin 910)
  - 聚己内酯缝线(Polycaprolactone)
  - Polysorb 缝线
  - 迈胜缝线
  - V-Loc™ 缝线
  - Caprosyn 缝线

2. 不可吸收缝线
- 天然缝线
  - 外科丝线
  - 外科麻线
  - 棉线
  - 外科钢线
- 合成缝线
  - 聚酰胺缝线
  - 聚丙烯缝线
  - 聚酯缝线
  - 尼龙缝线
  - 聚丁烯酯缝线
  - 聚丁烯酯涂层缝线
  - Surgipro Ⅱ™ 缝线

手术。单丝缝线容易打结,但脆弱,容易断裂。它们也易于破型或起皱。

多丝线由多条丝和多丝搓捻或编结而成。可以给它涂覆涂层以便顺利穿过组织。它具有更大的抗张强度、柔韧性和可屈性。因此它们非常适用于肠吻合术。

可吸收与不可吸收性缝线

在组织中迅速退化,60 天内失去抗拉强度的缝线称之为可吸收缝线。能维持其抗拉强度超过 60 天的缝线称之为不可吸收缝线。丝线在 1 年内丧失其 50%的抗拉强度，在两年内会完全丧失抗拉强度。尼龙线两年内丧失其原有抗拉强度的 25%。棉线在两年内可保留其原有抗拉强度的 30%~40%。

可吸收缝线

它们由胶原蛋白或合成聚合物构成。

羊肠缝线

其材料是从绵羊肠道的黏膜下层或牛肠道的浆膜层提取而来。从肠道中获取的胶原组织用醛溶液进行处理使其形成交联，使缝线的强度更高并能抵抗酶的降解。以这种方式获得的缝线被称为纯肠线。如果将纯的肠线再用铬酸处理,就被称之为铬肠线。铬肠线有更多的交联因此更不易被吸收。肠线的重吸收是通过酶降解,起初,主要是溶酶体酸磷酶,然后是亮氨酸氨肽酶。胶原酶在降解中也起着重要作用。纯肠线被迅速吸收,其抗拉强度只能保持 7~10 天,70 天内就会被完全吸收。肠线的抗拉强度可保持 14~20 天。肠线的缺点是打结时易断裂和抗拉强度会发生变化。对朊病的毒病转移也越来越关注。

胶原蛋白缝线

该缝线源自均质化的肉牛跟腱,为 100%纯胶原蛋白。它们有原形和铬化两种形式。它们比肠线更硬，因此在大创口的缝合中不易操作。此类细缝线用于眼科手术。

阔筋膜缝线

该缝线源于牛的大腿肌肉。它曾经被用于疝修补术。该类缝线偶尔也用于上眼睑下垂和面部麻痹矫正术中。

袋鼠肌腱缝线

该缝线源于小袋鼠尾部肌腱,长度为 10~18 英寸(25~45cm)。它的抗拉强度高。

合成高分子缝线

可供的合成高分子缝线有:

1. 聚乙醇酸缝线(Homomer)。
2. 乙交酯和丙交酯共聚物缝线(聚乳糖)。
3. 聚卡普隆 25 缝线(Monocryl)。
4. 聚二氧由聚酯制成。

聚乙醇酸缝线(Dexon™, Dexon 1™)

这是聚乙醇酸的共聚物。它具有较高的抗拉强度,第 7 天保持 60%的强度,第 60 天保持 35%的强度。该缝线在 90~120 天完全水解。这是一种多股线,有良好的操控性和线结牢固性。它通过组织时具有较高的摩擦系数,从而产生阻力。这种缝线具有较高的组织反应性和感染的可能。为了尽量减少组织的阻力,可用聚乙醇酸涂覆。涂料是乙交酯和小量 ε-己内酯的共聚物(Dexon 1™)。

聚肌动蛋白缝线(Vicryl™)*

这是乙醇酸和乳酸的共聚物。聚乳肌动蛋白 910 由乙交酯和丙交酯以 9:1 的比例组成。每 9 份乙醇酸有一份乳酸。丙交酯成分比乙醇酸更疏水,因而可减慢缝合材料水的吸收,并从而可减慢共聚物链的分解。Vicryl 缝线有 50%聚乳糖和 50%硬脂酸钙涂层。这种肌动蛋白涂层由 35%乙交酯和 65%丙交酯组成,因此这种缝线被称为聚肌动蛋白 370。硬脂酸钙是一种可吸收的有机润滑剂。聚肌动蛋白 370 的涂层和聚肌动蛋白 910 的硬脂酸钙可降低缝线的表面摩擦,从而可避免组织拖动和过早锁定。40 天前吸收很少。40 天后可快速吸收,缝线在 56~70 天完全消失。如果有涂层的聚肌动蛋白 910 受到 γ 射线照射,会成为比原有分子量低的缝线,可作为 Vicryl rapidae 供货。Vicryl rapidae 的抗拉强度比有涂层的 Vicryl 低 30%。有涂层的 Vicryl 在植入 14 天时可保持 30%的抗拉强度,21%时可保留 30%。Vicryl rapidae 在 10~12 天时便完全失去抗拉强度。在 42 天内会被完全吸收。

Vicryl 的常用打结

第一个半结应该穿过 2 次,随后第二个半结也穿过 2 次(共穿过 4 次)。断端应留得较长。除了神经或心血管组织以外,深层的 Vicryl 缝线可以用于任何组织部位。有涂层的 Vicryl rapidae 缝线非常适用于皮肤缝合、外阴侧切手术的缝合和石膏固定后的撕裂伤缝合。有涂层的 Vicryl rapidae 是一种抗菌缝线,涂有一层三氯生抗菌剂。该抗菌剂涂层可防止细菌定植于缝线。

聚二噁烷酮缝线(PDS 和 PDS Ⅱ™)

这种单丝合成缝线由涤纶(对二氧环己酮)组成。它是一种柔软、坚韧的缝线,可以固定组织达 6 周。它只引起轻微的组织反应。它通过水解被吸收。它在第 2 周时可保留 70%的抗拉强度,在第 4 周时可保留 50%的抗拉强度,在第 6 周时可保留 25%的抗拉强度。90 天之前吸收最小,6 个月内基本上完全被吸收。它比聚羟基乙酸缝线和聚肌动蛋白缝线更具柔韧性。

聚卡普隆 25 缝线(Monocryl™)

这是一种单丝缝线,具有优良的柔韧性,便于操作和打结。它是乙交酯和己内酯的共聚物。它是由 75%的乙交酯和 25%的已内酯组成,有未染色和染成紫色的两种类型。它是最柔韧的合成可吸收缝线。它的表面光滑,可轻松通过组织。它几乎是惰性的,并具有良好的抗拉强度。它在第 7 天可保留 50%~60%的强度。抗拉强度在 21 天完全丧失。它在 90~120 天时被水解吸收。

Polysorb™

这是由聚乳酸混合物(Lactomer)共聚物制成的可吸收编织缝线。Lactomer 共聚物由乙交酯和丙交酯以 9:1 比例组成。乙交酯提供组织中最初的高抗拉强度,但迅速发生水解。丙交酯水解较慢且可控，而且在组织中可长时间保持抗拉强度。Polysorb 打结更加容易，因为 Polysorb 线结的断裂强度明显大于聚肌动蛋白 910 线结。Polysorb 缝线涂覆有己内酯乙交酯的聚合物的混合物，以减少摩擦系数。

V-loc™ 缝线

它是由 Covidien 公司开发的倒钩缝线。它是自锚定，并且缝合切口时不需要打结。这种缝线由 0 号聚二氧六环酮缝线轴向部分带倒刺。在轴向刺纤维的各边的中点有方向的变化。采用 V-Loc™ 缝线，伤口缝合装置无须打结，因此可以提高关闭切口高达 50%的速度，且不影响强度和安全性。它有减少打结相关并发症的潜力。该缝线采用单向带倒刺的缝线将自己固定在组织中。

快胜(Caprosyn)可吸收缝线

它是由聚肌动蛋白 621 合成聚酯制成的快速吸收单丝可吸收缝线。它由乙交酯、己内酯、三亚甲基碳酸酯和丙交酯组成。它在手术后第 5 天可保留 50%~60%的线结强度并且在术后第 10 天。最低保留 20%~30%的强度。抗拉强度在 21 天完全消失。它在比铬制肠线有更好的操控品质。打结的线更容易复位。

不可吸收缝线

不可吸收缝线可分为 3 类：

第一类：丝或单丝合成纤维（搓捻或编织）。

第二类：棉或亚麻纤维。

第三类：单丝或复丝的金属线。

蚕丝线

蚕丝缝线不可吸收，无菌，非诱变性；包含有天然蛋白丝纤维，称之为丝蛋白。这种蛋白衍生自国内桑蚕。对蚕丝纤维进行了处理以除去天然存在的丝胶。

蚕丝线围绕线芯编织，表面涂蜡以降低毛细作用。用洋苏木提取物将其染成黑色。含异质蛋白的蚕丝线会引起比合成的不可吸收缝线更多的组织反应。蚕丝可引起一种多形核细胞反应。虽然归类为不可吸收缝线，但它的性能像一种非常慢的可吸收缝线。其抗拉强度大约 1 年内会丧失大部分，两年后在组织中已检测不到。在 14~21 天蚕丝线会被纤维囊包裹。处理性能好，并且打结容易且牢靠。手术蚕丝线暴露在潮湿环境时失去抗拉强度，所以应该干燥使用。

亚麻线

其由亚麻制成，是一种纤维素材料。它被搓捻成丝来制成缝线。其组织反应类似于丝线，并且处理和打结性能非常好。它的独特之处就在于，受潮后，它的抗拉强度会增加 10%。它仍被广泛用于捆扎带结构，以及作为一种结扎线。

棉线

它由棉花种子茸毛纤维制成。它由长的精细棉纤维搓捻形成缝线。它在 6 个月时可保留 50%的抗拉强度，在 2 年时可保留 30%~40%的抗拉强度。它会被包裹在人体组织。其强度不如亚麻线，现已很少应用。

手术钢丝缝线

它是用不锈钢(铁-铬-镍-钼合金)制成。它有单丝和复丝搓捻两种类型。它的抗拉强度高，而且随着时间损失也小。打结牢固，并且没有任何组织反应。手术钢线可用于闭合胸骨、闭合腹壁和矫形外科手术。手术钢线难以操控，因为其容易扭结、破裂和生刺。它可能牵拉、切割或撕裂患者的组织。

尼龙线

它是由长链聚酰胺聚合而成。它的抗拉

强度高,组织反应性低。因为它具有弹性,适用于腹部及皮肤缝合。尼龙的摩擦系数低,且组织反应最小。它在1年时丧失25%的抗拉强度。它的弹性复原性和线结牢固性低于其他缝线。它有单股 (Ethilon™) 或多股 (称之为Nurolen)两种。潮湿状态下的单股尼龙线比干尼龙线柔韧。多股尼龙线比蚕丝线的强度大,且引发的组织反应小。多股尼龙线在组织中由于羟基化每年丧失15%~20%的抗拉强度。

聚酯纤维缝线

它包括由编织成多丝线股的未经处理的聚酯纤维制成,又称为涤纶线。它的抗拉强度非常高,组织反应性较低。它无限期保留了抗拉强度。它已成为心血管手术、血管吻合术和放置假体材料的首选缝线。涤纶缝线有切割穿过组织倾向,为避免这种倾向,在聚酯缝线上涂有聚四氟乙烯或聚丁烯涂层。涂有聚丁烯的涤纶线称之为Ethibond。聚丁烯涂层相比聚四氟乙烯涂层并不增加缝线的直径,并且在组织中也不会剥落。

聚丙烯缝线

它也被称为Prolene缝线。它是单丝线并且可永久保留非常高的抗拉强度。它具有非常低的组织反应性。它在断裂前可伸长达30%,因此它预期术后会发生肿胀的情况下非常有用。打结特别牢固,因为缝线在打结时变形,让线结自身弯曲。它的摩擦系数低,因此容易穿过组织。它比蚕丝线的血栓形成少。它非常光滑,通过组织时没有切割作用。因为它不粘连组织,因此适合作为“拉出”缝线,例如表皮下缝合。在期望缝线反应最小时,例如已污染和感染的伤口,建议使用聚丙烯缝线,以尽量减少窦道形成和缝线挤压作用。

聚丁烯酯缝线

聚丁烯酯缝线(Novafilm)是一种由对苯二甲酸丁二醇酯(84%)和聚四亚甲基醚二醇对苯二甲酸乙二醇酯(16%)组成的共聚物。聚丁酯缝线有独特的性能特点。这是一种单股合成的不可吸收缝线。这种缝线甚至在低张力下产生的伸长也明显大于其他缝线产生更大的延伸性,具有优于其他缝线的弹性,使缝线被去除负荷后能返回到其原本长度。

聚丁烯酯缝线皮肤缝线可减少增生性瘢痕形成,因为它的特殊性能使其能适应伤口中不断变化的张力。聚丁烯酯缝线的临床性能通过表面涂覆一种独特的可吸收聚合物polytribolate(Vascufil™)而增强。

此聚合物由三种化合物构成:乙交酯,e-己内酯和泊洛沙姆188。涂在聚丁烯酯缝线上可明显降低其在肌腱膜、结肠和血管组织中的阻力。Vascufil™缝线比同等类型无涂层的聚丁烯酯缝线只多了一点儿额外的投入。

Surgipro Ⅱ™缝线

Surgipro Ⅱ缝线基本上就是一种聚丙烯缝线,是通过增大阻力以减小打结时的磨损(尤其是直径小的缝线)而研发的。这种缝线在组织中其拉伸强度可保持两年并且极具惰性。与尼龙线相比,它在组织中的阻力系数较低,使其成为连续缝合的理想缝线。

保持缝线抗拉强度的忠告

可吸收缝线

1. 远离湿热。室温下储存。避免在炎热地区存储,例如蒸汽管道附近和灭菌器内。

2. 不要浸泡可吸收缝线。

3. 要恢复手术肠衣线的柔韧性能可将其浸在室温下的水或盐水中。

4. 合成的可吸收缝线必须保持干燥。

不可吸收缝线

1. 蚕丝线:蚕丝线应储存在干燥环境中。

干线比湿线强度大。湿蚕丝线丧失其强度可达 20%。应避免扭折、划刻或器械损坏。

2. 聚酯纤维缝线：它不受湿气影响。湿式或干式使用均可。为了避免擦伤、扭折、刻痕或仪器损坏，请小心处理。

3. 尼龙缝线：让线股多次从戴手套的手指间穿过可以理直扭曲或弯曲的缝线。要避免扭折、划刻或器械损坏。

4. 聚丙烯缝线：不受湿气影响。湿式或干式使用均可。轻柔、稳定、均匀地牵拉即可理直缝线。

手术针

构成

手术针是用不锈钢合金制成，具有耐腐蚀性，至少包含 12%的铬。针暴露于空气中氧气时，会形成薄薄的一层氧化铬保护层。

理想的手术针应具有以下特征：

1. 用优质不锈钢制成。
2. 在不影响强度的情况下，尽可能纤细。
3. 应能稳定地夹持在持针器上。
4. 引起创伤应较小。
5. 应能以最小的阻力穿透组织。
6. 要抗弯曲。
7. 在给定弯曲力量下应能耐断裂。理想的手术针如果施力过大断裂前先发生弯曲。

针的结构

组成组件

每个手术针有 3 个基本部分：型模部，针体和针尖部。

型模部

型模部是缝线附着在缝针上的部位，通常为圆形截面。带型模部的缝针比带针眼的缝针穿过组织的孔眼更小。

针体

针体是手术过程中持针器的抓持部位。通常是方形截面。针体的直径应尽可能接近缝线材料的直径，以减少出血和泄漏。对心血管、胃肠道和膀胱手术来说，这一点特别重要。

针尖部

针尖部是指针尖在针体最大横截面之间这一部位。

针尖部的类型

切割针有两个相对的切割刃。

传统的切割刃针

该针有两个相对的切割刃，第三个切割刃在针的凹部内侧。内侧切割刃产生的线性切口垂直并邻近手术的切口。当缝线施以伤口闭合力时，就可以切通该孔眼。它主要用于皮肤和胸骨缝合。

反向切割刃针

该针的第三个切割刃在针的外侧凸曲面上。它的强度比传统的切割针大。切掉组织的危险要小得多，因为相对于传统切割针所产生的线性切孔，它所产生的孔眼具有宽的组织壁。缝线打结的壁较宽可防止缝线切通组织。

铲形针

这是一种单侧切割针，底部和顶部是平的。其主要用于眼科手术。它也可用于修复指甲床的撕裂伤。单侧切割刃可分割或分离组织，但不切断组织。使其通过和穿过组织层时特别容易，而且容易掌控。

锥尖针

该针逐渐变细或为锐利的针尖。它穿入组织但不切割组织，从而被用在外科医生想做的尽可能小的孔而为切割组织的病例。该针用于软组织，例如血管、腹腔脏器和筋膜等不能耐受穿透针的组织。

锥形切割针

这种针兼有锥尖针和切割针的独特功能。切割刃仅从针尖延伸出较短距离然后便融合到一个圆锥形针体。锥形切割针用于钙化和纤维化血管吻合术、移植以及口腔黏膜缺损的缝合。针尖穿通针是一种菱形针尖的锥形切割针。

圆头针

该针有一个锥形针体,针尖为圆形钝尖、不会穿通人体组织。它用于缝合肝和肾,并且可避免刺伤 HIV 或乙型、丙型肝炎感染患者。

针的形状类型

1. 直针:可用于缝合易接近的组织,用手指很容易进行直接操作的部位(图 5.1)。

2. 基思针是用于腹部伤口的皮肤缝合以及关节镜下缝合膝盖半月板的直切割针。

3. 邦内尔针(BN)用于肌腱修复。

4. 半弯针或"Ski"针用于腹腔镜吻合术。

5. 弯针:这种针预期要从组织中穿出。它们需要的操作空间比直针小,但需要用持针器操纵。针的曲率可以是 1/4、3/8、1/2 或 5/8 圆。3/8 圆的用于大的浅表伤口。针的弯曲部分可以通过轻微旋前来操控,因而有较大的操控的弧度,因此不适用于深部体腔或空间受限部位。半圆针应用于狭窄空间。5/8 圆针用于痔切除术,鼻腔、口腔和骨盆手术(图 5.1)。

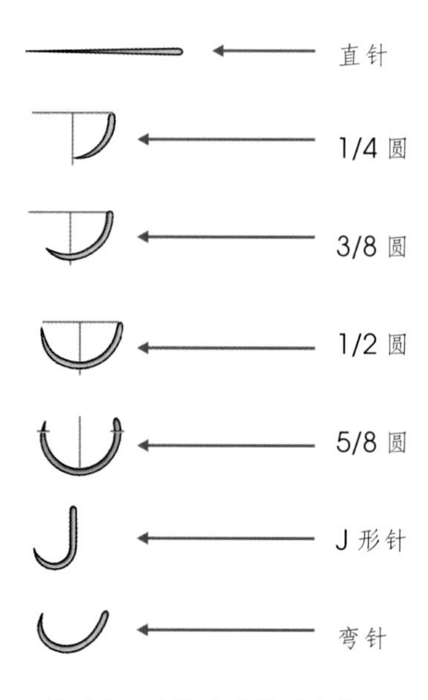

图 5.1 不同类型的手术针。

要点

1. 拥有所有所需理想属性的缝线并不存在。
2. 必须仔细选择缝线,牢记正在执行的操作类型。
3. 缝线抗拉强度和易打结性是选择缝合材料时要考虑的一个重要方面。
4. 如果选择不可吸收缝线,应选择抗拉强度可持续 90~120 天(即所需的愈合时间)的缝线。
5. 蚕丝线暴露在潮湿环境时会丧失抗拉强度。
6. 血管手术首选单丝缝线,因为其穿过组织的阻力最小而且有抗菌性。
7. 多丝缝线更具抗拉强度、柔韧性和可塑性更强,非常适合于肠吻合术。

第6章 手术中的患者体位

Sudhir Kumar Jain, David L Stoker

手术中患者适当的体位对于合适的术野显露至关重要。不当的体位会导致手术入路不当，并增加手术中和手术后发生并发症的风险，例如受压部位的损伤和神经损伤。本章将讨论常规外科手术中患者的体位。确保患者在手术台上体位正确是外科团队应尽的责任。如果术中使用电烙术，患者身体的任何一个部位都不能与金属表面接触，以避免从接触点漏电。应避免上肢的过度外展或骨骼突出部位受挤压，以防止神经失用性或皮肤损伤。

剖腹术仰卧位

这是腹部手术最常见的体位。采用这种体位时头部要垫起，并用各种体位护具加以稳定，例如闭合式头环、凝胶头垫或双楔形垫垫在双肩下。稳定头部的目的是保持颈椎的中立位（清醒时），这样可以避免作用于头后的任何压力。

通常，在腹部手术中患者双臂旋前或旋后外展于身体两侧。在旋前位时，手臂应外展大约60°，肘部屈曲，并用手臂定位装置固定。前臂和手部应使用短的臂扶手支撑。双臂的这种体位可以防止手腕下垂。手臂外展60°~90°，在需要的情况下，患者手臂应调整到旋前位（Texas体位）。在此体位，腕部下要垫一个垫子，以保证肘部神经不受压。肩部要高于手术台水平，以增大锁骨和第一肋之间的间隙，并降低压迫神经的风险。手臂必须高过肩部。

仰卧位手臂定位的一条经验法则为：肩部应高于手术台水平位，并保持远端关节高于近端关节。这时肘部便高于肩部，腕部便高于肘部。

臀部和膝部应适度屈曲，腰椎下要垫垫子。垫子可以是打卷或折叠的小块毛巾。如果必要，可以将一个半卷毛巾垫于大腿远端的膝下。应使足跟部的压力减到最小。其中有一种方法是将小凝胶垫垫在小腿下。

颈部手术

甲状腺手术

患者仰卧于头端上侧15°的手术台上，以减少静脉充血。将一块环形垫放在枕骨下方，以稳定头部。在双肩之间横向垫一个沙袋，使颈部伸展。颈部伸展使甲状腺、皮肤颈阔肌和带状肌更加突出，从而便于解剖。对老年患者和有颈椎病的患者要谨慎，在这种体位应避免颈部的过度伸展。

腮腺手术

患者的体位是仰卧位，头下垫一环枕，并面向患侧的相对侧。

后外侧胸廓切开术（图6.1）

患者取健侧侧卧位，用宽的胶带将其臀

部固定在手术台上。腿部屈曲，上方腿伸展。腋下垫卷单或卷毯，支撑住肩和上胸部。用手术台支架维持这一体位，并用另外的捆绑带绑定髋部。下臂屈曲，置于头下。

肾脏手术的腰部入路(图 6.2 和图 6.3)

患者朝向手术台边缘取健侧侧卧位。髋部和膝部紧贴手术台的一侧完全屈曲，两腿间垫一枕垫。用背部支撑物或捆绑带使患者保持这一体位。为了增大入路空间，应分离手术床或者在腰部垫充气垫使躯干向下屈曲。手臂支撑可防止肩部向前下垂以及伴随的腰部扭转。

乳腺改良根治术

患者平卧于手术台的术者侧边缘附近。手术侧的手臂和前臂外展于手臂托架上，腕部用捆绑带固定。前臂后旋，使手掌向上。

经腹切除术或经腹会阴切除术(图 6.4)

患者取会阴切石位，双腿置于镫上。患者应移至手术台边缘，将沙袋置于臀下，以便适当暴露肛管。膝部可以屈曲，但髋部应相对伸

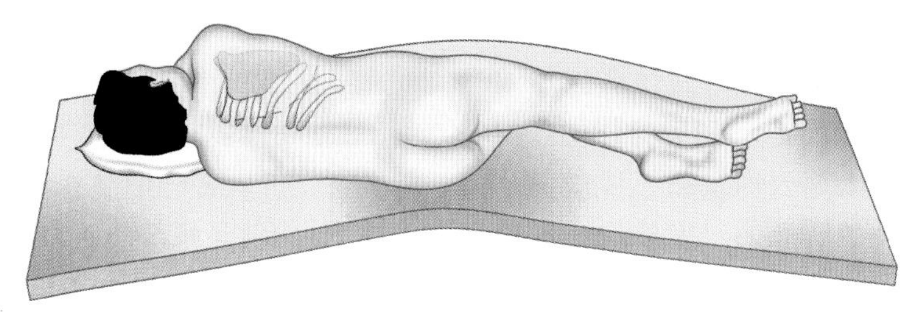

图 6.1 后外侧胸廓切开术患者体位。

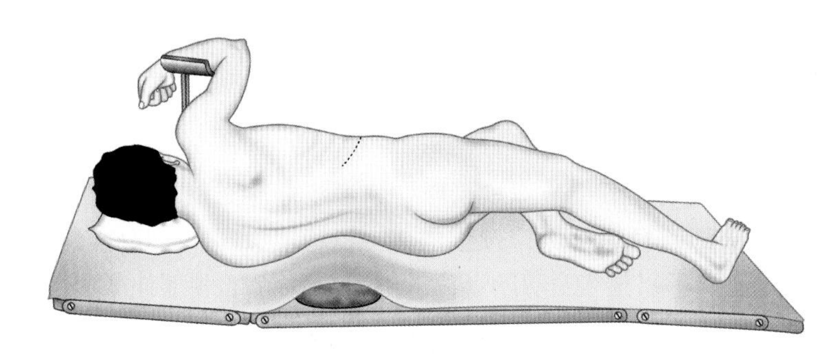

图 6.2 肾脏手术的患者体位。

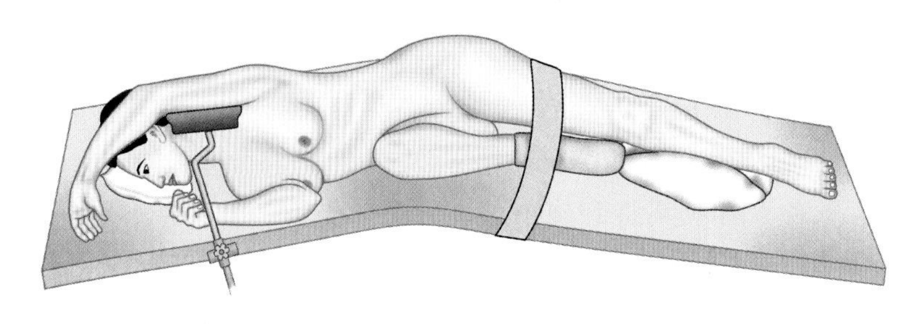

图 6.3 经外侧入路肾脏手术患者体位。

展且大腿外展,以便同时进入腹部和会阴。头部轻度向下倾斜(特伦德伦伯格卧位),有助于解剖。

特伦德伦伯格卧位(图6.5)

在这一体位头部向下倾斜30°。通常用于骨盆手术。在这种体位可活动内脏在受力作用下会向横膈移动，这样会使骨盆术野的障碍较少。手术台装有一个垫好的肩架,使压力作用范围扩展到肩锁关节区，防止患者向头侧滑动。如果让肩头部压力作用于颈根部,可能会损伤臂丛神经。

膀胱镜检查体位(图6.6)

患者取卧位，臀部置于手术台边缘附近，双腿外展。大腿与躯干保持45°。在这种体位，检查膀胱底时,膀胱镜轴线大约呈水平。

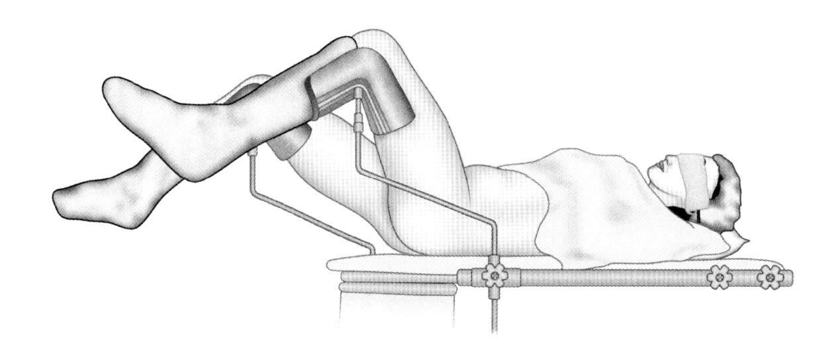

图6.4 腹会阴联合切除术的Lloyd Davis体位。

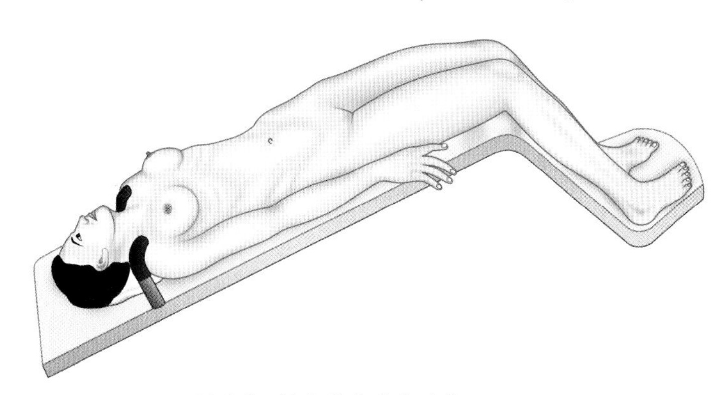

图6.5 特伦德伦伯格卧位。

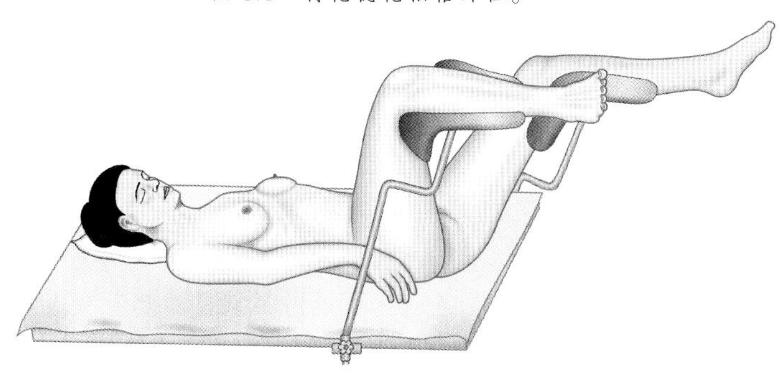

图6.6 膀胱镜检查患者体位。

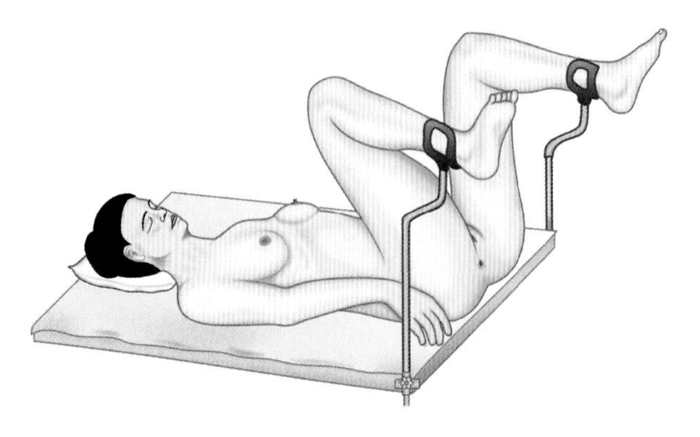

图 6.7　阴道手术的切石位。

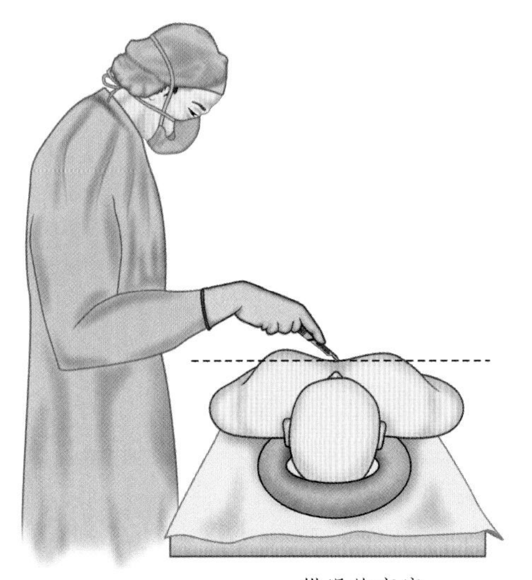

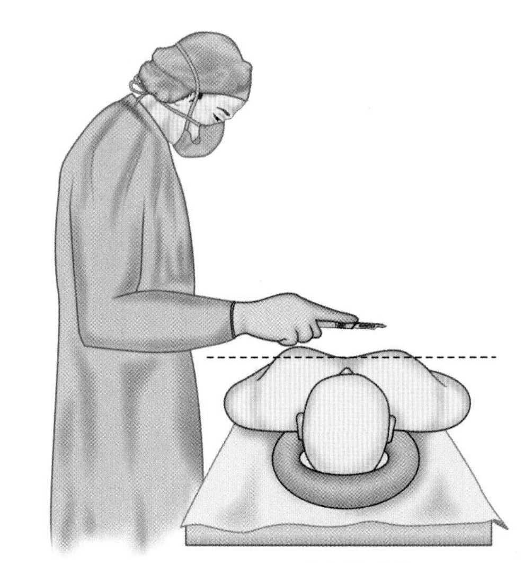

图 6.8　理想的手术台高度。

阴道手术(图 6.7)

经阴道手术采用切石位。在这种体位,患者臀部位于手术台边缘，用沙袋垫于骶部下方使其向上抬高。膝和髋关节屈曲呈 90°,双腿支撑在腿架上。大腿轻度外展,在两腿间形成空间。

术者位置

手术台应调整高度与术者相符。术者应该采取舒适和放松的姿势，这样术者不会在长达数小时的手术中使颈部和背部肌肉持续紧张。可以根据如下说明调整手术台高度使术者的肘部和肩部应保持放松。术者应站在手和臂最容易到达病变区的一侧。术者的站立姿势是左足向前右足向后。这种姿势,术者的肩部、手臂及腕部不会紧张。在这一姿势下,缝针朝向左足,而且当缝针穿过组织时,术者能感受本体感觉。术者能感觉到组织穿透的深度。在这种姿势下缝合称之为正手缝合，手心向下和手心向上缝合都需要强有力的肱二头肌。当器械朝向右足时是反手操作,当用解剖刀或电刀切割或插入 Lembert 缝线时也需要反手操作。

理想的手术台高度(图6.8)

当进行腹部或胸部手术时，理想的手术台高度是与术者肘部齐平。如果手术台达到术者肘部水平,术者腕部轻度背屈,这是理想的功能位。如果手术台高于术者肘部水平,就会使肘部和腕部屈曲。腕部屈曲的这种姿势,使前臂和手的长伸肌收缩,而使长屈肌松弛,就不再有肌张力平衡。这种不平衡会增加手部小肌肉的疲劳，降低手部小肌肉的操作性能。如果手术野距眼为18英寸(约45cm),眼睛的立体视觉较为合适。如果手术区在体表深部,口腔内或骨盆内,手术台应低于术者肘部,这样腕部处于轻度尺偏位,也比较直。这是腕部的功能位，可大幅度提高手指的灵巧性和力量。

要点

1. 手术过程中患者的体位正确有助于术野的暴露,并有利于以最小压力和疲劳完成手术。
2. 体位不当会使手术变得复杂。
3. 避免骨突受压。
4. 避免上肢过度外展。

第7章 吻合术

Raman Tanwar, Sudhir Kumar Jain, David L Stoker

术语“Anastomosis(吻合)”源自于希腊语，意思是“没有缺口”。Galen(公元131—201年)是最早使用这个术语的人之一。

在现代外科手术中，吻合被定义为以恢复组织/器官的生理结构为目的，将两个中空的脏器或管状结构连接起来的手术操作。

如果中空脏器在手术中被切除、受到外伤损伤或者有末梢梗阻,均要行吻合术。

在常规手术中,吻合术涉及：

1. 肠道肠道吻合术。
2. 血管血管吻合。
3. 泌尿道。
4. 胆管或胰管。

历史背景

在1826年，法国外科医生安东尼·伦伯特(Antoine Lembert)描述了一种浆腹肌腱缝合术,后成为胃肠外科手术的支柱。美国的尼古拉斯·塞(Nicholas Sen)在1893年描述了一种肠道双层吻合术，使用丝线和普通缝纫针。 著名外科医生霍尔斯特德(Halsted)描述了一种不缝合黏膜的单层缝合方法。 芝加哥的康奈尔(Connell)在1963年描述了一种肠道单层逐渐吻合术,线结在管腔内,缝线贯穿组织全层。考克尔(Rocher)描述了一种双层缝合术,使用丝线和肠线。现在的单层黏膜的吻合术是阿伯丁大学的马西森(Matheson)所倡导的。亚力克西·卡雷尔 (Alexis Carrel)在1926年提出了一种血管端端吻合术，被认为是血管外科领域的彻底改革。

理想的吻合术

理想的吻合术应具有以下特点：

1. 零渗漏率。
2. 应能促进早期功能恢复。
3. 在内脏切口或切除边缘血管未受损伤。
4. 不得缩窄内脏腔。
5. 易教,易学,易行。
6. 最好能尽快完成手术。

这样的理想吻合术尚有待开发。

吻合术类型

1. 端端吻合术。
2. 端侧吻合术。
3. 侧侧吻合术。

肠道吻合术

肠道吻合术包括：

1.同类肠道的两端连接,即:空肠空肠吻合,回肠回肠吻合,结肠结肠吻合。

2.非同类肠道的两端连接,即:空肠和食管吻合,胃和空肠吻合,回肠和结肠或直肠吻合。

3.肠道与其他管状结构连接,例如：

(1) 肝总管与空肠——肝总管空肠吻合术。

(2)胆总管与十二指肠——胆总管十二指肠吻合术。

(3)胆总管与空肠——胆总管空肠吻合术。

(4)胆囊和空肠——胆囊空肠吻合术。

(5)胰管和空肠——胰管空肠吻合术。

(6)可将输尿管植入回肠通道或乙状结肠。

血管吻合术

血管吻合术涉及主动脉、外周动脉或静脉、冠状动脉或大脑动脉。

吻合技术

吻合技术有：

1. 手工缝线缝合。
2. U形钉吻合。
3. 用激光(Nd:YAG)或组织黏胶(例如纤维蛋白黏胶)的无缝线吻合。这些方法仍处于实验阶段。纤维蛋白黏胶已用于加固缝线。

增大吻合口渗漏率的因素

急诊手术：如果伴有低血容量，如腹部外伤伴随内腹出血。低血容量会损伤内脏的血液循环，可导致吻合术部位的局部缺血。

腹膜炎：腹膜炎是一大危险因素。大多数腹膜炎患者患有败血症伴全身炎症反应综合征(SIRS)。在缝合部位高循环水平的炎症介质可引起严重的炎症（超过伤口愈合所需的炎症），致使缝合处变得脆弱，更容易产生渗漏。

低血红蛋白浓度：可能会导致血液携氧能力降低，包括吻合部位的相关局部缺血。

营养不良：可导致低的血清蛋白和清蛋白水平，造成间质组织水肿、缝合张力，增大附近愈合不良。

先前的放射治疗：有恶性肿瘤放射治疗史的患者吻合口渗漏发生率更高，因为放射治疗会引发组织纤维变性并减少血液供给。

免疫抑制药物(包括甾类化合物)：会导致组织愈合不良。

肠道未做术前准备：在带有大量粪便菌的结肠未做术前准备的情况下进行了吻合术，会增加渗漏的概率。

恶性肿瘤、感染和炎症：会削弱愈合。

远端梗阻：在连接两端之前应排除远端梗阻。持续梗阻会导致组织张力增大和局部缺血。

持续紧张：机械扭转可见于吻合部位，也可继发于腰体狭窄，不足以让液体通过的部位。这也会导致局部缺血，而且有吻合口开裂的可能。

手工缝合吻合术：技术要点(图7.1和图7.2)

缝线材料的选择

应选择引起炎症反应最小的缝线材料。现今可用的大多数缝线仍有异物作用并引起炎症。众所周知，丝线在吻合部位会引起明显的细胞反应，与聚丙烯、聚羟基乙酸或聚多糖缝线材料相比可持续长达6周。吻合术理想的缝线材料引起的炎症和组织排异反应要最小，而且在伤口愈合的迟滞期应能提供最大的强度。单纤丝和涂覆编织缝线最有效，但仍不够理想。

间断缝合和连续缝合(图7.3和图7.4)

直至今日，仍没有一项随机试验能够证明某项技术优于其他技术，但在用老鼠模型做的研究实验中发现，使用连续缝合的吻合

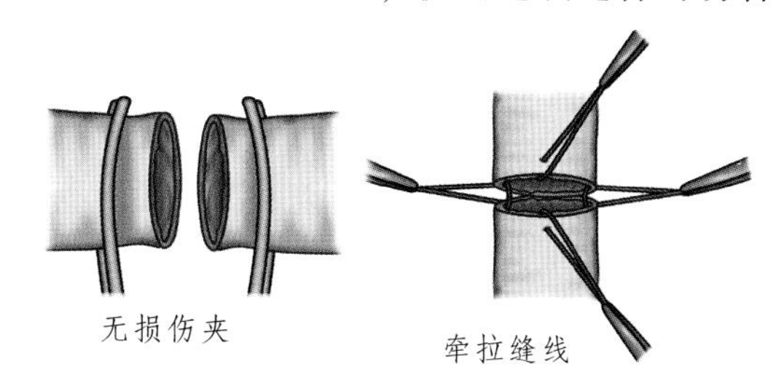

图7.1 肠道吻合术的术前准备。夹上无损伤夹子以防渗漏，用牵拉缝线将组织两端对合在一起。

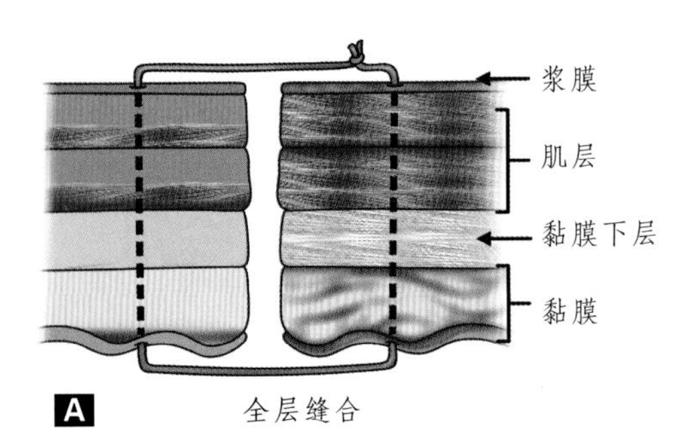

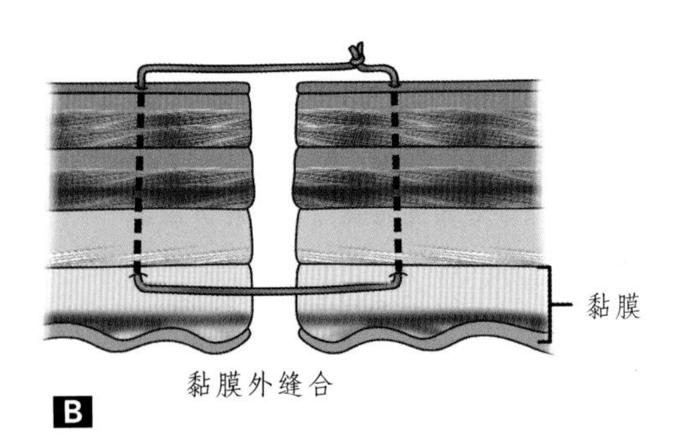

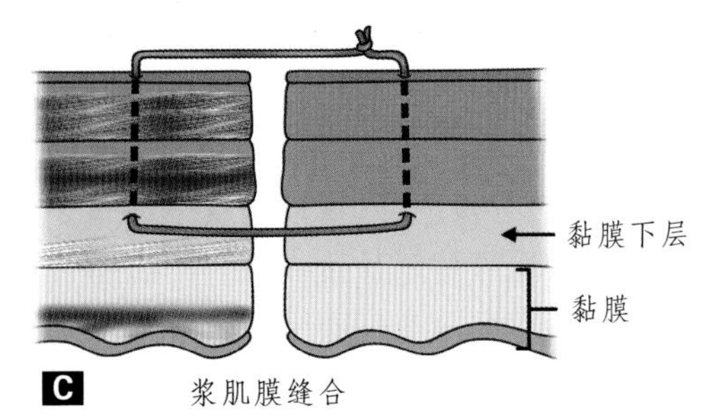

图 7.2 A 至 C (A)全层缝合(上);(B)黏膜外缝合;(C)浆肌膜缝合。

周围的氧张力较低。连续缝合时,尤其是术后早期发生水肿时,缝线会被绷紧,会发生管腔缩窄。有时可能会产生束带效应。

单层吻合和双层吻合

双层吻合曾经很盛行,如今的传统观点认为单层吻合更安全。多项研究清楚地表明,单层缝合具有多种优点:缩短了手术操作时间,减少了肠腔缩窄,血管形成和黏膜愈合更快,术后前几天的吻合强度快速增长,而且术后肠功能的恢复要快(以出现肠鸣音、肠胃气通畅和开始恢复进食时间来衡量)。

缝合吻合术类型

现在使用的缝合方法有许多种,但作者仅描述了现今广泛使用和被广泛认可的几种方法。读者应选用其中一种技巧并尽量掌握。

单层缝合吻合术

有 3 种类型:

1. 许多医生首选单层间断黏膜的缝合方法。该方法主要用于大肠或小肠吻合。

2. 单层间断全层缝合。这种方法主要用于胆管手术,如肝管空肠吻合术和胆总管十二指肠吻合术。

3. 单层连续全层缝合,通常用于胃空肠吻合。连续缝合在止血上有优势,例如用于多血管的胃壁,同时能缩短手术时间。

双层缝合吻合术

双层缝合吻合术要将一小部分内层拉出宫腔全层。这一小部分内层可以是连续的或者是间断的,取决于吻合的内脏部位。对于小肠,内层可以是连续的;而对于结肠,内层可以是间断的或者是连续的,取决于主术者的选择。在结肠手术中,从外层取出一小部分仅仅穿过浆膜肌层,并且通常是间断的。在小肠或胃部手术中通常是连续的。

U 形钉吻合术

手术用 U 形钉最初是由 Hulti 于 1908 年引入临床的,但由于它笨重、不可靠且难以使用而没有普及。30 年后研发出可靠、便携的手术用 U 形钉,其质量稳定且技术故障极少。借

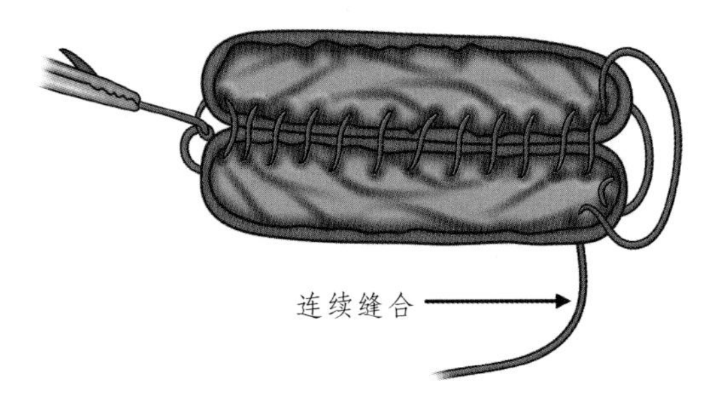

图 7.3 连续缝合吻合术。

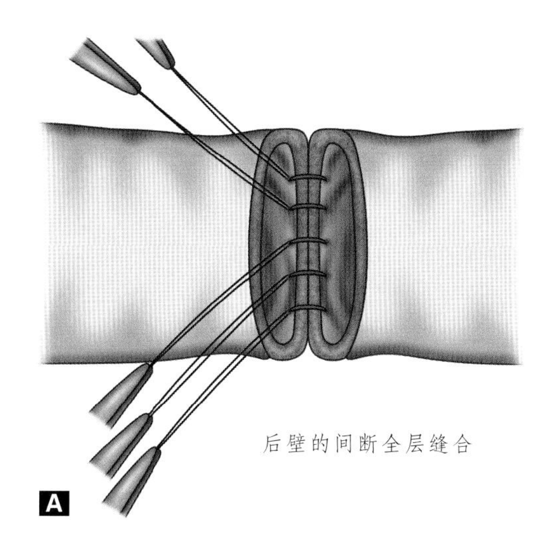

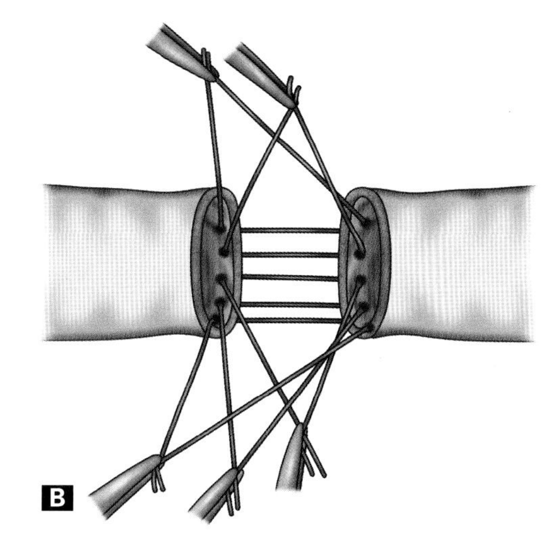

图 7.4 A 和 B (A)两端固定的吻合方法。首先进行后部各层的缝合;(B)如果一端是活动的,要缝合的两端应保持至离开状态,直至后壁的所有缝线都穿入之后再合拢。强行使移动端靠拢缝线,然后给缝线打结。这种方法也称之为套叠法。

助这些 U 形钉,在一些困难部位(如低位直肠或高位食管)进行的缝合手术变得更加安全,而且在技术上也更加可行。U 形钉的不足之处是价格高,术者更依赖于工艺技术而不是医生的手术技能。它的主要优点是节省时间,而且能在多个吻合部位派上用场,例如胰头十二指肠切除术(Whipple procedure),或根治性胆囊切除术伴回肠管重建。

U 形钉

进行肠道吻合术的常用 U 形钉有 3 种。

1. 横向吻合 U 形钉(transverse anastomosis staple,TA):这是一种最简单的 U 形钉。这种装置将两列交错的“B”字形 U 形钉放置在肠道两端。术者要将肠道分离开。

2. 胃肠吻合术线型吻合器(GIA):这种胃肠吻合器将两列双向交错的 U 形钉放置在肠道两端,同时在两列之间进行吻合。

3. 环形或端端吻合 U 形钉(EEA):将两列 U 形钉围成一个圆形,然后用内设的圆柱形刀切除 U 形钉的圆圈内的组织。这些 U 形钉用于前下方切除后进行胃食管吻合或痔疮切除后的吻合。

还有一种 EndoGIA 枪,用腹腔镜手术。U 形钉是用钛制成的,极少会引起组织反应,而且无磁性,因此能进行 MRI 扫描。U 形钉能进行:

1. 功能性端端吻合。
2. 解剖性端端吻合。
3. 侧对侧吻合。

U 形钉功能性端端吻合

吻合步骤如下:

1. 将两段肠道切口端侧对侧放置,保持肠系膜的方位。

2. 插入 GIA U 形钉的两翼,分别进入肠段端的腔内,可通过肠道切口也可通过开口端口。压合 U 形钉的两翼,可确保肠系膜不被嵌入 U 形钉。为此,在压合 U 形钉时可将手指放在肠系膜之间。

3. 然后扣紧 U 形钉,使两段肠壁融合成一个隔膜并使两排 U 形钉之间形成一个切口。

4. 等 1 分钟之后再去除 U 形钉以便止血(这一步并非完全必要,而是一种有效的预防措施)。

5. 检查封口的完整性和止血效果。如有必要应压紧流血的血管。

可以用无切割线性U形钉(TA)或缝线来闭合插入GIA的肠道创口。或者是在要切除的那部分肠道进行肠道造口。

用U形钉进行的解剖准确的端端吻合术

1. 三角定位术:肠道手术切口通过拉紧支撑缝线聚合成三角形,然后在交叉处插入3个线性U形钉,使切口完全闭合。这种方法的缺点是U形钉外翻(图7.5A~D)。

2. 肠道的端端吻合可以用EEA U形钉将肠道的两个切口端聚合在一起,形成一种直接并列的、外翻U形钉端端吻合口。目前这种方法不如端侧吻合术常用。

U形钉吻合优于手工缝合吻合的好处

1. 用于吻合的钛合金U形钉产生的炎症反应最小。

2. 在迟滞期(最脆弱的愈合期)能给切口表面提供支撑。

3. 用U形钉能缩短手术时间,尤其是在下部盆腔吻合、胸腔吻合或上腹腔吻合中。

4. 切除肿瘤后,U形钉处的复发率远远低于缝线部位的复发率,因为缝线产生的细胞增生比U形钉更明显。

5. U形钉吻合术在第一期愈合,而缝合吻合术在第二期愈合。

内翻缝合和外翻缝合

研究发现,内翻缝合在防止开裂压力、愈合率和炎症程度方面优于外翻缝合。而且内翻缝线在表面看起来更具美感,而且与手术愈合无关。

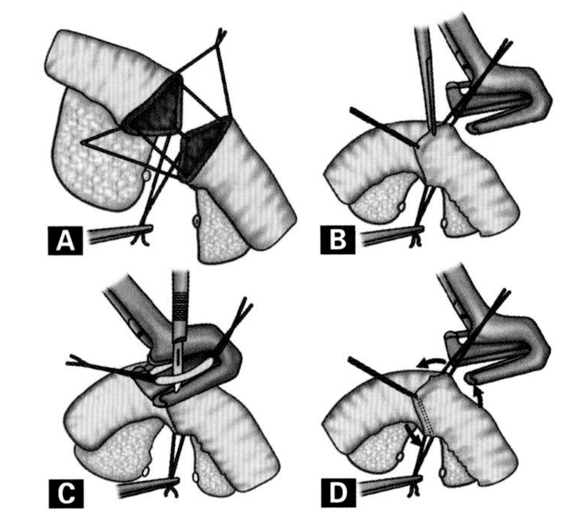

图7.5 A~D 图中示出了U形钉进行的三角定位端端吻合术:(A)在肠道切口端的3个边角上穿入3根支撑缝线,以使端口成三角形;(B)在两根支撑缝线之间打入线性U形钉;(C) 除去U形钉上多余的组织;(D)转动肠道,在其余的支撑缝线之间进行同样的操作。

检验吻合效果

在一些特定的情况下,缝合术是一个比较难处理的手术,例如低位肛门缝合、食管和胃缝合,或者在一些和建立回肠肛门贮袋附着部位进行缝合,因此检查缝合结果是很有必要的。检验吻合可以用下述方法:

水下检验

对于前下位切除术(LAR)或胃食管吻合术病例进行这项检验。在吻合术切口的正远端将柔性无损伤U形钉置于胃部一侧,或乙状结肠一端。在盆腔或左侧膈下空间内注入生理盐水。在LAR中将空气从肛门吹入,在胃食管吻合术中,从鼻饲管吹入。如果没有气泡进入生理盐水内,表明吻合口是气密的,认为是安全可靠的。

亚甲蓝检测

这项检验用于因肥胖而行胃袋手术的病例。吻合术后,将亚甲蓝通过鼻饲管注入。不能有任何亚甲蓝从胃全肠吻合术切口处渗出。

吻合术的保护措施

胃肠减压

通常情况下在低端肠道吻合术后并非必须进行胃肠减压，除非有严重的麻痹性肠梗阻伴腹膨胀、胃胀或是过度呕吐。

在上部胃肠道吻合术中，例如胃空肠、胃十二指肠吻合术，术后必须进行 3~5 天的鼻胃管抽吸，以避免滞留的胃液在缝合处引起张力增大。大约需要 72 小时才能恢复胃蠕动，鼻饲管可防止发生急性胃胀。在肝管空肠吻合术和胰管空肠吻合术后，需在吻合处设置医用支架，以防止胆汁和胰液泄漏。每次紧急剖腹手术后都应设置鼻胃管。设置鼻胃管的副作用是咽部不适、咳嗽困难以及上呼吸道感染风险的增加。

肠道吻合术后的腹水引流

通过腹水引流“保护”吻合术切口的做法曾受到耶茨(Yates)的质疑。由于粘连形成很快以及引流管的密封，仅靠一个引流管不足以有效地排空腹膜腔。在引流管周围会发生严重的炎症反应。前部切除或回肠肛门吻合术后的，腹内的引流管留置在盆腔内，因为这种手术后这里通常是易发生腹腔积液的地方。

肠道吻合术的一般原则

1. 在要吻合的腔体两端之间不能有任何差异。如果一端比另一端窄，可以在浆膜小肠游离端(有时也称为“鱼嘴”端)边缘做一切口将其扩大。

2. 为了防止肠内容物泄漏并稳定两端，可以用无损伤钳夹住肠道两端，或者在端部使用支撑缝线。

3. 肠道吻合术可采用 3 种缝合方式：

(1)William Halsted(1852—1922 年)全层缝合，针脚穿过肠道的所有层面(见图 7.2A)。

(2)黏膜外缝合，除了黏膜层其他各层都包含在内。黏膜下层是最强韧的一层，因为它含有大量胶原组织(见图 7.2 B)。

(3)浆腹肌膜缝合，针脚穿过浆膜和部分肌肉层。这种方法是由一位巴黎的外科医生(Antoine Lembert)描述的，因此也称为 Lembert 缝合法。通常用作第二层，以增强第一层。

动脉手术基本技巧

动脉手术通常用于以下情况：

1. 修复外伤后的动脉。

2. 重建病变或阻塞的动脉。

和其他吻合术一样，动脉手术也要在最佳条件下施行：良好的照明，良好的暴露，良好的出血控制。

动脉吻合术中的准备措施

1. 轻柔地操控动脉，静脉要尤其轻柔。

2. 要尽可能用外膜组织夹持血管，以免损伤血管壁。

3. 如果要直接处理动脉血管壁，要用闭合的解剖镊尖进行处理。

4. 应使用能轻易穿过血管、不会引起损伤且组织反应较小的缝线。单纤维丝如 Prolene 是最佳选择。

5. 圆体针用于大多数血管，而椎体针则更适用于高密度的移植材料或者严重病变的动脉。

6. 针应从内向外穿过——从内膜穿到外膜。这可以限制粥样硬化斑块的形成，以防止膜瓣生成，而导致离断栓塞或血栓形成。

7. 缝合材料不要挂在解剖镊、持针器或镊子上，否则会损坏丝线。

8. 缝线应手工打结。

9. 打算将针从外膜穿入内膜（从外向内穿针）时，应将内膜支撑在要穿针的血管壁上。

10. 穿针时针要与动脉壁成直角，而且不必过度用力就能延针弧将其穿过动脉，以免裂开或撕裂脆弱的血管壁。

11. 缝线应光滑和外翻。这样可使内膜很好地对合，并能防止血小板聚集在缝线缝处。

12. 当缝合动脉上的横向缺口时，要从上游的外侧入针，从下游的内侧出针，以防止内膜被湍流的血液从动脉壁上剥离。这种方法尤其有助于防止主动脉上形成剥离动脉瘤。

13. 血管缝合可采用以下方法：

(1)非锁紧连续缝合：这种缝合将会围绕动脉形成一个螺旋线，每次血管扩张搏动都会将其收紧。收紧的螺旋线可减小渗漏的可能性。如果将连续缝线锁紧，螺旋效应将会丧失，动脉搏动也无法收紧缝线。

(2)间断缝合：用于小血管，可降低血管狭窄的风险。也用于儿童，使血管周长能随着儿童的成长而增长。间断缝合的缺点是，会增加血管扩张导致缝线分离时的出血风险。

(3)褥式缝合：这种缝合方法通常不用于血管手术，因为有管腔缩窄的倾向。有时可采用单线褥式缝合来制造外翻，或者是用于有受缝线切割风险的病变动脉。

动脉切开术(图 7.6)

动脉切开术应该是纵行切开，便于观察血管腔，以及探测动脉的各分支。对于直径小于 4mm 的血管，进行动脉切开术仅用于栓子切除术的病例，可以做横行切口，其优点是可减小管腔缩窄。要用非缩紧近端缝合进行动脉切开术的切口闭合，使内膜对位，切口缘外翻。如果要进行动脉内膜切除术，动脉壁的非内膜层不能接触血液。由于在动脉切开端缝合时难以将缝线贯穿所有层，所以应用两条尺寸与两个动脉端口相适合的缝线。闭合过程可从任意一端开始，将两个针同时从内部穿出。缝线用套有胶皮的医用镊子打结固定。

从两端进行连续的缝合，针脚要细且间隔均匀，直至血管顶端。然后将两条缝线在血管顶端打结。

静脉补片移植

静脉补片移植可用于闭合动脉切开术，即使这种简单的闭合可能导致动脉管腔缩窄。如果动脉的直径小于股总动脉或者要闭合的是有病变的动脉段，动脉切开术简单闭合后的缩窄概率较大。静脉补片通常取自身体踝或腹股间分支的长隐静脉。尽量不要取近端的长隐静脉，因为它将用于今后的血管重建手术中。如果无法找到合适的静脉血管，可以用 Dacron 补片或 e-PTFE 补片。

用静脉补片移植的动脉切开术切口闭合步骤(图 7.7)

1. 先将合适的静脉补片或合成补片的一端修剪成椭圆形，使其能配入切口。不要修剪另一端，因为多余的部分可用来支撑补片，而不损伤内膜。

2. 应使用合适的双针聚丙烯缝线以及圆体针。在静脉补片的一端将两针从外向内穿入。将缝针由里向外穿过动脉的一端切口，这样便将缝线分成两部分以便闭合切口的两侧。

3. 在前壁和后壁各用一根针进行对缝连续缝合。

4. 缝到中间时，将静脉补片端修剪成椭圆形使之适合残余的缺损。修剪另一端时应

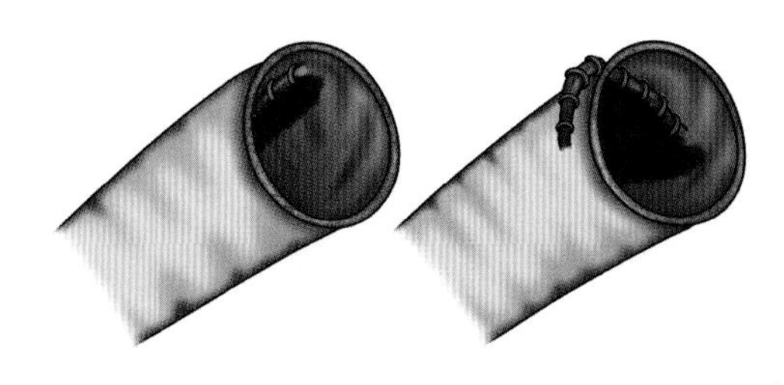

图 7.6 小血管的动脉切开术应是纵行切开，因为在缝合线部位如有凝块形成，纵行切口要比横行切口引起的管腔缩窄小。

确保缝线张力不松动。

5. 修剪后继续缝合，将一侧的缝线绕过另一端则返回，然后将缝线两端在起始端中点打结。

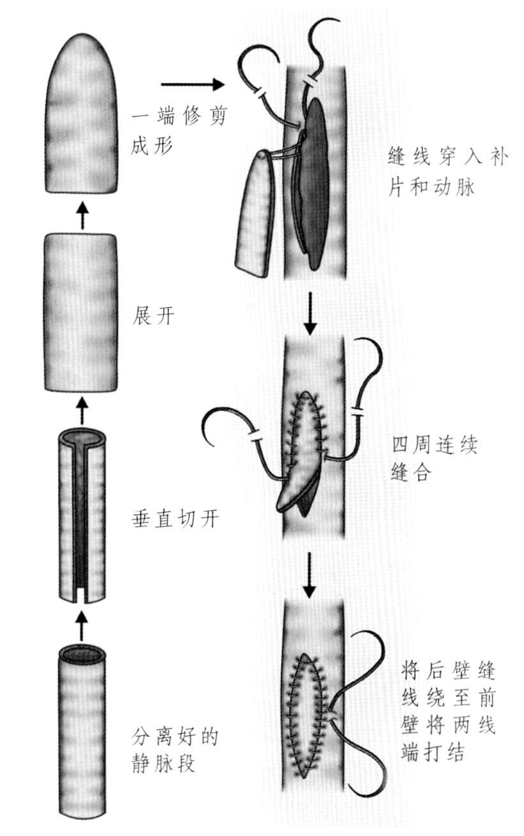

图 7.7 静脉补片修补动脉切口的步骤。

端端吻合(图 7.8 和图 7.9)

一般原则

1. 除大血管外，均应对动脉端进行斜面吻合，以防止其缩窄。将动脉端切成斜面即进行斜面吻合。

2. 除了儿童（为了避免妨碍发育以及细小或细弱的血管），均应进行非连锁连续缝合。

3. 幼儿的血管更容易痉挛，所以要轻柔处理。

4. 在血管上游侧缝线要从外向内穿入，在下游侧则从内向外穿入。进行动脉吻合术方法有两种：

(1)锚定缝合术：首先穿入锚定缝线，然后转动血管，使所有缝线均从外部进入。

(2)降落伞式缝合术。

锚定缝合术(图 7.10)

将三根锚定线等距离穿入血管外周。用这些线来旋转血管，以便于操作。如果限制不了血管活动最好采用此方法。

降落伞式缝合术(图 7.11)

这种方法适用于血管活动受其分支限制的场合。用这种方法时血管要分割开。首先用双头缝线从后中线开始进行连续非连锁缝合，然后两侧交替地向外侧缝合。轻轻地将血管端降落伞式地拉合在一起。降落伞式缝合术只适合用于无摩擦的聚丙烯缝线。

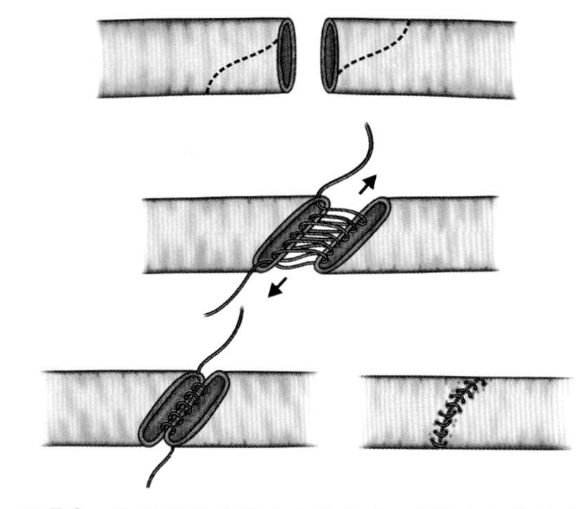
图 7.8 进行端端动脉吻合的方法。为防止血管缩窄，吻合前应将动脉切成斜角。

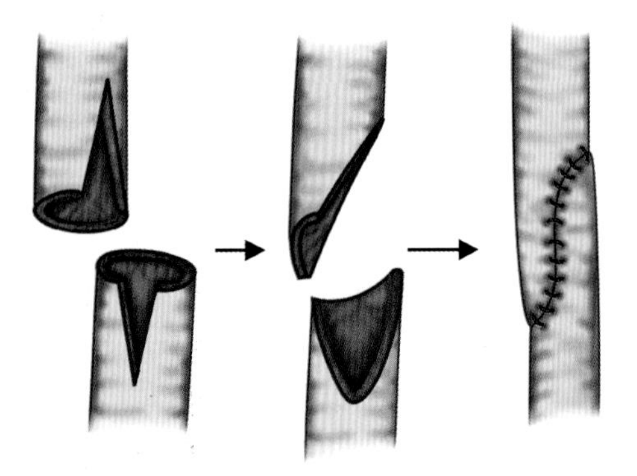
图 7.9 端端动脉吻合。端部斜切以防止血管缩窄。

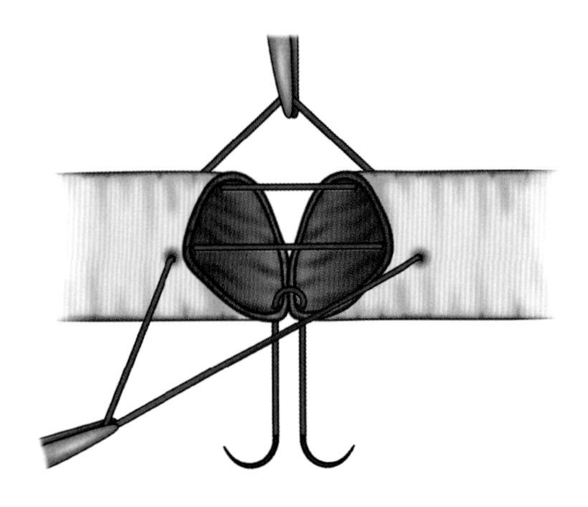
图 7.10 血管吻合中的锚定缝合技术。

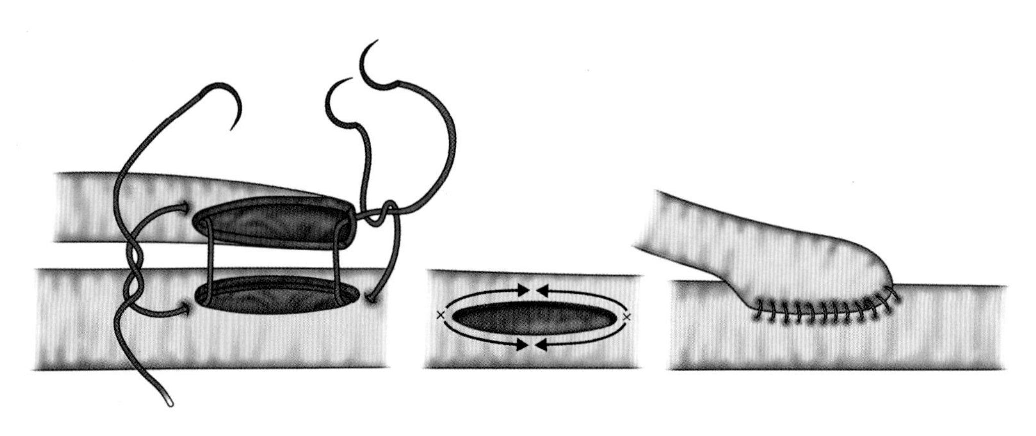
图 7.11 降落伞式缝合术。

要点

1.理想的缝合方法仍有待发现。
2.每个手术实习生必须学会掌握缝合技术。
3.吻合器吻合并不优于手缝吻合,但是能节省时间。
4.吻合器吻合增加了手术成本。
5.小肠吻合后进行连续缝合和间断缝合的泄漏率并无差异。
6.肠道切口端在吻合之前应确保其血管形成。
7.应避免肠吻合后行腹水引流,腹膜炎或外伤病例除外。
8.单层缝合在节省手术时间、减少腔道缩窄和术后肠功能早期恢复方面均优于双层缝合。
9.在进行动脉吻合时,应借助动脉周围组织或外膜组织抓持动脉,以免损伤血管壁。
10.单纤维缝合,即使用聚丙烯缝线和圆体针,适用于动脉血管吻合。
11.在动脉血管吻合术中应将针从内向外穿出,以防止形成内膜皮瓣,并将动脉粥样硬化斑固定。

第8章 握持医疗器械的技巧

Sudhir Kumar Jain, David L Stoker

引言

每个外科医生都应掌握常规手术常用的医疗器械的握持方法，以避免损伤手术团队成员或患者并防止器械失灵。本章讲述器械的基础握持方法。

手术器械的大分类

切割类

1. 剪刀。
2. 解剖刀。

抓持类

1. 按捏镊(有齿，无齿)。
2. 动脉止血钳。
3. 巴氏钳。
4. 埃氏钳。

缝合类

持针器。

牵开类

包括本章下文所述的浅表和深层牵开用的多种牵开器。

手术刀

这是最基础的手术器械，包括刀柄和刀片。刀片是一次性的，刀柄可重复使用。刀柄被称为BP柄，以发明者Bard Parker命名。刀柄有3号和4号两种尺寸。3号刀柄配10~15号小尺寸手术刀片（图8.1和图8.2），4号刀柄配18~24号的大尺寸刀片。手术刀可做出精心控制的手术切口，例如：打开腹腔，做皮肤切口，以及在甲状腺或乳房切除术中切取皮瓣（不过许多外科医生是使用电络器进行此操作）。

握持

手术刀应使用肾形盘由手术助理护士递给主刀医师，不能手对手传递，以防止锋利刀片的损伤。绝对不要用手装卸刀片，应使用镊子夹持着刀片装卸。把刀片装到刀柄上主要用动脉钳夹住刀片靠近刀刃尾端的部位，将其插入刀柄，使其啮合进刀柄槽中直至听到咔擦声(图8.3)。卸下时，用镊子夹住包片的根部，向外拉出刀柄槽(图8.4)。

像握餐刀一样握着手术刀来切开皮肤。手内旋，刀片与水平面的成角≤30°夹持在拇指和中指之间，将示指放在刀背上来控制下刀力度。将无名指和小拇指围着刀柄来增强抓握，此时刀柄放在小鱼际肌上(图8.5)。

对于精确的小切口，应像握笔一样拿着

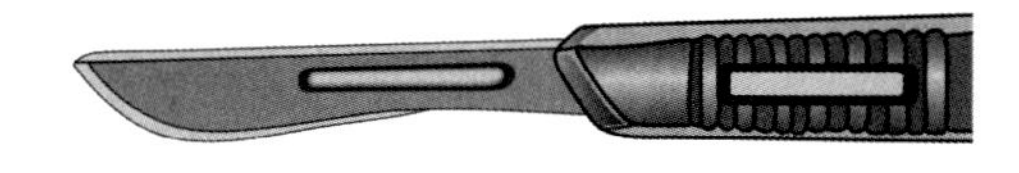

图8.1　10号手术刀片。

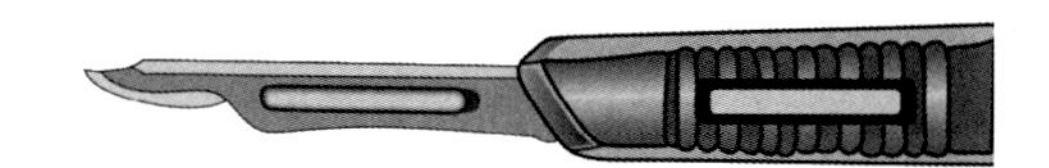

图8.2　15号手术刀片。

手术刀(图 8.6)。好的做法是在切开之前先用笔或刀背标出切口。20~24 号刀片刀身宽,用于做大的切口和切除术。15 号刀片刀身窄,用于做小的切口,例如腹腔镜手术中的入口,或者切除小的皮肤损伤。11 号刀片也被称为穿刺刀,用于切开和引流脓肿以及为插入引流管而切开皮肤。

剪刀

剪刀是非常有用并且功能多样的器械,可用于:

1. 组织剥离。
2. 去除皮下组织或挑起皮瓣。
3. 分离组织。
4. 剪开缝线。
5. 剪开纱布等手术材料。
6. 展开和切开组织平面。
7. 辅助医生进行触诊。
8. 探测腔体
9.闭合的剪刀可用于从一侧到另一侧的组织清理,并可用作组织分离和钝器解剖器具。

剪刀的类型

1. 解剖剪,钝尖。
2. 切割剪,锐尖。

剪刀有两个刀片,一个是活动的切割刀片,一个是固定刀片。剪刀有直的和弯的。切割剪也称之为梅奥剪,用于剪开厚的筋膜和缝线。轻的解剖剪,如 Metzenbanm 剪或 McIndoe 剪,用于剪开细弱的组织。这些剪刀的手柄比剪刀刃长。典型的 6 英寸(约 15cm)剪刀,适合成年人大小正常的手。长的剪刀仅适用于体腔深部切割,或者需要用加长柄才能够到手术组织的大手术切口。剪刀尖端可

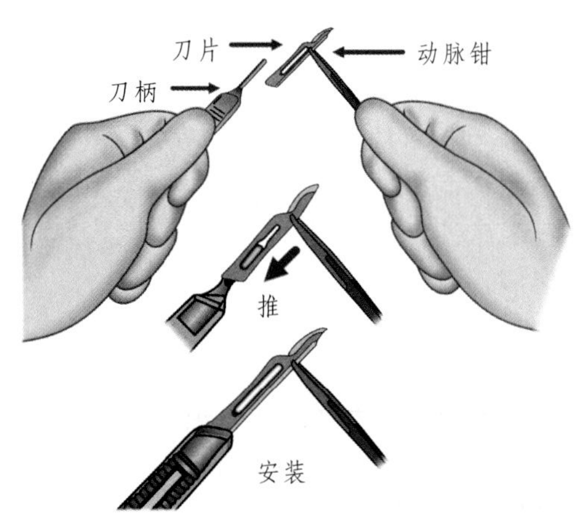

图 8.3 在手术刀柄上安装刀片的步骤。

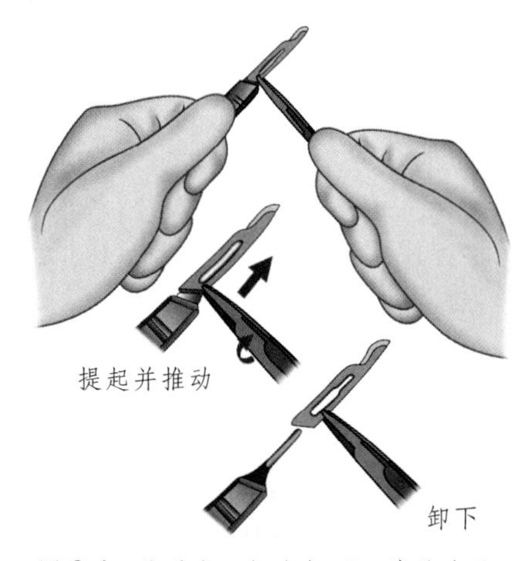

图 8.4 从手术刀柄上卸下刀片的步骤。

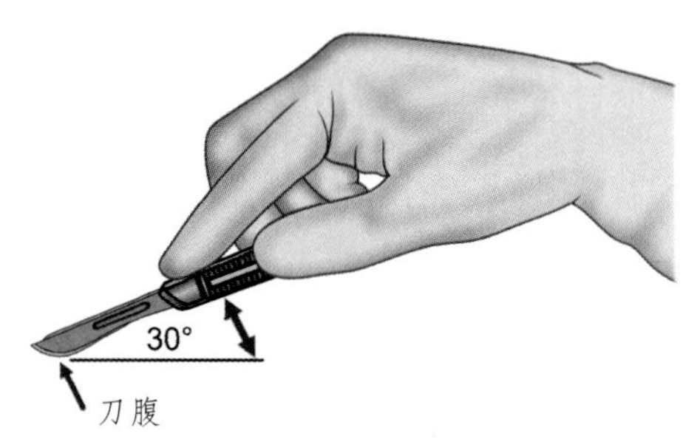

图 8.5 像握餐刀样握持手术刀方法。

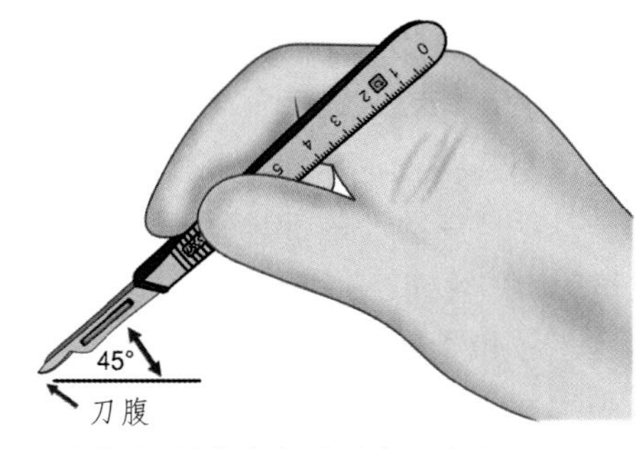

图 8.6 持笔式镊持手术刀方法。

尖锐也可圆钝。如果剥离致密瘢痕组织,则需要使用锐尖的剪刀,容易刺入胶原蛋白束。如果剥离没有过多纤维的松散组织，用钝尖剪刀能更快、更安全地剖离组织。弯刀刃剪刀插入角度可变，而且撑开组织和触诊时比直剪刀有更好的灵活性。

直刃剪刀适用于剪切缝线或韧带，而且剪刀尖在剪开之前能准确定位。

握持方法(图 8.7)

剪刀每个刀片尾端都有一个环，称之为环状柄。握持剪刀时,手应处于稍微旋前位。拇指的远端指骨伸入到剪刀活动刀片的环内。无名指伸入到剪刀另一环内。剪刀环不得超过远端指骨间关节。示指尖应放在剪刀交叉处,中指绕在剪刀柄上使其稳定。当在剪开体腔内的组织或缝线时，应将剪刀片靠在另一只手的中指上使其稳定，并尽可能减少抖动。

在垂直方向上,剪刀要从近向远剪切,在水平方向要从偏利侧向非偏利侧剪切。如果想从非偏利侧向偏利侧或者从远处向近处剪切,最好用解剖刀来完成,除非两只手都能熟练操作剪刀。有些医生用右手从左向右剪切时,将剪刀片朝向肘部。

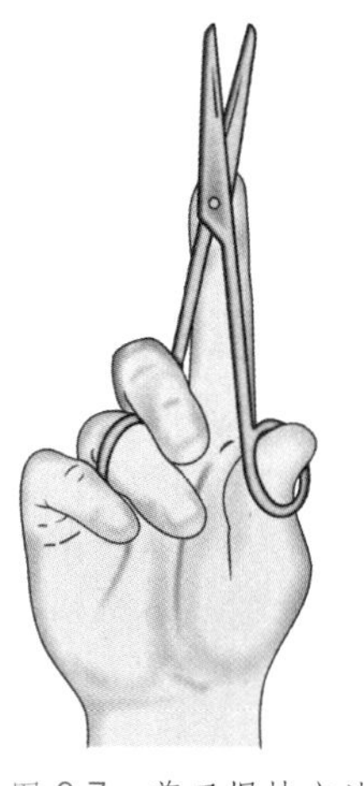

图 8.7　剪刀握持方法。

按捏镊和夹持组织镊

这两种镊子都由一端固定在一起的两个柄组成,靠弹性使两个柄张开。镊子尖可为光滑的、锯齿状或带尖的。这些镊子打开夹口的弹性应很轻弱。如果弹力过大,医生就不容易夹紧组织。夹持皮肤、筋膜或肌腱时,应使用带齿的按捏钳。夹持脆弱的结构时,应使用光滑或带锯齿的镊子。

镊子主要用于拉收、固定或抓住组织。镊子的拿法和握笔类似，用非偏利手的大拇指和中指握住,用示指来稳定(图 8.8)。带圆头的无齿按捏镊可用于解剖。将闭合的镊头插入要求的组织部位,松开镊子使其两翼张开,则组织也随之被撑开。

除了按捏镊之外，还有其他一些组织夹持镊，如 Babcock 镊、Allis 镊、Lane 组织镊。Babcock 镊是无创器械,用于夹持肠道、输尿管或膀胱。Allis 镊的夹柄较长,夹柄之间有空隙,夹柄上有锋利的齿,齿间有槽。夹合时夹持尖上的齿槽相互啮合。按捏镊用于夹持坚韧的组织,如皮肤、深筋膜或腱膜。

Lane 组织镊笨重且有创伤性，夹柄弯曲有孔。一个夹柄的尖上有一个大齿,另一夹柄上有槽。在闭合时齿槽相互啮合。组织镊用于切除手术中夹持纤维化的唾液腺或者在乳房切除术中用于夹持乳腺组织。在疝气手术中也可用于将精索缠绕在玩去有孔的夹柄,或者作为巾钳使用。

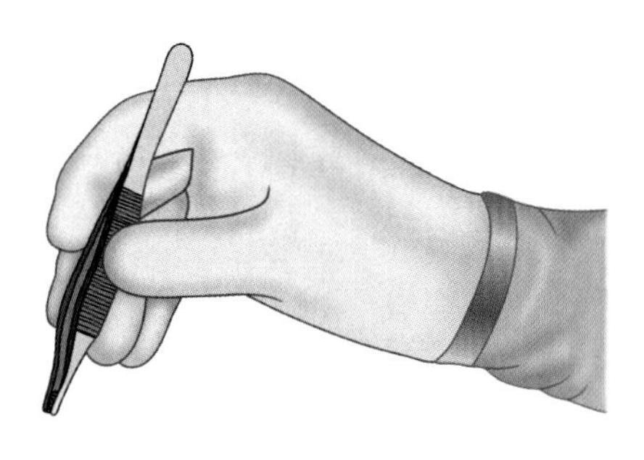

图 8.8　按捏镊的握持方法。

动脉钳(止血钳)

这种器械是由法国著名的外科医生 Ambroise Paré (1510—1590) 发明的。其设计由 Thomas Spencer Wells (1818—1897)通过引进锁定装置进行了改进。动脉钳主要用于在血管被结扎或烧灼之前夹持出血的血管。也可用于解剖或夹持坚韧的结构,如筋膜。动脉钳的一端成尖头,夹柄端带环,两个夹柄可用中部的咬合口夹紧锁住。

握持方法

动脉钳和持针器的握持方法类似于手术刀(图 8.9 和图 8.10)。当锁住咬合口时,给夹柄旋压。松开时,先轻轻旋压,然后使咬合口错开,使夹柄分开。医生要能用任何一只手锁合和解锁动脉钳。夹持血管时,用弯曲的动脉钳,凹面向上,钳尖伸出到血管外。用动脉钳结扎血管时,助手要尖头朝上握持动脉钳,使医生能看见钳头以便结扎血管。在绳节系到一半时,助手在得到手术医生告知后便可轻轻松开并移去动脉钳,不能提前。

动脉钳有不同的形状和大小。钳体有直的有弯的。带细尖的小号动脉钳也称之为蚊式止血钳。其他类型还包括 Kelly 钳、Spencer Well 钳和 Roberts 钳。Spencer Well 止血钳夹柄长度通常为钳把的一半,夹柄全长呈锯齿状,钳头为圆锥状。Kelly 钳的夹柄短,且全长呈锯齿状。

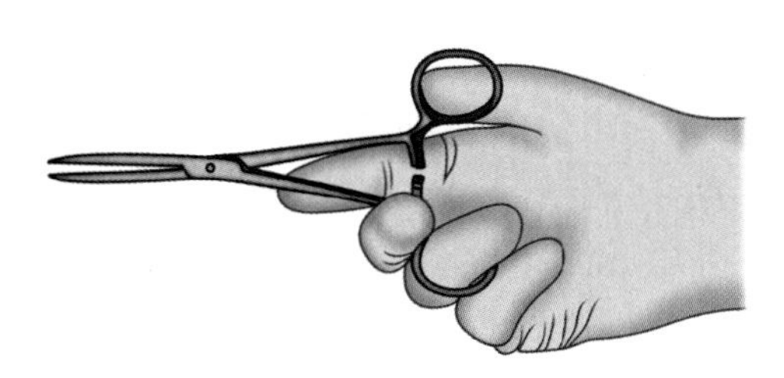

图 8.9 动脉钳握持方法。

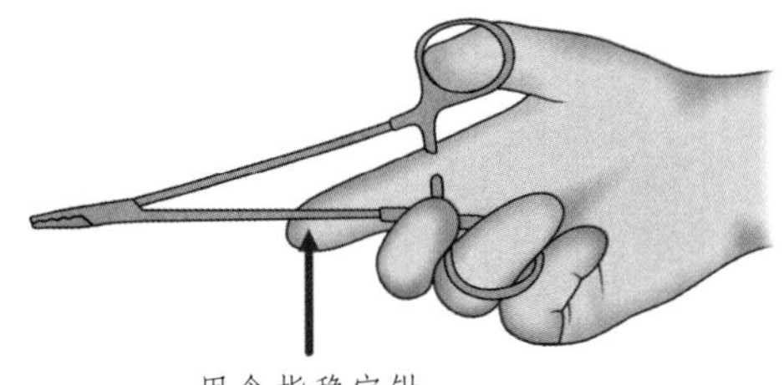

图 8.10 打开动脉钳的方法。

持针器

持针器用于夹持手术针并将其穿过组织。也可将其称之为驱针器。持针器的握持方式与手术刀相同。结构上与动脉钳不同的是,持针器较小,夹柄短钝,齿状实为十字型,而且夹柄中间有一条槽以便保持针的方向。梅奥持针器应用广泛,其咬合口的结构与动脉钳类似。

整形医生用的是不带锁合装置的小持针器,但其钳尖有剪刀。这种持针器是英国著名整形医生 Harold Gilles 发明的。

握持方法

持针器靠专门设计的钳口夹持手术针

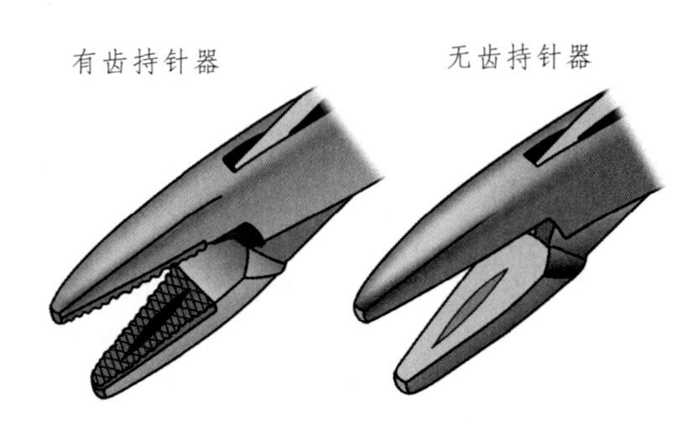

图 8.11 带齿和不带齿的持针器。

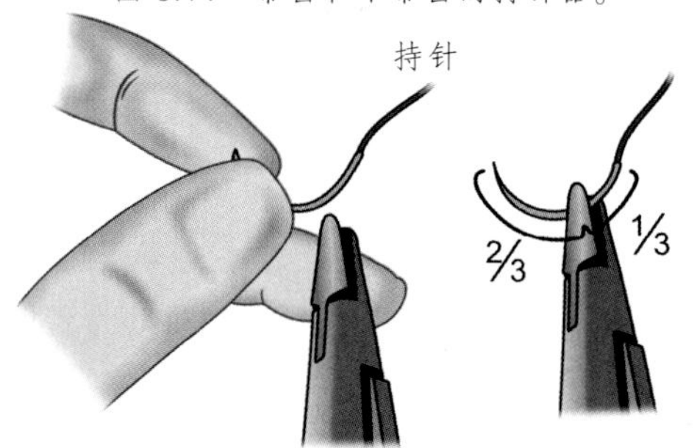

图 8.12 手术针夹持位置示意图。

(图 8.11)。手术针应夹在钳体距缝线 1/3~2/3 交界处(图 8.12)。通过旋前和旋后(反手和正手)将针穿入组织。在旋前/旋后操作中,持针器绕着其长轴旋转,将针沿曲面穿入组织。弯曲的针必须沿针本身的弯曲形状穿过组织,否则易造成针的不当弯曲,或者穿入的组织位置不对。针应当夹持在持针器尖上,与持针器轴成 90°~105°角。针尖应朝向非偏利手并朝上。如果在深腔内进行缝合,如骨盆,最好用长的持针器,以防止手阻挡针和组织的视野。用手打结时,可将带针的持针器放一旁,防止针头戳伤。有一些医生将持针器握在大拇指和第二掌骨的第一间隙中,但是这需要练习。

如果必须改变缝合时针的方向(左右方向改变),而不是将针从持针器中取出,应将针在持针器内上下反转,并将持针器旋转 180°(图 8.13)。

牵拉器

牵拉器是用于将组织拉开以暴露术野的装置。在封闭腔内(如骨盆)或深部器官(如肾或食管)进行手术时需要用到牵拉器。牵拉器有许多不同的形状和大小。有些是自保持式,有些是手保持式。牵拉的基本准则是,将有关组织向外侧移位,离开术野。为保护下方组织结构,使其不受牵拉,应在牵拉器下方放置一块海绵或纱布。牵拉助手应在手术操作间隔期放松,防止疲劳和肌肉痉挛。

牵拉器用于牵引和(或)对抗牵引(图 8.14)。牵引是指将组织朝一个方向牵拉;对抗牵引则是用另一个牵拉器或用手也进行牵拉,例如用 Deaver 牵拉器牵引肝脏,用手牵拉十二指肠和胆管,以显示胆囊管结构。

牵拉器可为:

1. 表层牵拉器。
2. 深层牵拉器。
3. 自保持牵拉器。

表层牵拉器

1. Langenbeck 牵拉器:它的手柄长,夹柄短而结实。常用于疝手术或其他表层手术来牵拉筋膜或腱膜。

2. Czerny 牵拉器:一侧夹柄短而厚,反方向的另一侧有两缘钩。用于阑尾炎手术后的腹部闭合。

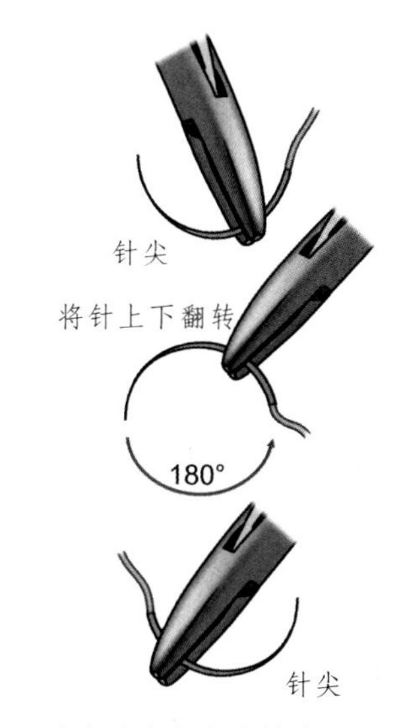

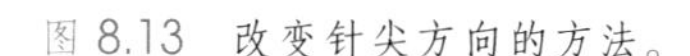
图 8.13　改变针尖方向的方法。

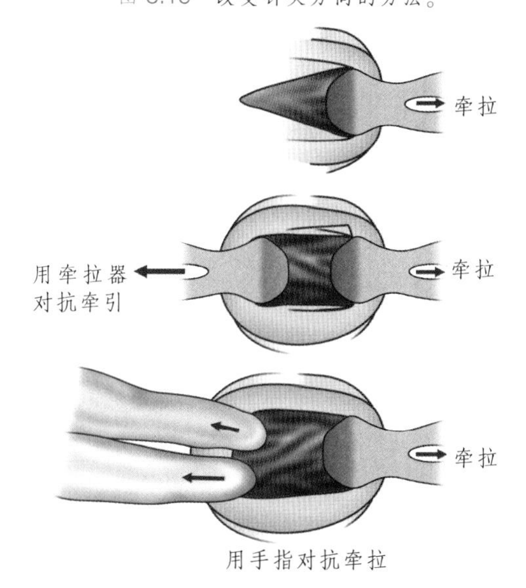

图 8.14　牵拉器牵拉以及用牵拉器或手指对抗牵拉。

深层牵拉器

1. Morris 牵拉器：用于腹壁的牵拉。

2. Deacer 牵拉器：用于牵拉肝、脾及其他腹腔器官。这是一种无创伤牵拉器，夹柄宽，稍有弯曲。

3. Doyen 牵拉器：用于骨盆手术。

牵引原则

1. 牵引动作应轻柔。

2. 牵引过程中应避免损伤下方组织结构。

3. 牵引腹壁时，应向外、向上方用力。

夹子

除了动脉钳长期用于夹持血管外，还有许多种不同用途的夹子用于手术中。

血管夹——例如动脉夹、Pott 的动脉夹和 Satinsky 夹。这些夹子用于暂时封闭血管而不会对血管造成损伤。

肠夹——分为破碎性和非破碎性两种。破碎性夹在肠切除术中用于控制切开肠道的出血和泄漏，同时为吻合术形成一个清洁的边缘。非破碎性夹用于夹持内脏组织，并防止肠内容物溢出。它并非绝对无创伤，应用时最多只锁闭一个棘齿。

要点

1. 正确握持器械对取得最佳手术效果尤为重要。
2. 当需要做出精细的小切口时，要像握笔一样握持解剖刀。
3. 当在皮肤上做长切口时，要像使用餐刀一样握持解剖刀。
4. 3 号刀柄适用于 10~15 号手术刀片。
5. 4 号刀柄适用于 18~24 号手术刀片。
6. 剪刀的使用范围广泛，可用于解剖组织、挑起皮瓣以及分离组织层。
7. 握持剪刀时，拇指的远端指骨部位放入移动刀片的手柄环中，无名指的远端指骨放在另一个环中，将手置于轻微旋前位置。手柄环不得位于远端指骨关节以外。
8. 持针器夹持手术针时，针要位于距离针头 2/3 和 1/3 之间的交界处。
9. 不要将针推入组织，而要通过手部旋前和旋后使针沿着自身的形状穿入组织。用手打结要前后交替，以确保将其安全可靠地锁好。

第9章 术中引流

Sudhir Kumar Jain, David L Stoker

定义

引流管是用来防止液体在闭合空间或腔体内聚集的设备。闭合空间可能是解剖结构或者是手术形成的。液体可能是脓、血液、血清、尿液、胆或胰腺分泌液、肠内容物、淋巴或空气。引流管用于将液体持续排出体外。

我们无法用一个明确客观的标准来衡量是否需要在手术后使用引流管。有一个明显的例子，就是胆囊切除术后有些医生在每一侧都要用引流管，而另一些医生是选择性地使用引流管。作者认为，只要对手术持有疑虑,就要进行引流。

以下是插入引流管的适应证,并不详尽,而且有些适应证是相对的。

排脓

1. 在大脓肿切开和引流之后。
2. 排除胸腔积脓。
3. 排除胆囊积脓。
4. 已感染的胰腺假性囊肿引流之后。
5. 腹膜炎手术后(有争议)。
6. 影像引导下植入猪尾导管对局部腹部积液或肝脓肿引流。

当插入引流管进行排脓或用于感染伤口时,引流管应留置5~7天,以确保窦道形成。每当需要防止组织中感染液再次聚集时,就要将窦道保持打开。过早移除引流管将导致深层脓肿。

血液引流

1. 血胸。
2. 对任何病因腹腔积血行剖腹术之后。
3. 大型阴囊水囊肿手术后的阴囊引流。
4. 乳房切除术、甲状腺手术或大切口疝开放手术后的皮下间隙引流。
5. 肝脏手术后。
6. 骨盆肿瘤的根治性切除术。
7. 胆囊切除术后（如果有胆汁渗出或止血欠佳)。

肠内容物/胆汁的引流

1. 如果泄露的风险性增大时，如营养不良或败血症患者,或者血液供给受损时,行肠吻合手术。积液预示着有泄露,可导致早期行二次剖腹手术,或者改行早期保守治疗。
2. 胆囊切除术中胆总管损伤后。
3. 胆管狭窄行修复手术后。

胰液引流

1. 胰脏切除术后。
2. 胰脏外伤后。

乳糜引流

1. 乳糜胸。
2. 阴囊乳糜囊肿。

尿液引流

行尿道切开以及可能发生泄露的尿道进行手术。

气体引流

肋间插管用于治疗气胸。插管的常见适应证可为治愈性或预防性。

治疗性适应证

1. 张力性气胸。
2. 心包填塞。
3. 实体器官脓肿。
4. 腹腔内脓肿。
5. 皮肤或皮下组织脓肿。
6. 血胸。
7. 积脓。
8. 胰腺假性囊肿（如果已发生感染以及与胰腺不通）。

预防性适应证

1. 后胸手术——心肺或食管手术。
2. 后腹手术(包括泌尿道手术),如果怀疑有泄露或可能发生泄露。
3. 矫形术后骨关节手术。
4. 头颈部手术。
5. 涉及大面积剥离皮肤或切取肌皮瓣组织的任何手术,如乳房切除术、切口疝、背阔肌瓣。

引流类型

管式引流(图 9.1)

管式引流形成一个闭合的引流系统,可将引流管连接到袋子或储液箱上。引流管末端有很多孔。可在引流管末端进行抽吸。

片式引流(图 9.2 和图 9.3)

片式引流由波纹状硅胶材料，或者可形成平行管的片材(Yeates 引流片)组成,液体环绕这些引流片通过。引流片可从主切口或从单独的小切口引出。可将其用缝线固定在皮肤上,或者在引流片和皮肤上夹一枚别针。但是现在这些引流片已不常用。

纱布包和纱布条(图 9.4A 和 B)

纱布包是放在伤口表面的无菌纱布片，预期这些部位会有大范围排出物，如脓肿腔或瘘管展开之后。纱布通过毛细作用吸收分泌物。可将纱布包浸泡在配有润滑剂(如液状石蜡）的盐水中。也可使用抗菌剂如聚维酮碘。干燥纱布会更有效，但会黏附在伤口部位，难以去除，而且去除时会引起疼痛和出血。如果空腔较深,不能把排出物带到表面,可使用能放到深处的折叠纱布条。为了使其

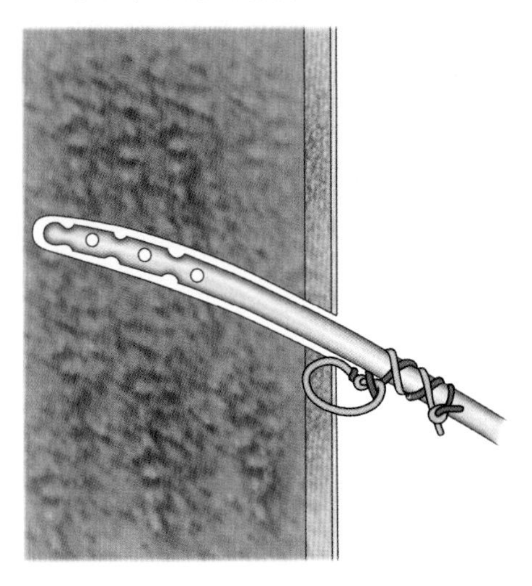

图 9.1 多侧孔的引流管。

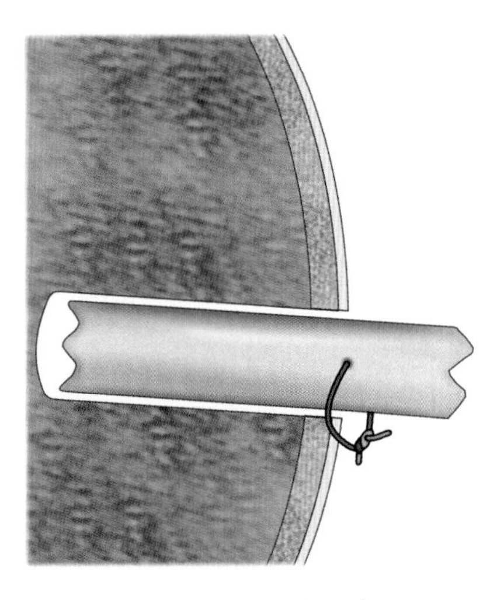

图 9.2 波纹状引流片。

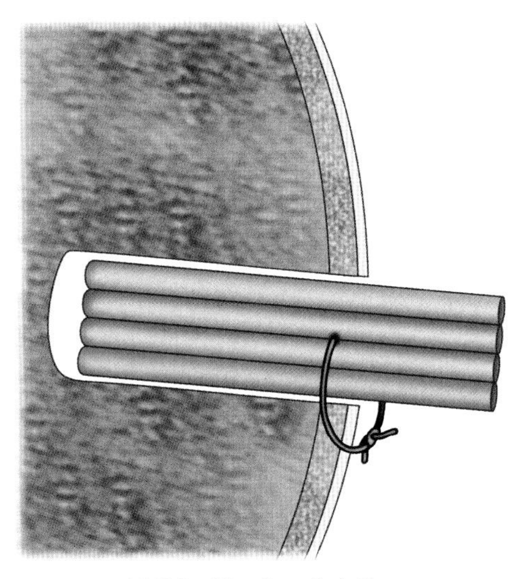

图9.3 Yeates引流片。

充分发挥作用,纱布应是湿润的。有时可将纱布塞入薄壁的乳胶管里，称之为卷烟式引流管。乳胶管可防止纱布条黏附在组织上（图9.5）。

引流管可以用以下材质制成：

1. 乳胶:柔软但会在24小时内引起深度炎症反应,使其完全失去作用。

2. PVC:反应性大大减小而且更有效。这种材料较结实,不易弯曲,但长期使用后会硬化,尤其是接触到胆汁之后。

3. 硅胶:是最理想的引流管材料,反应最小且易弯曲,长期使用也不会硬化。

引流系统的类型

1. 开放性引流：这种引流系统采用卷烟式引流管、多管引流管或波纹状引流管。引流管从主手术切口引出或者从单个小切口引出,将其与皮肤缝合或者用别针与身体固定。之后将它们用手术吸血垫盖住。这种引流会增加伤口感染的概率以及传染给手术室其他患者的概率,所以现在已很少使用。

2. 封闭式虹吸引流：这种引流管连接在一引流袋上,引流袋入口有一个单向阀,相对端有一个排液阀。排液阀每天排空一次,而不必断开连接。

3. 封闭式负压引流：这种装置将硬聚乙烯管连接在便携式抽吸装置上。这些抽吸装置采用低压真空[-150~-100mmHg(1mmHg=0.133kPa)],即Romovac抽真空。还有一些装置采用高压抽吸(-300~500mmHg),即Radivac抽真空。这些装置特别适用于解剖空间的引流,如切口疝修补术后。不能将其用于腹膜腔内,因为负压会损伤肠道。

4. 池式负压引流。这种装置也要用负压抽吸但设有通风管，以防止将附近的软组织吸入管内。它们通常用硅胶或PVC制成,适用于小肠瘘或胰腺瘘的处理。

引流管可放置在下列解剖间隙或层面：

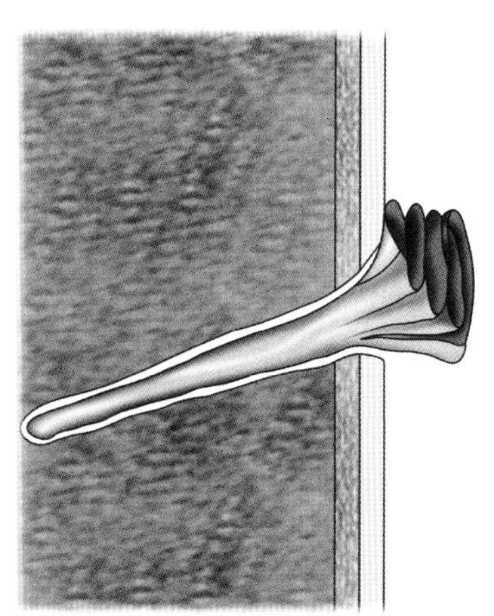

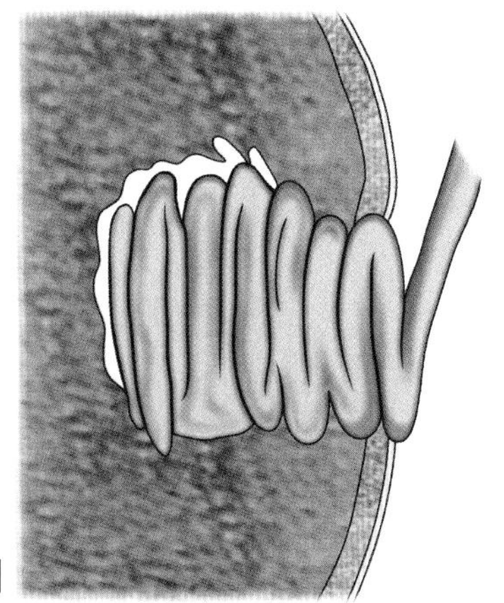

图9.4 A和B 伤口内塞入折叠的引流片(A)或纱布条(B)。通常用于腔内引流。

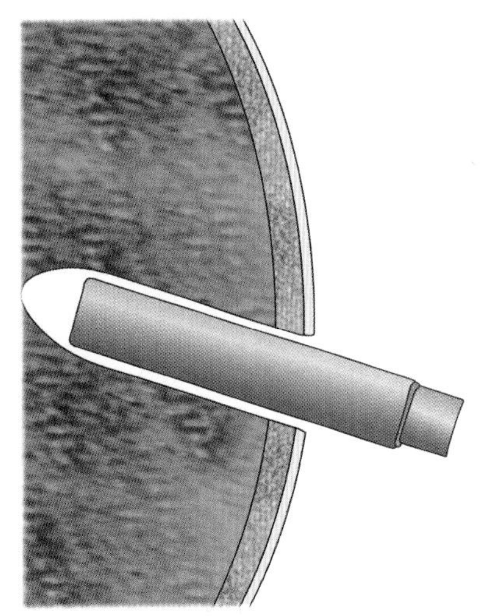

图 9.5 卷烟式引流管。将折叠的纱布或纱布条塞入分指手套手指管或者薄壁橡胶管内。

1. 皮下层：引流管插入在皮瓣下方，用于处理无效腔。主要用于甲状腺手术后、乳房切除术后和腹疝修补术后。这些情况下会有很多无效腔，容易积血。

2. 肌肉内层：在软组织肉瘤手术后，例如间割切开术后。

3. 脓肿引流之后：将引流管放在残余腔内，以防止脓肿腔切开后过早闭合，使脓肿腔从底部开始愈合。

4. 胸膜腔中用以排出血、脓、气体或感染液。

5. 腹膜腔中：腹膜炎手术后，大型切除手术后。

6. 腹膜后间隙：肾脏手术后，腹膜后肿瘤切除后。

7. 耻骨后隙：用于膀胱术后排尿，开放式前列腺移除术后排尿。

要点

1. 引流管是一种用来防止无用液体集存在闭合空间或腔体内的装置。
2. 它能用于排出脓、血液、肠内内容物、淋巴液或空气。
3. 放置引流管的绝对适应证是：张力性气胸、胸腔积血、胰腺坏死切除术后以及局部聚脓。
4. 阑尾切除手术后引流可能是有害的。
5. 引流本身可能引起一些内脏糜烂类的并发症。
6. 引流往往起到消除手术医生顾虑的作用而非引流出什么。
7. 每当对止血有疑虑时，就应放置引流管。

第 10 章 微创手术

Raman Tanwar, Sudhir Kumar Jain, David L Stoker

定义

微创手术可以被定义为在不影响手术部位暴露或患者安全的前提下用现代技术来最小化创伤的手术。

简介

1990 年,Wickman 和 Fitzpatrick 创造了“微侵入性手术”这个术语,旨在通过减少手术创伤促进技术的进步。Cuschieri 在 1992 年创造了微创手术(MAS)这个术语,其在许多方面更加准确地描述了微创手术。MAS 包括如下各项技术:

1. 腹腔镜手术:包括使用多个端口的常规腹腔镜。
2. 单切口腹腔镜手术(SILS)。
3. 手辅助腹腔镜手术(HALS)。
4. 机器人辅助的腹腔镜手术。
5. 视频辅助胸腔镜检查(VATS)。
6. 自然孔道经腔内手术(NOTES)。
7. 腔道内镜下手术,如早期胃癌的手术。
8. 关节镜手术。
9. 微创甲状腺手术。

微创手术不一定是微侵入性的。其典型例子是腹股沟疝的 TEP 修补术。尽管切口很小但是由于需要在腹膜前间隙广泛剥离,所以它并不是微侵入性的。

在这一章中,我们将要讨论传统腹腔镜手术的基础知识。

腹腔镜手术的优点

腹腔镜手术中,收缩是由 CO_2 气腹 (8~12mmHg)提供的,将收缩作用轻柔而均匀地施加于腹部肌肉及横膈上,这一点与机械牵开器的局部施压不同。其切口长 5~12mm,比开腹手术要小得多,因此疼痛轻得多。

腹腔镜手术期间体温降低和蒸发性的体液丢失发生率很低,因为腹腔内容物并未暴露于空气中。由于术中对肠道的操作处理很少,腹腔镜手术后肠粘连的发生率低。对肠道操作处理的最小化使浆膜撕裂、肠粘连、术后麻痹性肠梗阻的发生率都大大减少。过去有一种说法叫作“大手术开大切口”。然而,大切口可能会增加如下并发症的发生率:

1. 术后疼痛(急性和慢性)。
2. 感染。
3. 出血。
4. 切口疝。

上述任何一种并发症均会妨碍患者早期下床活动和康复。活动的延迟会导致深静脉血栓形成、肺栓塞或肺实变。

开放性手术疼痛的原因

1. 切断肌肉和其他结构(如神经、肌腱或筋膜)的外伤。

2. 机械牵开器持续施压可导致局部淤血或者肌肉或神经缺血。大切口比小切口更疼痛。

这些情况在腹腔镜手术中都显著减少。

腹腔镜手术的绝对禁忌证

1. 患者不愿意。
2. 未经培训的外科医生。
3. 未经治疗的出血性疾病。
4. 患者处于休克。

腹腔镜手术的相对禁忌证

1. 此前曾做过腹部大手术。
2. 已确诊腹腔内粘连。
3. 肠梗阻。
4. 妊娠。

腹腔镜手术的基本操作技能

腹腔镜见习医生应学会下列操作技能，以便了解腹腔镜手术的固有局限性。

机械限度以及运动自由度的局限性

目前市售的腹腔镜器械只提供4种运动自由度，即旋转、上/下运动、左/右成角；长直型器械的进出运动和弯曲型器械的6个运动自由度。这种限制已经被为机器人手术所提供的新器械所克服，它有7个自由度能更好地感知手术野。相反，在开放性手术中器械则有360°的活动自由度。

运动自由度的局限性使腹腔镜器械的组织处理更加困难。这与穿孔位置相对固定有关。腹腔镜手术期间器械的变化更费力，更分散注意力。穿孔位置应仔细选择，使经验丰富的手术团队在更换器械方面没有任何困难。

低效率的器械：典型的腹腔镜器械医生的手从手柄到尖部的施力比仅为3:1，而止血钳的施力比为1:3。因此外科医生用腹腔镜器械完成相同的抓持动作要比直接用手多花费6倍的力气。但这几乎不成问题，可以通过在操作困难的地方需要的收缩很小来弥补。

触觉反馈：因为手指没有与组织直接接触，因此会有触觉反馈缺失。通过器械的间接触觉反馈会因为器械的长度以及切口与器械之间的摩擦而显著减少。这种间接触觉反馈的缺失可导致器械抓握组织的损伤，因为施于握持组织上的力外科医生的手感知不足。对腹腔镜见习生来说确实如此，随着见习医生经验的增加，这个问题会逐渐减少。手辅助的微创手术则没有这个缺点。

暗室手术：腹腔镜手术期间手术室的灯要关掉，因此手术团队要在暗室中工作。手术期间黑暗的手术室会增加撞击损伤，以及用错器械的风险。这可以通过在器械车上安装单独的头灯来克服。

更加杂乱：相比开腹手术而言，腹腔镜手术需要更多的器械、管道和电缆。这会对手术室内的走动造成一定危险。如果没有很好地安排，众多的管道和电缆会使工作现场到处是接头。这也会降低器械操作、定位和更换的效率。在精心布置的现代化手术室里（图10.1），线缆都被整齐地布置在腹腔镜车里，需要与患者连接的线缆只有照明线和视频线。

组织恢复：切口尺寸小，对实体或大器官的恢复有一定限制，因此有时需要做单独切口来移动器官，如结肠。对于实体器官，可以使用器官分碎器或者将组织破碎成类似手指骨折块大小的小碎块。这些方法转移的过程中都会增加切口污染，或肿瘤细胞种植的风险。但这些风险发生率很低，只要具有良好手术技术就不会在切口部位发生肿瘤复发。

克服视觉受限的技巧

二维成像：现在应用的标准监视器是二维成像系统。外科医生必须利用二维成像的输出在头脑中重建三维图像。这包括在腹腔镜手术整个过程中进行紧张的感知和思维处理。现在已经有了高分辨率的监视器，但也增加了相应的费用。

视觉的局限：视野会缩小，而且来自视野周围的感觉输入也减少了。当器械移动到视

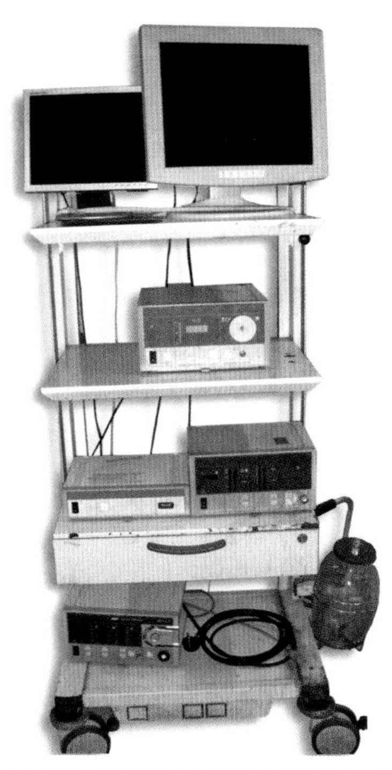

图 10.1　腹腔镜车，载有视频监视器、相机处理系统以及吹气机和光源。

野以外时，可能会发生附带的组织损伤。器械在腹腔内移动一定要在直视下进行，以免发生意外损伤。这种局限性由于下列事项得到了部分抵消：视野被放大了，而且器械可以在腹腔内的任何部位轻松地移动。

运动空间与视觉空间分离

监视器应按如下方式摆放：医生眼睛和监视器之间形成的视轴应与手和器械相互对齐。如果没对齐，可能会导致操作效果欠佳。

切口位置（图 10.2）：切口位置的正确设置对成功完成腹腔镜手术极其重要。引导最佳切口位置的是操作角、方位角和举角。

操作角

这是操作器械和辅助器械之间的夹角。操作角应该是 45°~75°，理想的角度是 60°，可有效进行体内打结。

方位角

这是任一器械和内镜光轴角之间的夹角。均等的方位角可获得良好的工作效率。应尽量避免过宽的方位角。

举角

这是器械和水平面之间的夹角。理想的举角应等于操作角。设置好的切口位置应使器械的体内长度比例是体外长度等于 2:1。设置器械切口和内镜切口尺寸应使器械和内镜对准同一个方向。医生不能对着摄像机进行操作，因为这样做外科医生要对着镜像操作，操作会变得更加困难。

监视器的位置

监视器最好放在外科医生的正前方，并放置在水平视线下方（0°~45°，最好为 25°）以产生向下凝视。向下凝视可提供敏感信号和运动限制，使空间位置闭合并将视觉信号与器械操作对应起来。腹腔镜车的设计就让监视器和眼睛在同一水平。

相机操作原则

在腹腔镜手术中相机操作人员的作用至

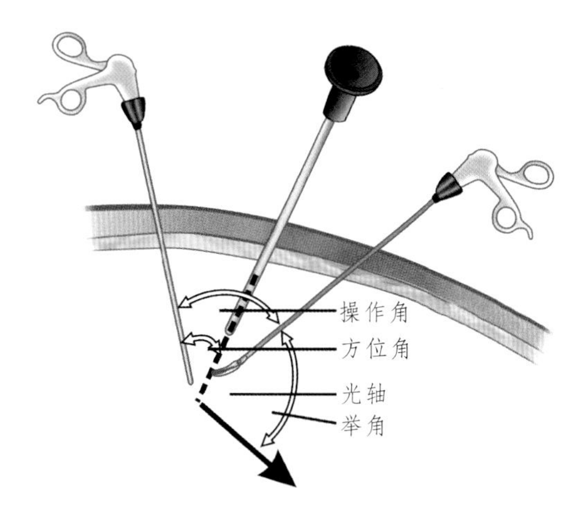

图 10.2　腔镜的物理轴和光轴。

关重要,因为相机是外科医生的眼睛,外科医生只能看到相机上显示的情况。相机操作人员要主动参与到手术中。

相机的黄金操作规则

1. 把操作部位保持在照明最佳且图像失真最小的视野中心,使外科医生看到最佳图像。保持在中心部位的另一个原因是,如果外科医生在视野外操作,器械可能会在所显示图像之外的地方移动,从而会意外损伤相邻的组织结构。

2. 如果外科医师为了精细操作在目标区有更好的分辨率,例如进行解剖或取出掉落的血管夹,应将镜头向目标区推近,这将会提高分辨率,但会缩小视野。在插入器械或者打结时,需要更广阔的视野,应将腹腔镜远离目标区。当外科医生经验很丰富时可能就不必要这样做了。

3. 避免猛推猛拉,否则会妨碍精确手术。

4. 时刻让相机保持在处于水平方向。

5. 在开始手术操作之前,要使相机处于白平衡,使其聚焦于作为基准的纱布拭子上。

6. 在穿孔时,要始终保持腹部的体位不变,使穿孔接口进入视野中心,以免损伤腹腔内器官。

7. 在插入器械时,握持相机的助手要通过显示全景视图来指导外科医生正确地插入器械。对经验丰富的外科医生来讲这已经不太重要了。

腹腔镜的选择(图 10.3)

每种内镜都有光轴和物理轴。光轴是穿过腹腔镜视野中心的轴线。物理轴是穿过内镜中心的轴线。内镜可以呈 0°、30°或 45°,取决于光轴与物理轴之间的夹角。30°腹腔镜适用于盆腔手术和手术难度大的胆囊切除术。45°腹腔镜适用于减肥手术和食管裂孔周围的手术。对于普通手术来说,0°腹腔镜就足够了。手术过程中可以通过让其穿入不同的切口来改变相机的角度,以改善视野。

腹腔镜手术的基本要求

腹腔镜手术的重要基本设备包括:

1. 快流速吹气机。
2. 光源。
3. 相机和相机电线 (图 10.4 和图 10.5)。
4. 腹腔镜。
5. 至少一台监视器,两台更好,可使助手操作更便捷。
6. 电动手术器械。
7. 负压冲洗机。
8. 腹腔镜器械和接口。

快流速吸气机

用二氧化碳 (CO_2) 来形成气腹,通过扩张最外侧腹壁形成手术操作空间。优先选择二氧化碳(CO_2)是因为:它是一种不助燃的惰性气体;它高度可溶,容易被吸收入血液且容易由肺部排出;而且随处可得,价格低廉且无毒。

用自动吹气机来吹入气体。它有一个传感器,可以传送预设压力的 CO_2,因此可控制腹腔内的压力和流速。当腹腔内压力低于预设值时,流速会增大;当腹内压力达到预设值

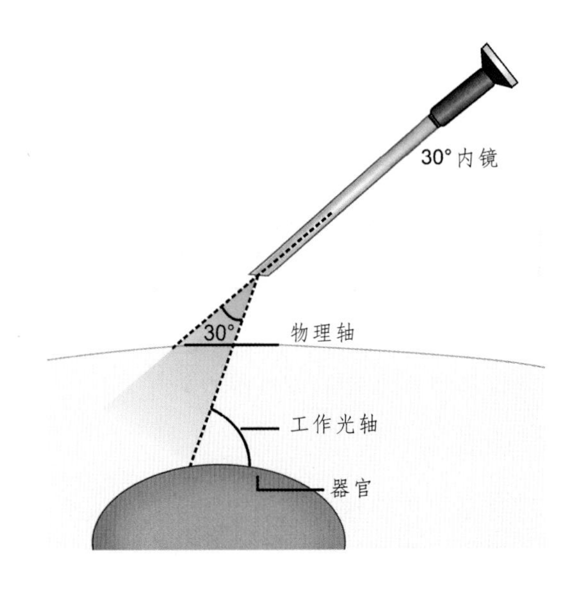

图 10.3 通过开放方式插入第一个戳卡的方法。

时流速会自动停止。现代的自动吹气机装有滤菌器，可以装入气体管并将气体温度增加到 37℃,以防止在长时间腹腔镜手术期间造成低温。

光源

常用的光源有如下几种：

1. 氙。
2. 金属卤化物。
3. 卤素。

氙气和金属卤化物都可以提供自然白光，但氙气光源的光更自然。卤素可提供黄光，这可以通过摄像系统的白平衡调整来补偿。所有的现代光源都配有红外滤光片。市售的氙光源提供的光强度为 150~300 勒克司。

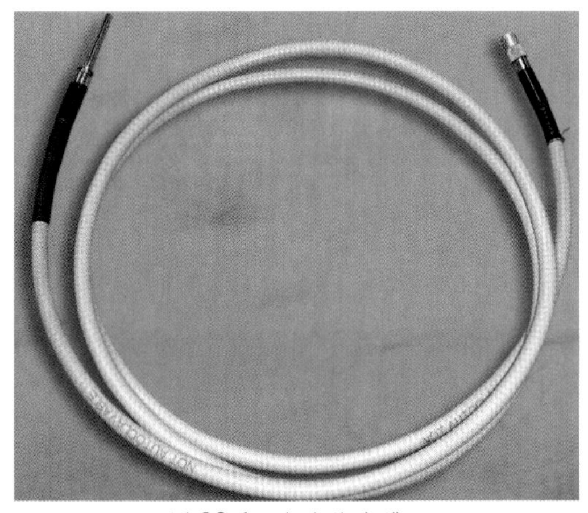

图 10.4 充液的光缆。

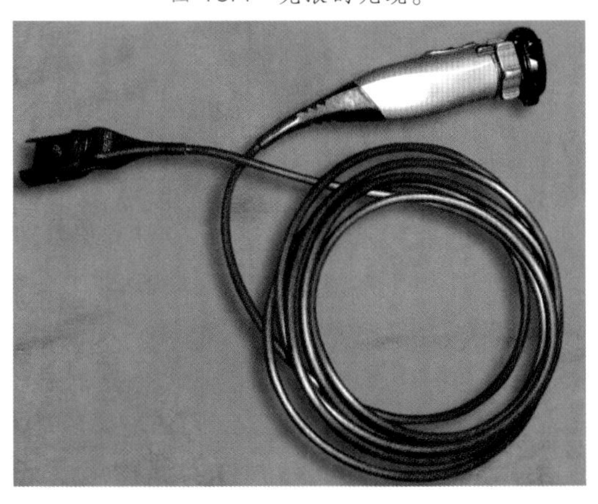

图 10.5 相机摄像头。

它的自动光强度控制系统可以提供连续光照明。光源发出的光可通过光缆移到腹腔镜,腹腔镜再通过固体透镜下传。光缆非常易损,应小心处理。

光缆有如下几种：

1. 玻璃纤维光缆。
2. 特殊的充液光缆(图 10.4)。玻璃纤维光缆可曲性更好，但是由于其纤维容易断裂或者与光源失配,因此相比充液光缆效率更低。玻璃纤维光缆有高压无菌器，充液光缆没有。

处理光源和光缆时的措施

1. 从腹腔镜上拔下光源时，不要让光源正对着眼睛照射，因为非常高的光强度会导致视网膜损伤。
2. 光缆的两端会变得非常热，温度可高达 95℃,握持时有可能被灼伤。为防止受到损伤，光源在开始时应设定在最低水平（10%~25%),并在不使用腹腔镜时应及时关闭。光源应该配备风扇以防止温度升得太高，而且可以延长价值不菲灯泡的使用寿命。

摄像机

腹腔镜用的相机是基于电荷耦合器件(CCD)的微型照相机。

芯片相机系统有两个组成部分：

1. 装在腹腔镜上的摄像头。
2. 摄像机控制单元通常和吹气机、监视器一起放置在相邻的台车上。摄像头包括物镜和 CCD 芯片。镜头将成像聚焦到 CCD 芯片上。芯片将入射光子转换为电子电荷并产生图像元素(像素)。这是可行的,因为 CCD 芯片上覆盖有一层光敏因子。然后将信号发送到相机的处理单元,在监视器上形成图像。有两种类型的相机,单芯片相机和三芯片相机。单芯片相机只有一个芯片处理合影三原色。而三芯片相机每种三原色,即红、蓝、绿,都有一个单独的芯片,这就提高了图像的清晰度。

气腹的生理学

二氧化碳

注入腹腔的 CO_2 正常状态下会散布在腹膜表面继而进入静脉循环系统。CO_2 被静脉循环系统带走后，能被肺部消除或者储存在身体别处。人体可以存储多达 120L 的 CO_2，骨骼是潜在的最大存储器官。如果潴留不超过 1 小时，骨骼肌和其他潜在存储内脏便开始发挥作用。存储后，CO_2 主要由肺部消除。在长时间腹腔镜手术后，可能需要几个小时来消除蓄积的 CO_2 并使机体酸碱平衡恢复正常。腹腔镜手术后可以通过给 O_2 来帮助消除 CO_2。

用 CO_2 来进行人工气腹是因为，它是一种无毒、无色、不可燃、易溶于血液而且容易通过肺部排出体外。

CO_2 的影响

直接的局部影响：

这些作用包括：减少心输出量、肺动脉高压和全身血管扩张。

中枢调节作用：

高碳酸血症可引起广泛的交感神经刺激，会导致心动过速，血管收缩以及中心静脉压、平均动脉压、肺动脉压和肺血管阻力的升高。CO_2 可引起一过性高碳酸血症和呼吸性酸中毒，腹内压高于 12mmHg 以及头低位会使这些症状加重。对于健康的成年人，这种情况可以通过受控的过度通气、增加呼吸氧浓度来补偿。

气腹的容积效应

1. 将膈肌和前外侧腹壁抬高。
2. 由于下腔静脉压力升高而使静脉回流减少。

横膈抬高的生理影响

1. 功能残气量减少。
2. 通气–灌注失谐增大。
3. 肺内分流增加。
4. 肺泡–动脉氧分压梯度增大。

这些影响可通过增加机械通气率和吸入氧浓度来克服。

静脉回流减少的生理影响

1. 心脏指数先增加后减少 (20%~59%)。
2. 心脏心轴移位引起心电图的改变。
3. 体循环阻力增加 65%。
4. 肺血管阻力增加 90%。

这些影响可以通过充足的容积负荷来克服。

气腹后的代谢改变

1. 肾素和醛固酮升高 4 倍。
2. 垂体后叶素、肾上腺素和去甲肾上腺素的释放会引起交感神经系统反应。
3. 肾血管收缩，可导致尿钠潴留和一过性肾小管肾障碍。
4. 水蒸气随同气体泄漏的散发会引起低体温。水蒸气吸收潜在的汽化热可引起热量丢失。它就像风吹过裸露的腹内容物。在时间长的手术中，体核温度会下降，可能会出现低体温。

建立安全的气腹

建立安全的气腹有两种主要方法：

1. 封闭式方法。
2. 开放式方法。

封闭式方法

维里斯穿刺针可用来建立气腹。维里斯穿刺针是一种带有弹簧加载钝性芯的空心穿刺针。近端有一个 Luer 锁，可以用阀门关闭。使用前应检查针的通畅性和弹簧装置。

通常从肚脐插入维里斯穿刺针，但在非常肥胖的患者或者既往有手术史的患者，只要排除了脾大，就可以选用左手肋部肋下区的锁骨中点来建立气腹。这个点称之为 Palmer 点。在这两个区域内，持针要像握笔一样，指向盆腔而不是垂直向下。通常情况下，当针头穿透腹壁时可感觉到两层穿破感，钝头套针弹簧前移：首先通过肌肉或白线，然后再通过腹膜。插入后必须确认针处于腹腔内的安全位置。应确保维里斯穿刺针处于安全位置以进行下列测试。

1. 将注射器接到维里斯穿刺针上并进行抽吸。如果抽出肠内容物或血液，可能发生了肠管或血管损伤，应撤出穿刺针。在实际操作中这种情况很少发生。

2. 生理盐水滴注试验：在 Luer 阀打开的情况下在针鼓上滴一滴生理盐水，盐水被负压吸入腹腔。盐水会毫无困难地流进针内。

3. 最初以每分钟 1L 的速率缓慢吸入 CO_2，应产生 5~7mmHg 的初始腹内压。如果初始压力读数高于 10mmHg，穿刺针可能位于腹膜前间隙、肠系膜或网膜内。一旦形成安全的气腹，第一个接口通常是通过肚脐，指向尾骨的方向，最好用可伸缩刀片，以减少对内脏的可能损伤。

在这种技术的一种变异中，可将腹腔镜放置在不同类型接口(Optiview，Visiport)的中心，要用透明的钝头针，使操作者能看到组织分割，并在直视下进行腹膜切开。

开放式方法 (图 10.6)

需要做 2cm 长的垂直或水平脐下切口。切口应该深至白线。

在支撑缝线之间将白线切开，并暴露出腹膜，然后在直视下切开 1cm。

将手指插入腹膜腔内，清楚任何粘连，然后在直视下插入钝头套管针。用支撑缝线固定接口。由于最初切口的大小，最初的接口周围可能会发生漏气。可以通过在石蜡缝线上将接口周围的缝线植入皮肤内来达到气密性封闭。也可以采用一种被称为 Hasson 套管的一种特殊接口，其头端装有封气囊(图 10.7)。为了防止接口部位形成疝，在手术结束时应将接口仔细关闭和修整。

开放式方法是现在最常用的技术，因为其肠管和血管损伤的发生率低。但是它并非普遍适用，因为闭合式方法快捷而且产生的瘢痕小。闭合式方法的严重血管损伤发生率为 1/1000，而开放式方法的发生率几乎为 0。开放式方法的肠道损伤发生率远低于闭合式方法 。

为优化腹腔镜手术的操作条件提出如下人体工程力学建议：

1. 脚踏板应靠近脚并和脚在同一水平。

2. 器械手柄应等于或稍低于肘部高度。

3. 肩膀要放松，手臂不要抬高。

4. 应该为每种手术提供合适的器械和握持配置。

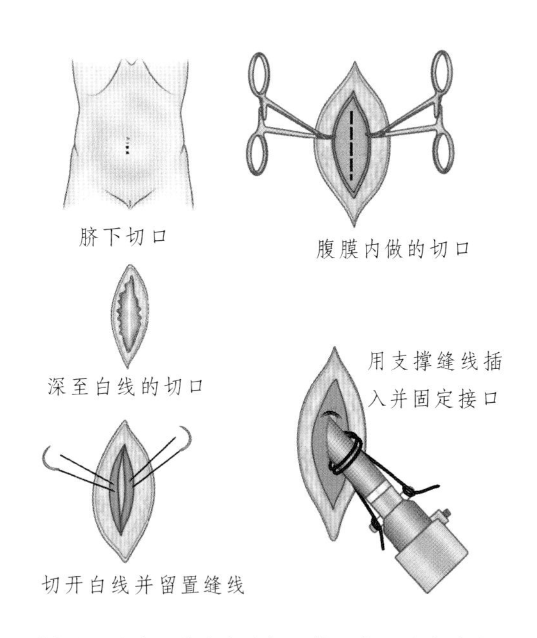

图 10.6　通过开放式方法插入第一接口的各种方法。

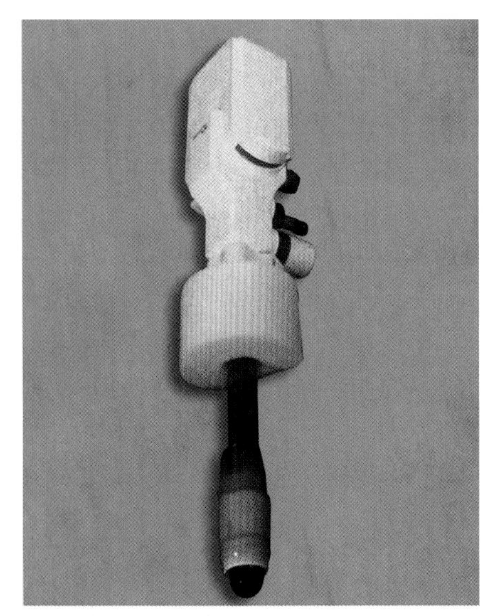

图 10.7 开放式气腹时采用的可以自保持 Hasson 接口。

要点

1. 微创外科手术并非总是微侵入性。
2. 选择适当的设备和进行适当的培训，是进行腹腔镜外科手术之前所必需的。
3. 接口位置的合理选取是腹腔镜手术成功的关键。
4. 安全地建立气腹对于实施任何腹腔镜手术都是至关重要的。
5. 建立气腹的开放式方法比封闭式方法更安全，其血管损伤发生率为零，肠道损伤发生率也非常低。
6. 腹腔镜手术有其器械和视觉的局限性，但可通过经验来弥补。
7. 如果计划进行体内缝合，操作器械和辅助器械之间的夹角应在 45°~75°。

第11章 止血

Sudhir Kumar Jain, David L Stoker

控制出血是每一个外科医生必须掌握的重要手术技能。出血时外科医生做到保持镇静并且控制出血时对周围组织不造成进一步损伤是非常重要的。如果遇上自己无法控制的出血，应该寻求更资深医师的帮助。伽林(公元前13年至公元200年)中描述的控制出血的几种方法,即使在今天,仍然是有效的。

失血过多的缺点包括：

1.全身性并发症,如休克、凝血障碍、贫血或伤口愈合不良。

2.术野积血会降低能见度。

3.伤口积血会为细菌提供培养基,细菌的生长会导致血凝块和红细胞破裂,从而引发再出血。

出血的类型

根据来源分类

1. 动脉出血的特点是快、鲜红色、搏动性和高压力。

2. 静脉出血是暗红色、连续的、低压力、非搏动性,而且比动脉出血更难以控制。

3. 毛细血管出血是从原发灶持续缓慢的渗出。通常通过加压可以控制。

根据出血时间分类

1. 原发性出血发生在手术时或由外伤造成。如果出现变性出血或凝血功能异常,如合并有肝脏疾病、梗阻性黄疸、营养不良、血友病,或者有累及动脉且会妨碍动脉的疾病,如主动脉粥样硬化,出血往往过多。

2. 反应性出血发生在术后24小时内。它通常发生于原创面的小血管或吻合口缝线的小撕裂伤。反应性出血通常是由于动脉或静脉压力升高导致的血凝块脱落造成的。这会因疼痛或过度使劲而引发。反应性出血可发生在腹腔镜手术后，气腹放气后腹腔内压增高而压迫小血管而出血。仔细止血对于避免这个问题是非常重要的。

3. 继发性出血通常出现在手术后7~10天。通常是由于细菌(如β-溶血性链球菌)感染引起的血凝块脱离所致。继发性出血的例子包括:扁桃体切除术后创面的出血,胆道手术后感染部位的出血，或者血管移植感染引发的出血。这类出血可继发于胰腺手术后血凝块的自身溶解。

术中出血

手术过程中的一些出血是不可避免的。长时间手术或美容手术,如肝切除术、食管切除术或大关节手术,失血量往往更多。每个外科医生必须首先掌握尽量减少出血的技能,其次还要学会在手术过程中控制出血。

出血的预防

1. 某些疾病,如梗阻性黄疸、营养不良、慢性肝病和血友病患者，有出血增多的倾向。在这些情况下，应将出血和凝血全貌调整至正常水平。梗阻性黄疸和慢性肝病的患者,肌肉注射 10mg 维生素 K 通常可将凝血酶原时间调至正常。在急症手术时,输入新鲜冰冻血浆往往可以补充缺乏的凝血因子。

2. 如果患者正在口服抗凝血剂或肝素，术前应停用这些药物，并将凝血全貌恢复正常。阿司匹林等抗血小板药物最好在手术前至少 7~10 天停用。

3. 应检查输血服务记录，以便决定是将血样“分型和保存”,还是需要进行交叉配血。交叉配血的血液的可用性应在手术前核实。

4. 低血压麻醉技术有助于减少出血量。

5. 头颈部手术中,手术床的头端抬高 15°~20°可减少静脉性充血和失血量。

6. 在甲状腺或乳房手术中提离皮瓣时，可以通过浸润生理盐水或生理盐水和肾上腺素(1:20 万)混合液来减少出血。但液体会引起组织压升高，使组织透明，并打开解剖平面。肾上腺素会引起局部血管收缩,从而减少术中失血。

7.在开始做重大手术之前确认解剖结构。这有助于提前辨认出主要血管以免损伤。

8.如果是对血管或主要器官进行手术,控制好流入血管往往有助于减少出血。在解剖之前，可以在器官的血管蒂之间使用无损伤血管钳,或者对胶带捆扎血管蒂。

9.如果对巨大的血管瘤(如肾细胞癌)进行手术，术前栓塞滋养血管可以减少术中出血,但要在栓塞后 48~72 小时内进行手术。48 小时之后有可能会生成新生血管，使手术更加困难。

10. 止血带是在四肢手术中减少出血的常用方法。如果有慢性局部缺血、即将坏疽、弥漫性蜂窝织炎和骨折,则禁止使用止血带。使用止血带之前,应将肢体抬高 2~3 分钟,排空肢体内血液。充气式止血带用于肢体近端，要垫上矫形棉。弹力驱血带用于肢体可以更完全地放血,但必须在应用止血带之前使用。如果有蜂窝织炎存在，则禁止使用弹力驱血带。止血带通常用一层薄薄的矫形棉覆盖在上臂或大腿上，用比收缩压高 70~100mmHg 的压力将其充气（上臂为 200mmHg，大腿为 300mmHg 左右)。每 2 小时应放气一次,至少放 10 分钟然后再充气。

控制出血

1. 压迫止血

(1)用手指尖直接封闭出血口(图 11.1)：如果在血管小切口上用手指尖施压 15~20 秒钟,会在血管断端上形成小的血凝块,防止进一步出血。戴湿手套的手指的光滑表面,在脱出手指时不会抹掉血凝块。如果在出血的伤口上盖上纱布,血凝块会附着在纱布上,更容易被抹掉。

(2)对下方骨骼加压(图 11.2)：如果皮肤切口伤发生在骨骼上，外科医生可以把手放在伤口边缘的外表面上对着坚硬的下方骨骼加压。部分或连续放松压力有助于确认出血点,要用止血钳夹持大的血管开口端。

(3)用刀尖或器械尖加压(图 11.3)：在用手术刀操作中，可在开始喷血瞬间立刻用刀尖压迫血管的出血点。快速调整刀尖方向盖

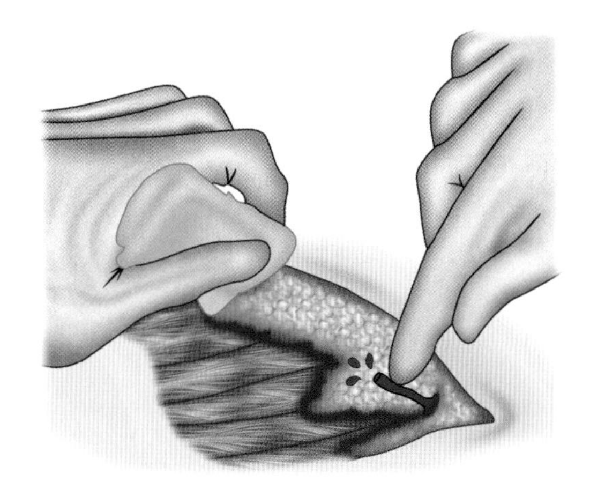

图 11.1 用手指直接给加压进行止血。

住切开的血管进行止血，直到助手用止血钳夹闭出血点,进行烧灼或结扎为止。手术助手也可以用负压吸管的尖通过类似的方法来暂时加压并寻找出血点。

(4) 可以用手和手指将止血海绵直接放到出血表面上来阻止出血。如果出血发生在手够不到的深腔或狭窄腔，可以把止血海绵装在一个长柄器械上给出血点加压，直到手术团队准备对出血点进行夹闭、结扎或灼烧。

(5) 通过填塞纱布或者在纱布上放金属拉钩进行手动加压是一种控制出血的宝贵方法。 它是控制创面广泛渗血时控制出血的首选方法。所用的纱布应该用冷盐水而不能用热盐水浸湿。对出血创面施以浸热加压会加

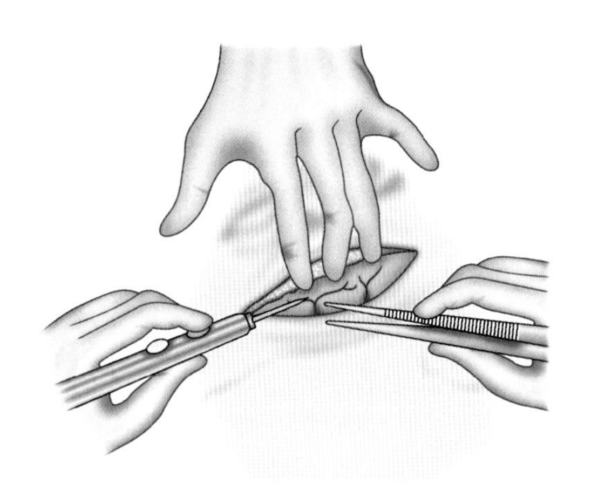

图 11.2　对骨骼加压来控制出血。

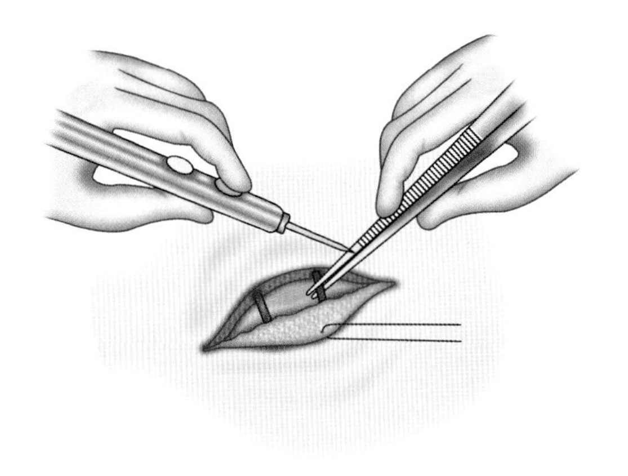

图 11.3　用器械加压来控制出血。

重出血。不能使用干纱布,因为它会导致组织干燥而且容易黏附于新形成的血凝块上。当移开干纱布时容易把这些新形成的血凝块撕掉。如果出血量大,尤其是深腔内或其他不易够到的部位出血时,应该马上使用纱布止血。手动加压时间应持续到手术时钟设定的 10~15 分钟。这种方法能立即控制住出血,并为外科医生进行下一步操作提供了准备。单纯纱布填塞对某些临床情况已经足够，例如广泛发作的肝损伤。它也为麻醉师稳定患者提供了机会。手动加压偶尔也用于使用无创器械的腹腔镜手术，或者出血部位上方的邻近组织。

2. 结扎缝合：结扎缝合主要用于控制大血管的出血(图 11.4 和图 11.5)。夹闭和结扎是控制出血的常用方法。可吸收材料或不可吸收材料都可以用来夹闭切开的血管。不可吸收材料是指在组织中可保留 60 天以上的材料。这种材料都带有丝绸、棉或金属夹或者血管吻合器。不可吸收材料的缺点是抗拉强度差,组织反应大。可吸收材料也有它处理质量差的缺点。然而在欧洲各国,丝线已不再被使用。保利格来丁 710 通常被用于血管结扎。在亚洲各国特别是在印度，医生喜欢用丝线结扎血管。丝线具有最强的操控性能和打结准确度。然而，由于其是多股线而且表面积大,比单股缝线更容易纤维化。进行血管打结时,外科医生的手不能妨碍助手的视线,而且夹闭血管的血管钳尖端应该始终保持让助手可见。血管钳打结可用于处理深腔内的大血管。2~5mm 直径的血管可用血管钳或简单打结来结扎。使用血管钳时应确认其完全包绕住血管。血管钳应与血管走行的长轴呈 90°角,然后在距离血管钳或结扎线 3~4mm 的部位切断以免滑脱。血管钳和结扎线不能太紧,否则会使血管壁变弱，尤其是对于那些患有动脉粥样硬化后动脉硬化无弹性的老年患者。

3. 埋血管缝合(图 11.6):一些血管断了之后会深深回缩进组织内而不易进行夹闭。对这种病例,可进行“8”字缝合,这种缝法可使血管的断面局部收缩。

4. 供能量系统:下列装置可用于热凝和封闭血管。

(1)电凝。

(2)超声封闭。

(3)结扎封闭。

(4)光凝。

2mm 以下血管电凝封闭是安全的。超声封闭用于封闭对于 5mm 以下的血管。超声封闭用的是人耳听不到的 20 000Hz 以上的超声波。它通过减少组织穿透压而减少了组织发热。这些机器由一个压电转换器产生 20~60kHz 的超声波。它可以通过约 100W/s 的高能密度来切断、凝结或分离组织。结扎可用来封闭直径为 7mm 以下的血管。它提供有反馈回路,确保在切断电源之前完全封闭管腔。光凝可用一束强光使蛋白质变性及沉淀而导致凝固。

5. 贯通和双重结扎:如果动脉残端在简单结扎后继续搏动,可能表明该结扎不可靠,可能会由于动脉搏动力而滑脱。这样的动脉残端应通过贯通缝合来确保安全可靠,可用圆针将 2-0 或 3-0 的薇 Vicry1 线穿过残端壁,并在一侧打结,然后环绕残端,并在另一侧用外科结牢牢打结。贯通结扎可防止结扎线移位。对于直径超过 5mm 的血管,如股动脉、脾动脉或肾动脉,通常需要采用贯通结扎和双重结扎。有经验的外科医生在择期手术中通常会在大的动脉血管切开之前进行贯通缝合来保证操作安全。

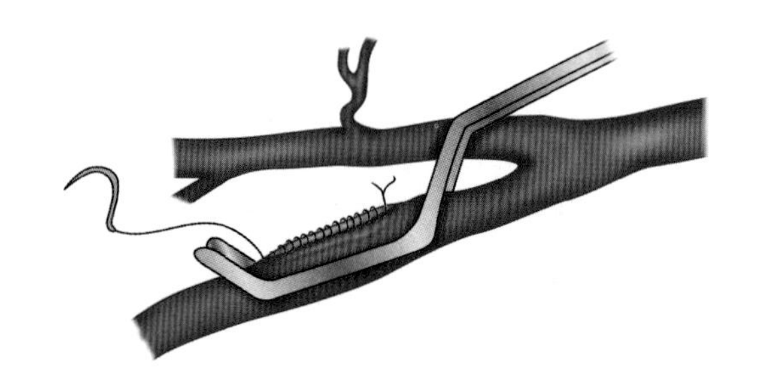

图 11.4 用连续缝合法缝合动脉的大裂隙。

6. 残端的缝合:为了防止出血,用 Prolene 线缝合动脉近侧残端的方法偶尔仍在使用。

7. 血管结扎器:血管结扎可在腹腔镜手术中简单而安全地将血管蒂离断。它也可用于开放手术中够不着的部位。这种器械可激发动脉的三排血管结扎器,然后在两条结扎线之间切断。血管套管有白色的或灰色的。它十分快捷而有效,但是非常昂贵。

出血控制后需要做的事:

1. 不要马上收起止血器械,而要等到患者稳定下来。这样就可以识别出因为低血压而没有表现出来的其他出血部位。

2. 要用生理盐水冲洗出体腔内的积血。残留在体腔内的血液会起到细菌繁殖培养基的作用,术后患者也可能会因为吸收血红蛋白分解产物而引起黄疸。

3. 关腹前一定要确认操作中没有引起其他重要结构的损伤,比如在控制胆囊动脉出血时损伤了胆总管。

药物止血

血管收缩药,如肾上腺素和去甲肾上腺素对减少失血非常有效。在做切口之前可将其注入皮肤和皮下组织。由于用药后血管壁平滑肌收缩需要 6 分钟,因此要在手术开始前至少 5~10 分钟注射。对于一个体重为 70kg 的中等成人来说,可应用浓度为 1:200 000 的肾上腺素生理盐水溶液,注射 40~50mL。对皮瓣蒂内或其附近注射时应更操作谨慎。在注射肾上腺素之前应听取麻醉师的建议。对于时间长的手术,可以在间隔 90 分钟后再次注射血管收缩剂。

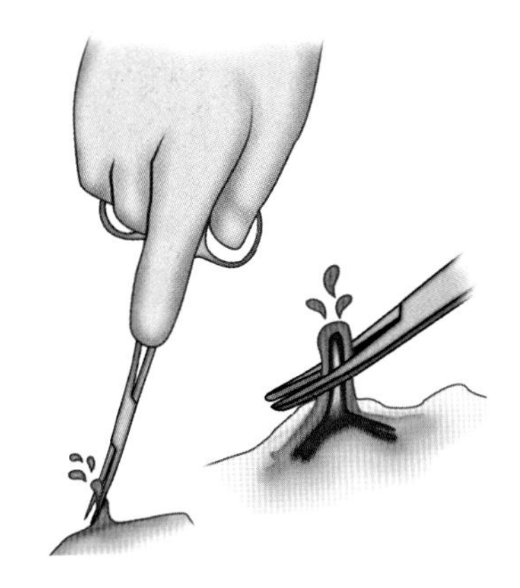

图11.5A　血管钳控制出血。

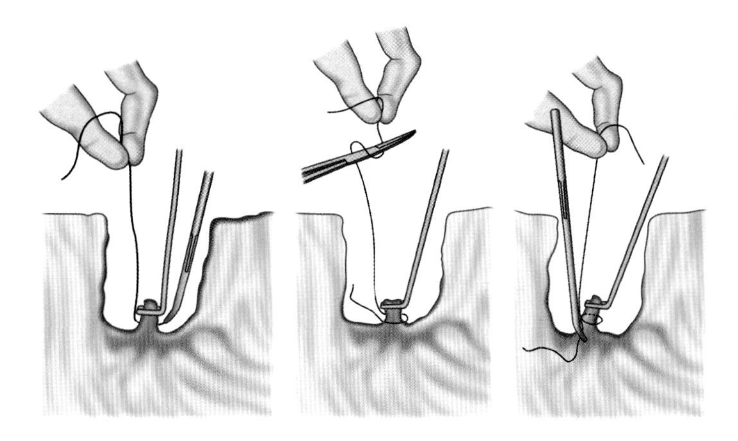

图11.5B　用弯血管钳钳口向上结扎血管。

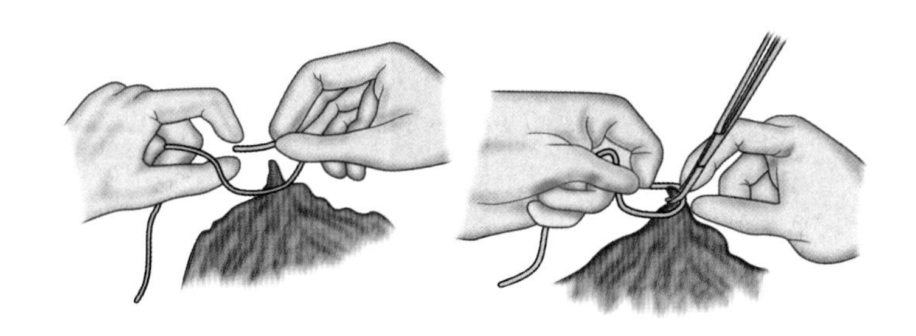

图11.5C　在浅表用血管钳夹闭出血的血管。

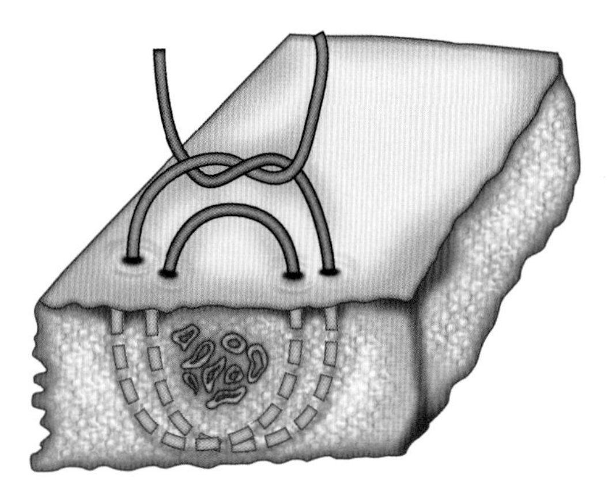

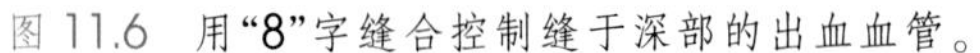

图 11.6 用“8”字缝合控制缝于深部的出血血管。

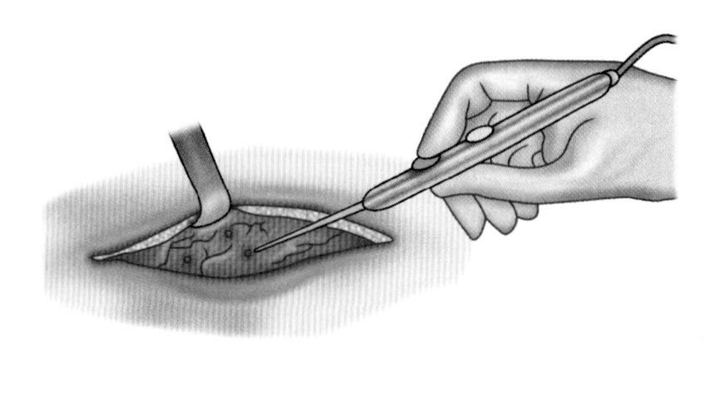

图 11.7 电凝止血。

要点

1.每一个外科医生必须能够在手术过程中控制出血。
2.遇到意外出血的病例,要保持沉着冷静。
3.包扎出血部位,为自己准备争取时间。
4.应告知麻醉师。
5.如果你对止血不够自信,应毫不犹豫地向资深医师求助。
6.抽出包扎之前要等待 10 分钟。
7.包扎后出血已减少,为寻找确认出血点应留出足够的时间
8.如果包扎无效,可能需要控制血管的近端和远端。
9.如果有大血管出血,可能需要对血管撕裂处进行缝合。

第12章 活检技术

Sudhir Kumar Jain, David L Stoker

活检是一种对获取的组织样本进行显微镜或其他手段检查的过程。它与获取细胞的细针穿刺不同。细针穿刺是组织活检的一种替代方式而不能完全替代组织活检，因为有许多临床情况是不可替代组织活检的。组织学结构和免疫组织化学的细节只能从活检标本中获取。

活检的指征

1. 当临床强烈怀疑为恶性肿瘤，但是重复细针抽吸不能确定或者为阴性结果时，活检可用来确认恶性肿瘤的诊断。

2. 用于确诊软组织肉瘤、淋巴瘤或甲状腺滤泡癌的疑似病例。对这些病例，细针穿刺无法建立确切的诊断。

3. 用于鉴别原发性肿瘤和转移性肿瘤。

4. 用于要求激素受体状态的乳腺肿瘤病例。

5. 用于鉴别原位癌和侵袭性癌。

6. 恶性肿瘤的亚型分型，用以分期和预后。

7. 对于睾丸恶性肿瘤的病例，如果放疗或化疗后有腹膜后残留需要，必须对残留肿块切除活检，以便鉴别是残余的肿块还是纤维化。

8. 如果某些疾病需要进行电子显微镜、酶组织化学和免疫组织化学检查，必须进行组织活检。

要进行酶组织化的检查

1. 用于诊断肌病。

2. 用于诊断吸收障碍及乳糖酶缺乏。

3. 用于先天性巨结肠。

要进行免疫组织化的检查

1. 用于淋巴网状细胞瘤的亚型分型。

2. 用确诊生殖细胞肿瘤（胎盘碱性磷酸酶）。

3. 黑色素瘤(应用S-100、HMB45和波形蛋白)。

4. 甲状腺肿瘤(应用甲状腺球蛋白)。

5. 血管瘤(血管内皮标记物，如Ⅷ因子)。

6. 用于识别软组织肿瘤。

组织活检的目的是获得组织样本

1. 取自能体现病理的损伤组织。

2. 用保存好的组织结构。

3. 应包括部分正常组织以便比较。

组织活检的规则

1. 在大的病变中可能在病变之间有正常组织，或者病变可能是异构的。为了避免取样误差，应在不同部位多点活检 。

2. 对于溃疡或蕈状病变，活检不要从病变中心取样，因为这样很可能显示的是坏死组织。一定要以包括正常组织的病变外围组织取活检样本。

3. 如果手术对患者安全可行，取活检样

本时一定要包括病变的全厚度，以便评估病变的深度。这一点对恶性黑色素瘤的分期尤为重要。

4. 深部肿块会生有正常组织压缩形成的假包膜。在获取组织样本之前，应确保穿过正常组织。否则会导致假阴性结果。

5. 避免应用破碎钳或创伤性器械来处理活检组织，因为这会导致组织结构缺失，而这对淋巴瘤诊断特别重要。

6. 获取活检样本时不要使用激光或冷冻探针，因为它们会破坏组织。

7. 如果要在术后进行组织诊断，那么在腹腔镜手术后取出实体器官时不能使用粉碎器。

8. 如果需要获得有关肿瘤的切缘或分期的信息，切取的标本方位非常重要。应在手术室用针扎或彩色缝线做出标记来确定其方位。这对乳腺癌保乳手术来说至关重要。

活检的类型

1. 切开活检。
2. 经皮穿刺活检。
3. 内镜活检。
4. 腹腔镜下穿刺活检。

切开活检

切开活检通常用于皮肤和皮下组织病变。现在一般不会只是为了获取组织样本而打开腹腔或胸腔。

切开活检的类型

(1)刮片活检：用刀或刀片刮取一层平行于皮肤病变。

(2)钻取活检：将小圆柱钻拧入病变全层厚，然后取出一块圆柱形组织。钻取活检标本包括整个表皮/真皮层，并可到达皮下脂肪。有时需要缝合1~2针来关闭伤口。

(3)切开后活检：切开后活检切取楔形病变组织连同周围的正常组织。切开后活检用于大病变的治疗前。

(4)切除活检：切除活检需要将整个病变连同周围的正常组织一起切取。切除活检用于可完全切除的小病变。

皮肤病变活检

皮肤病变活检可以采用钻取活检、刮片活检或切除活检。钻取活检适用于扁平或隆起的病变(如果怀疑为黑色素瘤)。对于带蒂的病变，可采用切除活检或刮片活检。对于隆起的病变，如果不用怀疑是黑色素瘤，刮片活检就足够了。

口腔病变活检的适应证

1. 持续两周以上而没有明显病原依据的任何病变。

2. 局部治疗10~14天后无效果的任何炎性病变。

3. 表皮组织持续性表皮角化病变。

4. 比较正常的组织下方可生成可触及的任何持续性肿胀。

疑似恶性肿瘤的口腔病变的特征

1. 增殖性红斑：完全是红色或有红色小斑点的病变。

2. 溃疡：如果病变形成溃疡或表现为溃疡。

3. 持续时间：已持续存在两周以上的任何病变。

4. 增长速度：如果病变呈现快速增长。

5. 出血：如果病变在轻量操作或触摸时出血。

6. 硬结：如果病变及其周围组织触感坚硬。

7. 固定：如果觉得病变附着在邻近组织结构上。

口腔病变的活检

1. 切除活检：切除活检意味着切除整个

病变。

切除活检的适应证：

(1)应用于小于 1cm 的小病灶。

(2)临床检查时病变呈良性。

(3)只要不留残缺,可以连同正常组织边缘完整切除病变。

2. 切开后活检：切开后活检只对病变的特定部分或具有代表性的部分进行活检取样。如果病变较大或者不同部位具有不同的特征,需要在多个部位进行取样。病变的危险部位是切开后活检的另一个指征。

经皮穿刺活检

1. 影像引导下活检。

2. 盲穿活检。

影像引导下经皮穿刺活检是首选方法,通常适用于位置较深无法触及的病变。可以借助超声或 CT 来进行影像引导穿刺,这样可以为穿刺针进入组织部位找到一条安全入路。

盲穿活检

可用于表浅可以扪及的病变,如肾、肝和前列腺。可以使用各种类型的穿刺针。

1. Abraham 穿刺针:用于胸膜活检。

2. Menghini 穿刺针:用于肝脏活检。

3. Trucut 针。

4. 弹簧加载可自动调节的 Trucut 穿刺针(图 12.1)。

5. 高速钻活检,只用于骨组织。

内镜活检(图 12.2)

内镜活检可使用可弯曲和硬性内镜。可用的活检钳有多种。由于活检钳只能切取极少量的组织标本,因此可能需要在不同部位进行多次活检取样。

活检后的操作程序

1. 必须填写一份专用的组织学检查申请表。必须正确标注每个样品。申请表上必须包括患者的身份资料、标本的性能、临床特点、手术细节和初步诊断。申请表上的患者资料应与样品瓶或容器上的标签相匹配。如果患者接受了新辅药化疗，病理科医生需要知道该患者完整的病理分期报告。

2. 样品应放置在合适的固定剂中。10%浓度的甲醛适用于大多数样品。

冰冻切片

这是一种样品转运的特殊技术，它要将组织样品放在-25℃的液态氮或二氧化碳中

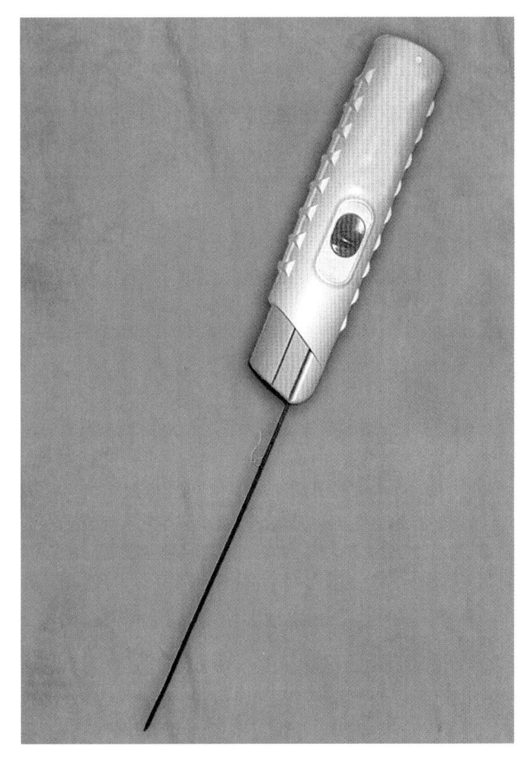

图 12.1 Trucut 穿刺针。

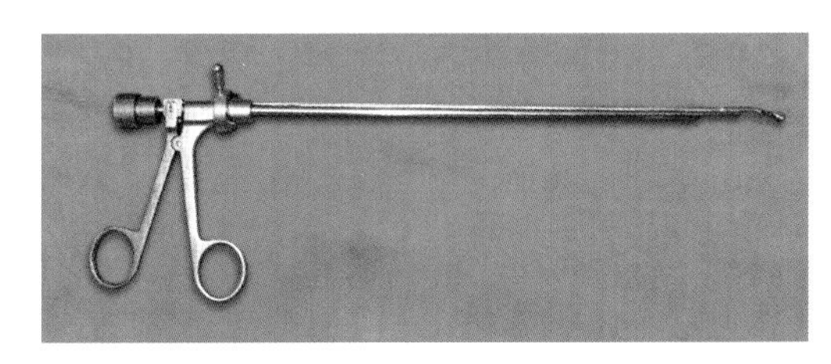

图 12.2 膀胱镜活检钳。

冰冻保鲜后送往病理科检查。冰冻后，组织需要立即在一个被称为低温恒温器的特殊室内中用切片机进行组织切片。切好的冰冻切片结果要用苏木精染色剂或伊红染色剂染色，以便立即报告结果。应用这项技术时，手术团队和病理团队之间必须很好地协作。冰冻切片阅片比普通石蜡切片难，需要由有经验的病理学家提供服务。它是一项非常准确的诊断技术，假阴性率为 0.5%，假阳性率为 0.1%。

冰冻切片在现代临床中的作用

1. 手术中要明确病变的良恶性，以便确定切除范围。这方面的例子是利用细针抽吸滤泡病理学报告治疗单发结节性甲状腺肿。在这种情况下，外科医生可进行腺叶切除术并将冰冻切片送检。如果病理报告是滤泡癌，可以做甲状腺次全切除术。如果报告是滤泡腺瘤，腺叶切除术本身就足够了。

2. 要确保恶性肿瘤的切缘为阴性。例如乳腺保鲜术，如果肿瘤切缘不是阴性，外科医生可以扩大切除范围。

3. 要明确规定，活检样本中包括有诊断所需的充分材料，而且对于疑难病例中样本取自有代表性的部位。

特殊情况下应采取的措施

通过乳腺癌筛查检测到的不可触及乳腺病变的活检:

1. 在放射室由放射科医生进行术前 X 线定位和 X 线引导下的定位针插入。

2. 切除定位针可疑的病变。

3. 在 X 线引导下连同定位针一起取出组织标本，并与术前的乳房 X 线片进行比较。

4. 如果切除样本的影像与乳房 X 线片上的异常不相符，则要切除更多的组织。

5. 切除的样本边缘要用染料标记。

6. 将切除的样本在专用的 X 线板上切割成 5mm 厚的切片，以便确认哪些切片上包含有确切的病变，然后将其结果进一步处理。

淋巴结活检

哪些淋巴结应该切除？

1. 如果在不同的解剖区域都有累及的淋巴结，则选择那些更有可能存在可疑病变的区域。例如，在霍奇金淋巴瘤的疑似病例中，颈椎、腋窝和腹股沟淋巴结可疑受累，那么相对于颈部或腹股沟淋巴结而言，应首选腋窝淋巴结进行活检。

2. 如果在一个解剖区域内有多个淋巴结，则选择一个最不可能受非特异性感染的淋巴结。例如颈部淋巴结炎可累及颈下淋巴结、下颌下淋巴结和颈后淋巴结。在这种情况下，从颈后组淋巴结取活检样本是更明智的选择，因为颏下及下颌下区淋巴结通常在喉部的非特异性感染中受累。

3. 选择上下都没有重要结构的淋巴结用于活检。切除活检要优于切开后活检。

4. 活检后将淋巴结切分成两半进行大体病理学分类检查，即分为干酪样变淋巴结、坚硬如石的淋巴结或含有脓液的淋巴结。切片时在载玻片上采样并染色。将一半淋巴结浸入甲醛进行 H 染色及 E 染色。将另一半淋巴结分为 3 个部分。一片放在戊二醛里进行组织固定，以便进行电子显微镜检查。将另一片快速冰冻到–70℃以便进行酶学和免疫组化检查。如果怀疑是感染性病变(如结核)，则将那片储存在 4℃的生理盐水中，以便进行微生物检验。

虚拟活检

虚拟活检是指使用功能性磁共振成像或其他成像方式检测肿瘤的特征来推断有关病灶大小、范围和性质的精确信息。使用虚拟活检可以研究新血管的生成以及对肿瘤的功能性反应。对脑部病变和结肠生长进行虚拟活检已取得可靠的结果。

要点

1. 尽管细胞学检查技术在不断进步，但活检技术仍具有一定的作用。
2. 活检技术是每个外科医生必须掌握的一种基本手术技能。
3. 进行活检的组织必须从具有代表性的病变部位取样。
4. 切除活检优于切开后活检。
5. 避免从溃烂型肿瘤的中心取活检样本。
6. 从溃疡取活检样本时一定要包括一部分正常组织。
7. 针吸活检可替代切开后活检。
8. 一定要正确标注活检样本，并提供有关临床病史和手术的详尽细节，以协助病理科医生工作。
9. 转运时要将活检样本放入适当溶液内。
10. 如果要做冷冻切片，应提前告知病理科医生。

第 13 章 剥离技术

Raman Tanwar, Sudhir Kumar Jain

剥离

剥离是顺利完成任何外科手术的重要组成部分。剥离质量往往是判断手术能力的标志。外科剥离技术可通过选定良好的手术原则以及对外科解剖的熟悉来掌握。

定义

剥离一词源自拉丁语。可将其定义为"通过分离覆盖组织并止血和保护周围的基本或重要结构从而暴露靶器官或区域的手术过程"。

有效剥离不仅需要全面了解解剖学知识,而且要掌握相关区域的病理。

剥离的要素:

1. 感觉要素包括视觉和触觉要素。

2. 存取要素,包括组织处理和器械操作。良好剥离的终点是暴露目标结构,以便对其进行所需的手术操作。

有效剥离的前提

开始剥离前要给组织(无外伤)施以适量的拉伸。这完全取决于外科医生在最初几年的培训中获得的触觉反馈。沿正确的方向给组织张力或拉力有助于识别其附着点和天然分离面。

确定正确的组织面

操作简练至关重要。外科医生的每一步操作都要有成效,并有助于达到预期目的。无效的操作会增加发生并发症的可能性,并会导致疲劳。外科医生应在完成一部操作之后再进行下一步操作。

剥离方式

有效的剥离方式如下:

1. 钝性剥离。
2. 剪刀剥离。
3. 手术刀剥离。
4. 超声剥离。
5. 电烙剥离。
6. 通用高速高压水的水分离。
7. 激光剥离。
8. 射频消融。

钝性剥离

钝性剥离适用于有适量疏松结缔组织的部位,施以剪切力即可将其分离。钝性剥离的安全性取决于给外科医生的手区分重要结构(如血管神经或疏松组织)的触觉反馈敏感性。钝性剥离特别适用于解剖不明显的部位。

钝性剥离技术

1. 分离或分割包覆组织。当沿管状组织结构剥离,如血管、神经或输尿管,这种技术特别适用。

2. 撕开或剥开组织。
3. 去除组织。
4. 分离组织。
5. 剥除上覆结构。

钝性剥离方法

1. 指尖剥离：食指尖无须过度用力即可打开活体组织。指尖剥离可避免由器械引起的过度深抽。使用重型器械可导致血管、神经和其他结构撕裂，从而引起大量出血、暴露缺失和延迟愈合。外科医生的食指可以安全地打开在此前形成瘢痕部位形成的胶原纤维束的无血管层，并可以很容易地剥离诸多稍微附着在一起的正常组织层面。可以用手指沿分离线进行撕开或剪切。可以用手指尖剥离结构，例如在胆囊切除术中从将胆囊与其着床分离。有时候，钝性剥离是由纱布包裹的手指进行的，比如腹股沟疝修补术，或在乳腺癌腋窝剥离术中从索状结构剥离疝囊。手指探查技术可以用于肝切除术。

2. 海绵或纱布剥离：如果组织的密度和附着力明显超过戴湿手套的指尖，那么指尖剥离就不能打开所需的组织层面。在这种情况下，如果用湿纱布片缠绕的外科医生食指进行剥离，会增加伤口和指尖间摩擦系数因而有利于剥离。在这种类型的剥离中手指的运动包括开始在更深或更固定的组织上移推进和转动指尖，随后旋转手掌和手腕使得可动组织剥离并从深层组织结构中移出。剥离也可以用夹在镊子上的纱布(库特纳拭子)进行，以便剥离开纤维组织。在胆囊切除术中，剥离卡络三角时常用这种方法。小型剥离时纱布小拭子在夹紧前对折更有效(图 13.1)。

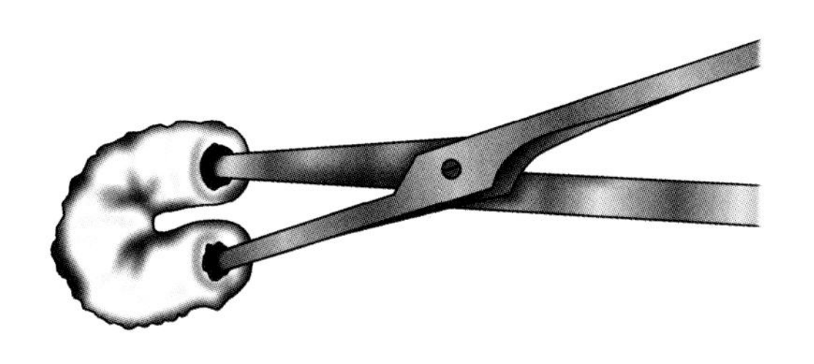

图 13.1 用于剥离库特纳拭子。

3. 闭合的剪刀尖可用作钝性剥离器。这种技术常用于开腹手术中的粘连松解。如果组织太密，不能用手指或海绵剥离，但不可以用手术刀剥离，最好用钝性剪刀尖剥开组织层面。采用蔓延技术时，外表用剪刀剥离，其间闭合的剪刀尖是最先插入到组织面，然后将剪刀刃展开到打开的组织层面，接着切除残留的坚硬筋膜带。剪刀剥离在经验丰富的外科医生手中既安全又快捷。在许多小血管被封闭和密封的那一刻，它们被剪刀刃的剪切作用切断。

4. 分割往往是用剪刀尖分离肌纤维，而不切断它们进行的，例如阑尾切除术中的内斜/横断腹部肌肉。

5. 直角钳或马里兰剥离器常用于血管束后的钝性分离。但是，它也可能会分裂、剥脱或撕裂底层结构，因此需要小心使用。

6. 抽吸套管有时用于钝性分离，尤其是在腹腔镜手术中，常与水分离联合使用。

锐性剥离

锐性剥离包括用手术刀或剪刀进行切断来剥离组织。锐性剥离用双手操作，要用非优势手施加所需的张力，用主动手进行分开剥离。牵引与对抗牵引技术通常用于乳房切除术或甲状腺手术中提升皮瓣。

如果组织瘢痕严重或非常密实则采用刀剥离。利用锋利的刀刃进行剥离。刀剥离应在精确的视觉监控下进行，否则会导致重要结构的损伤。不要使用不锋利或钝的刀，因为它会使切割不确切，而且切割组织需要施的压力过大。对于外科医生来说，一旦达到所需要的切割深度，这将使其难以立即撤去所施的压力，从而导致更深层组织的损伤，例如打开腹部时损伤的肠道。进行手术刀剥离时要进行光滑的水平滑动，沿着整个切割边缘施以均匀的压力。应避免均匀施压力的小滑动,否则会导致更多的组织损坏，加重出血并延长手术时间。小的滑动说明手术医生心里有不确定性且优柔寡断。特别情况下也可使用特殊类型的刀具。例如橄榄形刀尖或钮状刀,便于插入狭窄空间和进行侧切，例如慢性肛裂的侧向括约肌切开术中。它的圆形刀尖可以防止刀刃尖造成的任何损伤，因此可确保手术刀容易且安全地插入囊内。眼外科医生用的虹膜切开手术刀就是这种类型的刀。松解刀的尖为圆刃并且只能是在有限的区域内切割。它结合了带锋利起飞刀原来的刀刃特点，特别适用于向底切,便于提升皮肤或黏膜瓣。双刃刀的刀尖尖锐,两侧刃都锋利。它可以插入囊内，从一侧到另一侧进行清扫以便迅速清理术底。这些特殊的刀目前已很少使用,只受到学术性或史料性关注。

透热法剥离

常用于剥离的有两种类型的手持透热法。

1. 手持式一次性透热探头，设有切割钮和凝固钮。这通常用于代替剪刀以便在剥离组织的同时使小血管凝结。这有利于构成无血视野,在腹部应用时需小心,以免使肠道受到透热损伤。

2. 单刃和双刃剪刀。这是麦金尼品牌剪刀，备有不同的长度，可用于表面或深部剥离。它们结合了具有手持式透热探头的麦金尼剪刀的剥离特性。它们特别适用于腹部和颈部的剥离。透热法用踏板启动,并可选择性于腹膜和浆膜之类的组织。它们能有效分离粘连。双刃剪刀更要安全使用,不能让相邻的组织受到透热损伤。这是因为两个剪刀刀片之间有电流通过。这种剪刀的使用寿命有限,因为它们不能进行磨削，因此在使用20~30次后必须更换。

超声剥离

超声剥离有两种：

1. 低功率系统。

2. 高功率系统。

低功率系统(CUSA 选择器)用于肝脏手术。这些系统通过空化分离装置将含水组织分离,但仍保持低水含量不变。

高功率系统,例如 Autosonix,Harmonic 解剖刀。通过分散加热,可用于分离结缔组织和最大直径 3mm 的血管,同时起到凝固和切割作用。它在 55 000 转/分钟范围内使用机械能并通过断裂氢键和形成凝结块起作用。它比电灼的产热少，引起的附带损害和组织坏死也少。使用器械的尖部几秒钟内仍很热,因此要小心拿持以免其接触和烫伤邻近的组织，如肠道或外科医生的手指。它通过接合大血管也有助于止血。

高速喷水剥离

这种类型的剥离易破坏易碎的柔软组织,但腺管和血管可不受损。它也有冲掉附着的血凝块的作用,有助于识别解剖结构,例如剥离胆囊三角。

激光剥离

各种激光器材可用于剥离手术中。用激光将探针加热到白热,例如蓝宝石晶体。这种特别强的热在切割致密纤维组织中非常有效,并且有助于产生几乎无血的视野。激光很昂贵,因此需要有严格的使用规模,以免在手术室造成眼睛暴露伤害。在特殊场合使用激光需进行培训。使用的激光类型包括 CO_2 激光、钬激光、KTP 激光、Nd:YAG 激光。钬激光可用于腔内泌尿手术的剥离，如良性前列腺增生的前列腺切除。

要点

1. 剥离是顺利完成任何手术的重要组成部分。
2. 剥离质量是手术能力的标志。
3. 合格的剥离需要施以正确力度的拉力，正确辨认组织层面以及移动简捷有效。
4. 剥离可以是锐性或钝性。
5. 可以用各种器械，如透热探头、超声机或者激光用于剥离。
6. 钝性剥离适用于疏松结缔组织和解剖结构模糊的部位。
7. 钝性剥离可以用手指、装在手术钳上的拭子、闭合的剪刀尖或马里兰剥离器来进行。
8. 锐性剥离涉及用剪刀或手术刀切断不离的组织。

第14章 外科透热法：原理及注意事项

Sudhir Kumar Jain, David L Stoker

Cushing 和 Bovie 在 20 世纪早期采用了的外科透热法。事实上，每当电流通过我们的身体时就会引起激烈的神经肌肉刺激和心律改变，这一现象是由米歇尔·法拉第描述的。随着交流电频率的增加，到了 50kHz 时神经肌肉刺激会减弱、消失。电透热装置的基本工作频率为正常频率(50Hz)到高频(50kHz)。现代的高频电刀可以产生200~300kHz 的电流。在这样的频率下不会产生神经肌肉刺激，因为电流改变方向太快，不会发生细胞水平的离子交换，因此肌肉受不到刺激。但是当把高频交流电浓缩在一个小区域时会产生非常高的温度，从而能凝固组织。

透热法的使用

1. 用于凝血：可以用于 3 种凝血模式。

(1)软凝对开腹和腹腔镜手术都是最安全的。在此模式下当峰值电压小于 200V 时，电极和组织之间不产生电弧。在这种模式下组织会收缩和干燥，但不会炭化。

(2)强制电凝用电弧达到深层凝血。用超过 500 V 的峰值电压来达到电凝。这种模式用于血管密集区域。

(3)喷凝也被称为电灼术，是一种用强调制高频电压(千伏)的非接触凝血模式。让更广阔的组织领域暴露于电流下。它的主要用途是控制难接近血管的出血或对新发的出血部位进行止血。在电灼期间不要让有源电极接触暴露的组织，因为此时细胞壁已通过脱水受到破坏。

凝固时，应使用高电压和低振幅的间断波形电流。使用这种模式时，由于蛋白质变性和细胞的炭化细胞壁会收缩。

2. 切割时采用高振幅和低电压的连续波电流。热的产生可因水蒸发而使细胞脱水。

3. 混合模式，可进行切割和凝血，电流的振幅和电压是相等的。

电凝模式

1. 单极(图 14.1A)。

2. 双极(图 14.1B)。

在单极电凝，电流由发生器发出经有源电极(图 14.2)传到患者要通过一个分散电极返回到电灼手术器械(图 14.3)电极(患者极板)。为了使电路完整并使电流返回到电动手术器械，一定要设置患者极板。其与患者皮肤的接触面积至少要有 300cm^2 或更多。

在双极模式下，电流从发生器传到双极钳夹(或剪刀)的一端或一个臂，然后通过患者组织抓钳再经第二主体或臂回到发电器。因此电流不会通过患者的身体，因为电路是通过双极钳完成的。此模式不需要设置患者极板。

双极电凝的应用

1. 当窄蒂器官外周血管需要电凝时，会

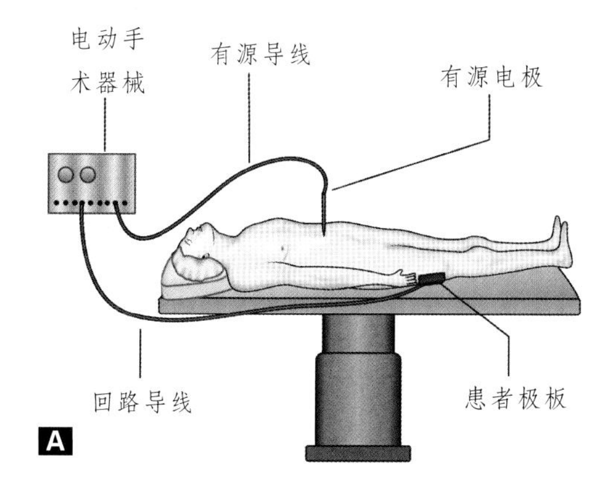

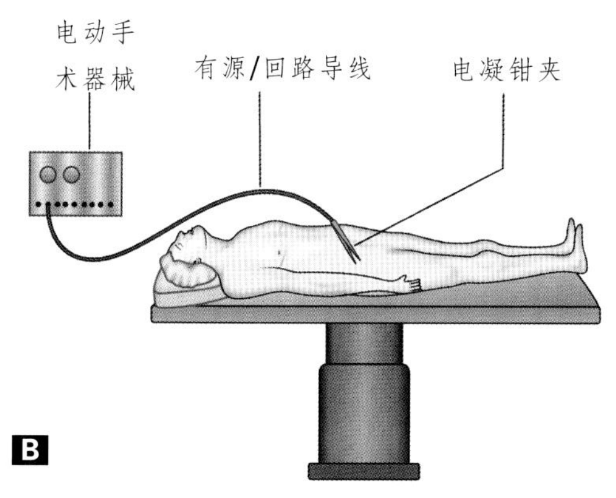

图 14.1 A 和图 14.1 B　单极电凝(A)和双极电凝(B)的电路。

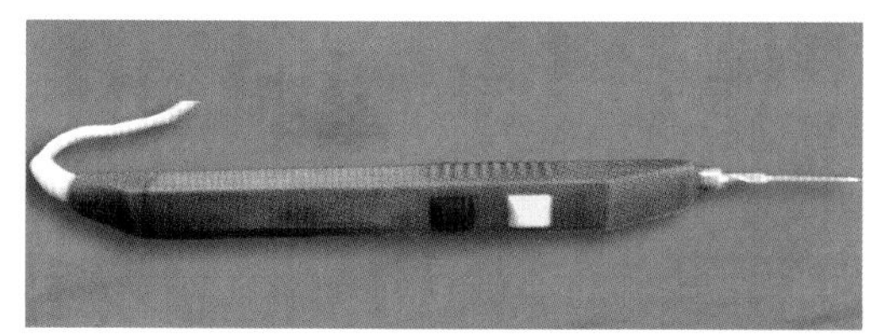

图 14.2　手持式电路器,蓝色按钮用于凝血,黄色按钮用于切割。

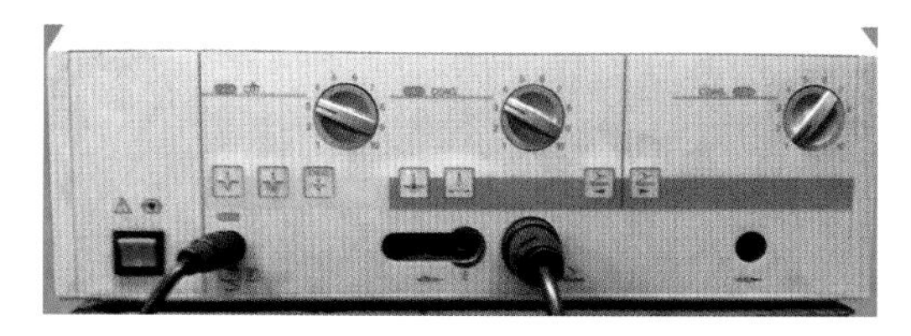

图 14.3　电凝机。

有电流流经血管蒂的风险，可导致血管血栓形成,并对器官的供血造成有害影响。因此,在这种情况下(如包皮环切术)使用双极电凝法更安全。

2. 当需要进行微小或微观电凝时，如神经手术、眼科手术或整形手术。

3. 当患者植入有原位心脏起搏器时,为了避免单极电流通过心脏可能引起的问题。

电凝时的注意事项

1. 使用前应检查设备，确保其处于良好的工作状态。为防止患者和手术室人员受到损伤,应定期进行电刀的检查和维修。

2. 电极板或回路电极应具有适当的大小($300cm^2$ 或更多)。与患者相适应的最大回路电极有助于确保电能量不会集中一处，以致产生过热而引起烧伤。

3. 极板应紧密贴近手术部位并在同一侧。

4. 电极板应放在富含血管的肌肉部位。肌肉是良导体，而且良好的灌注有助于电传导和散热。

5. 如果放极板的部位皮肤多毛，应剃去毛发，否则会妨碍极板与患者皮肤的完全接触。

6. 极板不要放置在骨性隐凸、瘢痕组织、植入有金属假体上方的皮肤或止血带远端部位。骨骼不是电的良导体。瘢痕组织处的灌注不够充分。如果把极板放置在植入有金属假体的上方,极板会过热。

7. 切板应与身体均匀良好地接触，以保证电流均匀地流动。

8. 放置极板的附近不应有任何血液、体液或灌注液淤积，否则会由于潮湿而引起接触不良。

9. 患者的珠宝应在转移到手术室之前摘除,因为金属首饰有直流电烧伤的潜在危险。

10. 应让患者避免接触接地的金属物品，如Ⅳ台或麻醉机，因为这些器械可能成为电流漏回地面的潜在途径，而且会导致意外烧伤。

11. 如果患者在手术期间有体位变化，应重新检查极板和导线，以确保极板上没有张力，否则会导致极板的接触面积减小。

12. 术前皮肤准备应避免使用乙醇基溶液，否则会被点燃从而增加热电灼伤的风险。

13. 只要不使用，有源电极板均应放置在绝缘盒里。

14. 有源极板的尖很牢固。一个散碎的尖会引起火花。尖端结痂会使电极工作不安全，因此在外科手术过程中要定期清洗。

15. 电凝烟雾对患者和工作人员都有潜在的生物和化学危害，在使用电凝的所有手术中均应使用排烟系统。

16. 单极系统不要放置在心电图电极附近(最少 15cm)，否则会导致监视失灵。

17. 只有使用有源电极的外科医生才能启动机器。

18. 在肠道内使用电凝时应谨慎。因为肠气中含有易燃气体，如氢气和甲烷，有潜在的爆炸风险。

19. 电凝系统产生的烟雾含有化学附产物，例如甲苯、苯、氢氰化物和甲醛，它们是强致癌物。应通过使用联机过滤器、特殊的排烟系统或者使用改进的手术口罩避免吸入这些烟雾。

单极电凝机的启动程序

因为单极电凝机的安全性取决于患者极板的正确放置，而且只有极少数电凝机设有患者极板监控系统，因此启动时应遵照下列程序。

1. 要将电极板放置在患者的适当部位上。

2. 要将返回导线连接到患者极板。

3. 接通电凝机，极板会发出连续报警声。

4. 把返回电极连接到电凝机上，连续报警声便会停止。

在微创外科(MAS)中外科电凝的危害

腹腔镜手术有一些与电凝相关的特殊危害。这些危害会因仪器数量和手术野中端口数目而引发。

主要危害是：

1. 绝缘不良：这是 MAS 中最常见的烧伤原因，绝缘不良可因机械损伤以及仪器的反复消毒或制造缺陷所导致。在腹腔镜视野内的仪器尖端的缺陷可能导致非目标区损伤，例如腹腔镜胆囊切除术中的肝脏损伤。仪器轴的绝缘缺损可导致与其接触的任何肠道发生检测不到的损伤。仪器的手柄绝缘不良可以灼烧外科医生，如果手术手套有缺陷，还会引起触电。

2. 电容耦合(图 14.4)：这是一个现象，仪器中的电流通过电磁感应都会在附近尽管绝缘良好的导体中产生电流。这是因为电流流经仪器时会在其周围感应出交变磁场。电压越高电容耦合的发生率越高。它在下列情况下有临床意义：

(1)使用混合型套管，即金属导管外边套塑料套管。

(2)如果绝缘电极通过金属端口，可能会在端口感应出电流，高达 70%的电流会通过绝缘电极。

(3)如果电极通过腹腔镜工作通道，腹腔镜可感应 70%的电流。

3. 直接耦合：如果激活电极接触到另一个金属器械，电流会从激活电极直接传送到金属器械。与金属器械接触的组织可能会受损伤。直接耦合可以发生在如下情况：

(1)有源电极接触到腹腔镜。

(2)有源电极接触到金属夹或缝合线。

透热法和心脏起搏器

透热电流会干扰心脏起搏器的工作，在透热激活过程中会受到抑制，在透热期间会

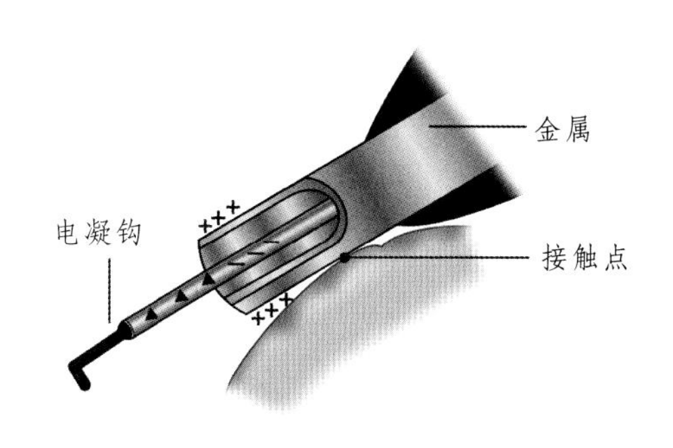

图 14.4 电疗电容耦合机理。

妨碍心脏起搏。使用烧灼时心脏起搏器可能恢复到固定的起搏速率，而且可能需要一块磁体进行重置。如果可能的话,应避免在带有起搏器的患者中使用透热法，应使用其他能源,如超声手术刀。

如果这类患者必须使用电凝，应采取以下几点措施：

1. 应使用双极模式，避免使用单极电凝。

2. 如果要用单极电凝，患者极板的放置不要让电流通络经过心脏或起搏器。

3. 在整个操作过程都要监视心脏搏动。

4. 要准备除颤器以防止危险性心律失常。

5. 术前应该心脏病医生检查起搏器的功能。

6. 应备有插入临时起搏器的设施。

要点

1.透热法利用高频交流电流(> 50kHz),因其没有神经肌肉刺激。
2.电流浓集在一个小范围内就会产生热。
3.无论是电切或电凝都可以使用透热法。
4.电切采用低电压、高频连续波。
5.电凝采用高电压、低频间断波形。
6.双极电凝比单极电凝安全,因为没有电流通过患者身体。
7.患者极板位置不当是电凝烧伤的最常见原因。
8.患者极板与患者身体的接触面积至少为 $300cm^2$,而且需放置在血运丰富的肌群上。
9.避免将返回电极放置在有瘢痕、骨性隆凸或止血带远端。
10.在腹腔镜手术中,电凝的其他危险包括直接耦合、绝缘缺陷和电容耦合。
11.不要给带有心脏起搏器的患者使用单极电凝。

第 15 章 包扎和伤口护理

Gemma Conn，Sudhir Kumar Jain

伤口包扎是一项兼有艺术性和技术性的工作。如果操作得当，包扎可以加速病情的恢复，但同时也能成为破坏康复进程的潜在威胁。外科医生必须使用适宜的器械材料，并获取如何及何时使用它们的相关知识。在有压力的情况下包扎应确保安全，同时给与伤口必要的支持和保护。在手术后，包扎不应该在患者毫无准备的情况下进行，以免患者产生焦虑及恐惧的情绪。

目前，如何在外科包扎中体现艺术性和技术性还没有被年轻的外科医生所掌握。在使用胶带前，被体毛覆盖的皮肤区域应先备皮。如果想加强胶带的黏合力应该在使用前于皮肤表面涂抹安息香酊，这样做还可同时起到保护皮肤的作用。外科医生应该记住患者非常关心他们的伤口包扎情况，这一点反映在他们对于术前及术中的技术和细节方面的关注，而并不关心是谁给他们包扎。

理想状态的包扎

完美的包扎是不存在的，但是如果进行包扎操作应注意：

1. 保护创伤中的伤口。
2. 防止细菌感染。
3. 氧化处理。
4. 保持湿润。
5. 防止过敏。
6. 不要破坏周围组织。

包扎的目的

1. 保护伤口：包扎的目的是保护创伤伤口，或者保护患者自己的手指。将一个简单的可吸收纱布垫很好地固定在伤口周围通常就可以满足包扎的需求了。覆盖开放性伤口区域的纱布的网格疏密程度应该适宜(30μm)，这样可以防止增生的肉芽组织穿透纱布。在移去敷料的时候，逐渐生长的增生毛细血管会导致伤口疼痛。包扎后的几天移去粗网格的干燥纱布可引起新的出血，因为增生的肉芽组织长到纱布里，移除纱布的过程会对伤口产生撕裂(图 15.1)。

2. 促进伤口引流：使用潮湿或者干燥的纱布可以促进伤口引流，从而保证液体不会积存在伤口内。潮湿的纱布可以防止伤口结痂，这种硬痂经常会在暴露于空气当中的伤口出现。液体渗出物不会因为覆盖了纱布而被阻隔，在手术后的一段时间内其会不断地渗进纱布中。这种将有害物质及坏死组织引流出来的方式促进了正常的伤口愈合的机制。使用软膏或将软膏涂于敷料上也可以降低伤口干燥或硬痂形成的可能。软膏还可以防止敷料与伤口粘连。水溶性软膏的效果比起油质性软膏应该更好，因为油质分子会积存在伤口内从而作为异物延缓伤口愈合。

包扎可以杀灭伤口内的细菌

如果伤口的预计含菌量超过了每克组织

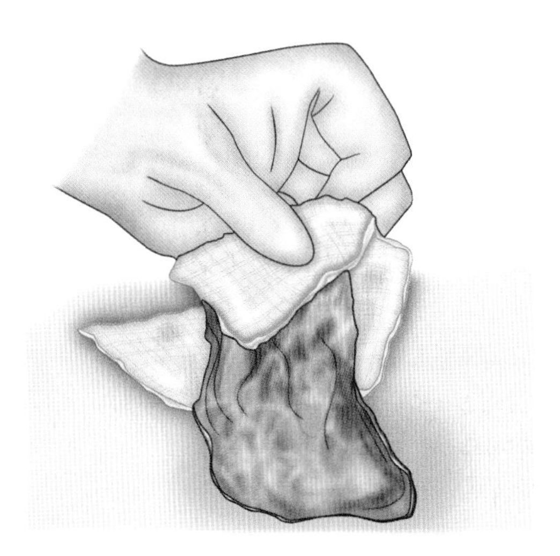

图 15.1 增生的肉芽组织长到粗网格纱布内，在移除的时候会引起再次出血。

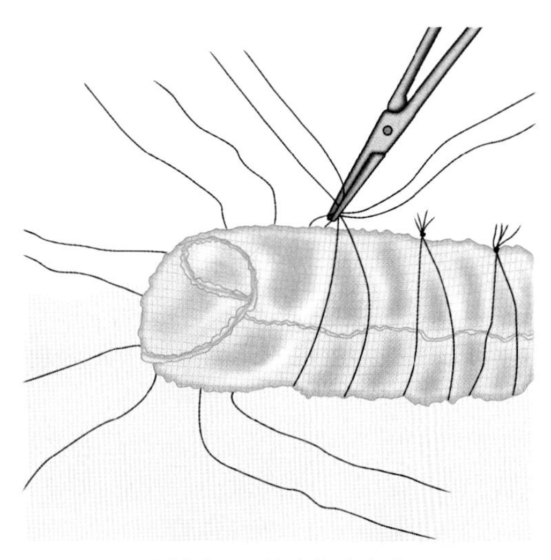

图 15.2 团块式捆绑包扎。

103 个，那么就应该在局部使用含有抗生素软膏的敷料。抗生素软膏可以直接作用在伤口上。枯草杆菌肽是一种对活体细胞具有良好耐受性的抗生素，而且很少引起组织反应。新霉素或者呋喃霉素可引起显著地过敏反应，应谨慎使用。

固定伤口的包扎方法

很多时候，包扎是为了能够使身体的某个部位在恢复的过程中得到休息。植皮术后的最初 7 天，移植的皮肤需要精确地固定，这样才能使它的血管再生。在最初的几天，受体床上移植皮肤的突然位移会破坏小血管结构的吻合，从而导致皮肤再生的失败。团块式捆绑包扎(图 15.2)是处理皮肤移植伤口的最佳方法之一。这种技术对于限制那些容易在不经意间发生运动的区域是最重要的，例如眼睑、嘴唇、手指和颈部。

固定一个结构来保护另一部分

包扎也可被用作将身体的一部分定位，从而起到保护或者固定另外一部分的作用。举例来说，手术后的一段时期内将上眼睑固定在闭合的位置上可以防止眼角膜干燥或受伤。在治疗上颌骨折中，没有骨折的下颌的牙齿被用线固定(“包扎”)用以对抗上颌骨折的两个断端(的位移)。

固定疼痛的关节或肌肉

当创伤后肌肉或关节发炎，牢固的包扎固定可减少不适感以及加速康复。

将身体的一部分抬高的包扎方法

有时候包扎的功能无非就是将身体的一部分抬至高过心脏的位置，从而促进静脉，毛细血管或淋巴的回流。被抬高的部分可能患有淋巴水肿或是肢体的蜂窝织炎。抬高肢体可能对淋巴水肿，蜂窝织炎或深静脉血栓有益。

在伤口愈合的过程中减少组织张力的包扎方法

在愈合的过程中，可以通过使用夹板固定相邻的关节使之减少活动来降低伤口组织的张力。众所周知，伤口两侧的皮肤如果过度伸展或是肌肉收缩都对伤口的愈合不利。这种张力甚至可能导致伤口裂开。

外部包扎或支持治疗可降低伤口的张力，同时可降低伤口延迟愈合的概率。以下是减张包扎的方法：

皮肤拉口贴(图 15.3)：皮肤拉口贴是使用

最广泛的用于降低伤口张力的包扎方法。其材质可以是透气或者不透气的,无弹性或是有弹性的。透气拉口贴的优点是可以使血清或血液透过毛孔引流出来。拉口贴常被应用于呈直线的间断缝合法中,例如甲状腺手术。

弹力胶带:如果组织在受伤后的 2~3 天内出现水肿,那么使用可伸展长度的弹力胶带包扎是合适的。弹力胶带应避免用于张力过大的伤口以免引起水疱。

伤口的评估

当评估伤口情况的时候，注意以下几点是非常重要的：

1.位置。

2.大小。

3.形状。

4.深度。

5.伤口边缘情况。

6.伤口周围组织的情况包括血运和知觉。

7.伤口基底部的腐肉,焦痂,坏死组织,肉芽组织。

8.慢性溃疡的恶变(马氏溃疡)。

分泌物的细菌培养应被常规送检。检测出病理性微生物并不是使用抗生素治疗的指征,除非是蜂窝织炎或是系统性脓毒血症。正规的换药及清创术可以防止细菌的滋生。

坏死组织

坏死组织即失去活性的组织。清除坏死组织对于防止感染及加速伤口愈合是非常重要的。

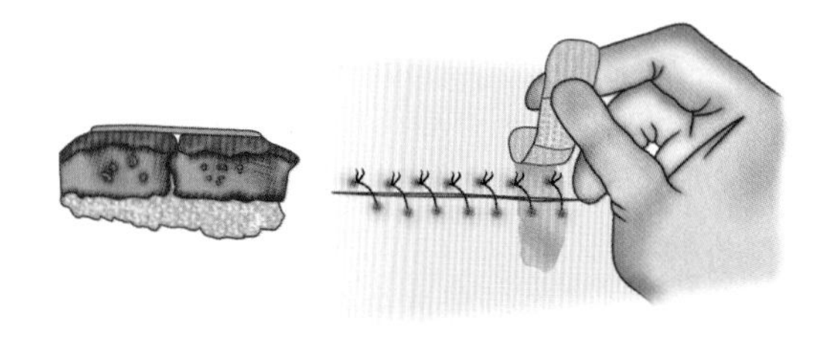

图 15.3 使用皮肤拉口贴降低伤口张力。

腐肉

腐肉是凋亡的细胞、纤维组织、血清渗出物、白细胞和细菌的混合物。腐肉的脱落进程与伤口愈合过程中增生阶段的进程是一致的,而且其对于肉芽组织的生成至关重要。大量的渗出物可以浸润伤口周围组织。如果渗出物过多，那么换药的时候就应该选用具有吸收作用的敷料。如果伤口是干燥的,则选用的敷料需要保持湿润。

肉芽组织

肉芽组织富含血管,所以呈现鲜红色。敷料的选取应视渗出物的多少而定。大量的肉芽组织生成可以防止伤口上皮化并有利于其愈合。如果伤口周围出现了非常明显的过度生长的脆弱的粉色组织,可使用硝酸盐治疗。

上皮再生

上皮细胞的基底层进行复制并迁移覆盖伤口。应使用低黏合力的敷料以免损伤这些组织。尽管换药对于避免因液体渗透敷料而增加感染风险是非常重要的，但是为了不损伤上皮组织，还是应该将换药次数减少到最低限度。

渗出物

渗出物内含有白细胞,酶,生长因子和细胞活素，所有这些在伤口愈合中都是至关重要的。有证据表明,利用渗出物保持伤口湿润有利于其愈合。

伤口护理原则

处理任何伤口时,下列问题均须注意：

1.营养状况。

2.包扎压力的护理。

3.对于原发性致伤因素的处理。

4.脓液引流/清创。
5.对于蜂窝织炎的治疗。
6.清理伤口。
7.促进伤口愈合。
8.由同一人/同一团队进行定期复查。
9.详细记录病程。

清创术的方法

自溶

自溶清创术是指利用身体可将坏死组织溶解的能力进行清创。应选用可将液体渗出物留在伤口内的敷料,用以保留酶、生长因子及其他伤口愈合所需的因子。

手术

清理坏死组织可以在换药期间在病房内进行。这种清创术疼痛感应该不强,且适用于伤口周围组织炎症较轻的创面。如需进行扩大范围的清创术,则应给予局麻或基础麻醉,并在手术室内进行。

生物制剂

生物制剂疗法包括利用无菌的(苍蝇)幼虫(蛆虫)放置在伤口上,它们会选择性的消化坏死组织,且不会损伤健康的组织。

酶制剂

在药理学研究方面发现了某种类型的胶原酶可以用来帮助消化坏死组织。

手工操作法

手工操作清创法包括使用被盐水浸泡过的纱布给伤口换药。等纱布干燥后,第二天取下, 取走纱布的同时就可以将伤口表层的坏死组织带走。

不同类型的敷料

低黏合力型

低黏合力敷料可以较容易地取走, 且不损伤伤口或其周围的组织。低黏合力敷料可使渗出物透过第二层敷料。一般来说它们由带孔的塑胶制品,薄纱布或无纺布制成,有时其表面还附有一层例如像石蜡这样的低黏合力的物质。举例来说,这种类型的敷料有油纱布或者透明硅胶伤口护理垫。

半透膜型

这种敷料可以被气体或水蒸气透过,但不会被液体或细菌穿透。适用于清洁干燥或有极少量渗出的伤口。喷雾胶布是一种透明的膜性敷料,它能被气体或是水蒸气透过,但其具有防液态水的功能。这种敷料适用于不易固定的部位,如活动性大的部位,手指或头皮。举例来说,这种类型的敷料有透气胶膜,喷雾胶布和自粘性吸收敷料。

泡沫材料型

泡沫型敷料是由亲水性聚亚安酯泡沫制成的。这类敷料具有很强的吸收性,可以吸收大量的渗漏到伤口周围皮肤的渗出物。渗液吸收贴,泡沫敷料都属于这一类的产品。

亲水性胶体型

亲水性胶体型敷料含有胶质剂并可与伤口渗出物亲密贴合。它们适用于少量至中等量渗出的伤口,并可促进坏死组织自溶。在初始阶段, 亲水性胶体敷料并不能透过伤口渗出物及细菌,然而随着其凝胶化过程的发生,它们变得越来越具有穿透性。举例来说,这种类型的敷料有水凝胶敷料、水胶体敷料等。

水凝胶型

水凝胶型敷料由水和甘油组成,所以其特性与胶体一致。它们被用于坏疽伤口腔内,从而促进组织自溶。它们可以为干燥的伤口提供潮湿的环境, 同时可以将周围正常组织浸软。这类敷料不能用于渗出物较多的伤口,因为它们的吸收渗出物的能力较差,且没有黏性。凝胶敷料及保水黏合剂都属于这一类产品。

抗菌型

抗菌型敷料的局部含有抗菌剂成分,其目的是伤口内的细菌滋生。但是如果伤口感染过于严重,那么使用这种敷料是不能够取代清创术的。辅料内抗菌剂的成分包括银,碘及甲硝唑。它们可以吸收少量的渗出物。含银水凝胶及含银抗菌敷料都属于这一类产品。

毛细管型

毛细管型敷料是由泡沫敷料以夹心的形式组成的,其具有很强的吸收能力,所以它可以用于有大量渗出物的伤口。这类敷料对于干燥伤口是由损伤的。

藻蛋白酸盐型

藻蛋白酸盐型敷料是由褐色海草中的藻酸盐提取而来的。这类敷料可用于极大量渗出的伤口,以为它们可以吸收相当于自身重量5倍的水分。藻蛋白酸盐型敷料不可用于干燥伤口,因为在移除敷料的过程中它会与伤口粘连并损伤组织。它们适用于空洞样伤口。使用藻蛋白酸盐型敷料换药时,必须要在再其外边加盖二层敷料。

网纱型

网纱型敷料作为二层换药的敷料,通常将其置于低黏合力型/亲水性胶体型敷料的上方,以用来吸收渗出物。也可以将其放置于半透膜型敷料的上方来提供一定的压力,用以降低血肿形成的风险。这类敷料不可直接接触伤口,因为在移除的时候,它们会与伤口粘连并损伤组织。

防水型

防水型敷料可透气,并可防止水蒸气,液体及细菌的侵入。因此,它们既可保持伤口的湿润环境,又可以浸软组织。它们可以用于由于伤口位置(例如,吻合口旁的剖腹探查切口)所决定的具有高感风险的外科手术创口。弹性黏膏属于防水型敷料的一种。

真空辅助闭合装置(VAC泵)

VAC泵产生低负压,具有吸收伤口内多余的液体,促进肉芽组织生成,帮助创面愈合以及减少伤口内的细菌数量的作用。聚氨酯醚泡沫体敷料被裁剪成适于伤口大小的尺寸。抽吸装置嵌置于敷料下方,最外边使用具有粘附性,防渗性的织物敷料覆盖于伤口及伤口周围的正常组织之上。这种设置的目的在于可以让整个伤口具有均衡的压力。吸引管与装置外部的储存罐连接用于收集引出的液体。这种装置可以在门诊使用,同时对于较大的手术切口,如剖腹探查口也十分有效。

各种常见临床情况的换药方式举例

坏疽性伤口——压疮

在坏疽性伤口中坏死组织会很快地丢失水分,所以通常会导致创面摸起来非常坚硬和干燥。为了使伤口尽快愈合,或通过手术清创或通过给伤口内组织补水促使其自溶的方式,总之,最重要的是要去除这些坚硬的坏死组织。常用的水凝胶制剂,如克立诺姆,就适用于坏疽性伤口。在伤口与正常组织的分界要涂上乳膏以防止其将创面周围组织浸软。最后将伤口外边敷上半透膜材质的敷料,每24小时检查一次。

腐肉性伤口——溃疡

此类伤口中厚的腐肉层是非常容易被感染的。因此,为促进伤口愈合,腐肉应被以机械,生物制剂或手术清创等方式清除。常用的亲水性胶体型敷料适用于这类伤口,可促使其坏死组织自溶并吸收渗出物。如果是有大量渗出物的伤口,可使用藻酸盐类的敷料,最外边使用网纱型敷料外敷。

肉芽组织

含有肉芽组织的伤口要使用低黏合力型敷料以防损伤脆弱的组织。二层敷料要使用亲水性胶体型敷料或藻酸盐型敷料用来吸收伤口渗出物。网纱型敷料用于吸收额外的渗出物。

要点

1. 伤口换药兼有技术性和技巧性。
2. 选择适宜的敷料有助于加速伤口愈合。
3. 理想的换药是保护伤口不受二次创伤和感染，不过敏，使伤口充分与氧气接触并保持湿润。
4. 不同类型的敷料各有特点,要根据伤口的情况合理选择。

第 16 章 手术激光应用基础

Raman Tanwar, Suduhir Kumar Jain

激光是英文 Light Amplification by Stimulated Emission of Radiation 各单词头一个字母组成的缩写词，意思是“通过受激辐射的光扩大”。激光是一种由单色的、连续平行移动的粒子单向运动所产生的光，与白光相比，能量更强。激光输出的波长和能量决定了它的应用范围，如激光切割、激光热处理、激光封闭术。激光具有 3 个特性，即单色性、单向性和连续性。这 3 个特性使得激光能够在极小的范围内储存极大的能量，因此，激光比普通光更具有危险性。本章的目的是概述激光的基本原理，及其在使用过程中应注意的预防措施。

激光器的基本组成

有效工作介质

有效的工作介质可以是固体、液体或者气体。常见的介质是红宝石，Nd:YAG，二氧化碳，氦或氖。具有动能的电子激发介质原子，给工作介质以能量，使其发出稳定的能量，造成了产生激光的条件。

激发装置

采用光学的、电子的或化学方法将能量通过能量激发装置传递到工作介质中。

高效反射镜

这种反射镜可以将激光来回反射，反射率接近 100%。

局部透视镜

这种透视镜的反射率不到 100%，剩余的部分会被发射出去。

1961 年，固体激光器（Nd:YAG 激光器）和气体激光器（氦氖激光器）发明后，激光才开始应用于医学领域。两年多以后，氩离子激光器和二氧化碳激光器诞生。

香豆素燃料激光器和红宝石激光器是最早被应用到医学领域的激光器，而现代已经被更有效更多功能的高功率激光器取代。不同激光的特性不同，故而应用于不同领域。具有辐射热和切割功能的激光在手术领域应用最为广泛。在精细区域如血管及黏膜组织，可以用激光进行消融术，具有高度精确性。这就是所谓的光折射效应。还将其具有的辐射热效应应用到泌尿系统结石凝固和消融术中。具有成像功能的激光器也可以碎石，这种激光技术已归为体内管腔激光系统。另外一个重要的特性是光动力学或者光化学效应，一些能够摄入光化学物质的组织，如肿瘤，可以更容易获得能量。短脉冲激光也可以，可以运用到光声效应，用来定位石头。

激光器的多种模式：

·连续激光模式：这种激光的工作方式是长时间产生激光输出，从而得到连续激光。连续激光的输出功率一般都比较低，大约 1000~5000W。

·脉冲激光模式：这种激光的工作方式是

短时间内激光峰值爆发出 100 倍功率。

·调 Q 技术/巨脉冲激光模式：激发的光粒子可以瞬间产生超高的输出功率。

氩气激光器

氩气激光器是 1962 年发明的，现在广泛应用氩气的光凝效应。氩气激光器通常波长在 488nm，光谱上呈现蓝绿色。氩气容易被黑色素，血红蛋白等色素吸收，从而用于血管疾病。氩离子凝固术作为一种重要的凝固法，广泛应用尤其是血管组织。在内镜下可以使用氩离子凝固术去除胃肠道早期癌变组织，控制呼吸道和内脏的急性出血。氩气具有惰性及无毒性，是通过高频电流的最佳选择。

电流作用下，氩比室内空气更容易出现离子化，电离成氩气离子。因此在手术中可以将能量传递到创面，与正常组织隔离开，不会伤到正常组织。

Nd:YAG 激光

Nd:YAG 激光是由三价钕离子掺入钇铝石榴石（YAG）基质中形成的一种激光晶体（$Y_3Al_5O_{12}$）。Nd:YAG 激光器发明后经历了很长一段时间才应用于医学领域。根据需求不同，Nd:YAG 激光应用的形式也不同。高能量连续式激光波通常用于重型切割，并会产生热透镜效应。调 Q 技术/巨脉冲激光模式在激光手术操作中应用的更广。Nd:YAG 激光还可进行单模工作。Nd:YAG 激光的波长在 1064nm，接近红外光。

当定向光照射到可见光中即可形成 Nd:YAG 激光。Nd:YAG 激光具有 5~6mm 渗透力。它具有极佳的止血功能，并能使肿瘤组织凝固坏死。应用于绝大多数手术，包括眼科手术、支气管血管肿瘤摘除、各类皮损、甲状腺射频消融术、控制结石及前列腺增生等。常见设定功率为 20~30W。

Ho:YAG 激光器/钬激光器（图 16.1A 和 B）

Ho:YAG 激光器的工作介质是钬-钇-铝石榴石组成，近年来才逐渐应用于外科领域。Ho:YAG 激光器波长为 2100nm，与红外线激光接近。也是固态激光器，对组织的穿透深度到 0~5mm。钬激光在水中有很高的吸收系数，使用其起来更安全。

在巨脉冲激光模式中，脉冲可以达到 250~350μs，频率为 8~12Hz，能量为 0.6~1.2J，使得激光聚光具有极好的切割能力和肿瘤切除能力。

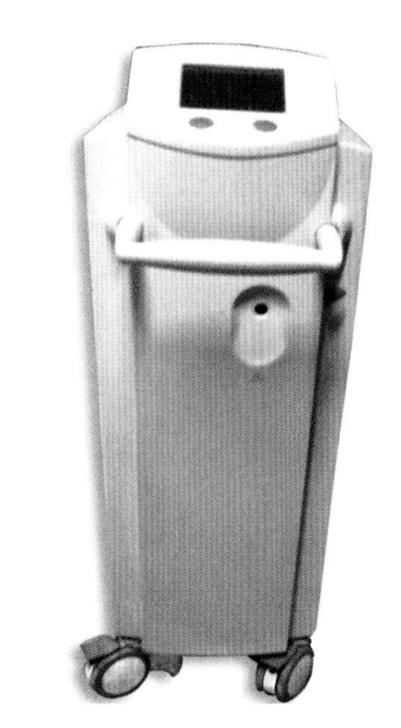

图 16.1A　钬激光机。

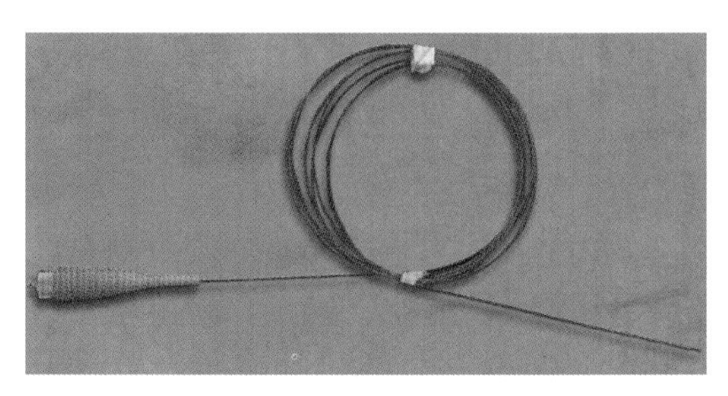

图 16.1B　钬激光纤。

广泛应用于尿道狭窄、膀胱造瘘、泌尿系碎石。由于安全系数较高,颇受泌尿科医生欢迎,用于泌尿系碎石、尿道狭窄、前列腺和膀胱剜除。关于使用泌尿系碎石术是否会产生用氰化物的临床相关性研究仍在研究当中,故在目前仍将钬激光作为碎石的选择。

KTP 激光器(图 16.2)

KTP 又叫磷酸钛氧钾激光,波长是532nm,是 Nd:YAG 激光频率的 2 倍,从 yag 激光发出来的光束通过 KTP 激光电晶体后产生的是绿光。由于 KTP 激光主要被血红蛋白吸收,因此不会损伤周围的血管组织。KTP 激光有极强的穿透性,可以实施汽化术和碳化术,常应用于治疗内腔肿瘤、皮损、前列腺增生和眼科手术。

二极管激光器/半导体激光器

二极管激光器是由高能电子束注入 pn

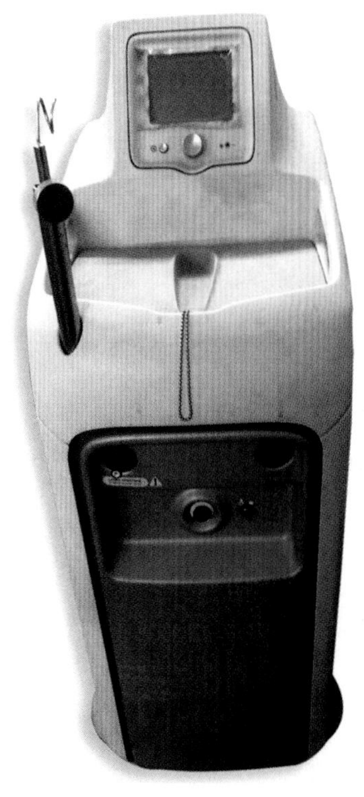

图 16.2 KTP 激光机。

结时就会发出激光,一般是由 GaAS(砷化镓),InAS(砷化铟),Insb(锑化铟)等材料制成,优点是体积小、用途多。根据使用的工作介质不同,波长在 300~3000nm。二极管激光器与其他激光器相比能量效率更高,因此更高的利润空间。既可以连续输出能量,也可以进行脉冲输出。目前应用于耳鼻喉外科、泌尿外科及血管外科如整容手术、体表肿瘤切除术、早期内腔肿瘤等治疗中。

二氧化碳激光器

二氧化碳激光器发出的波长为 10 600nm,身处长波长的可见光范围,在放电管中放电输出激光。既可以连续输出也可以脉冲输出。由于其高能高精准的特点,故而是烧灼表面物质的最佳选择。二氧化碳激光器里面常充以 CO_2 气体和其他辅助气体,主要是氦气和氮气。激光器具有高穿透力的特点,能被细胞内外水分吸收并汽化。二氧化碳激光器是最早生产的气体激光器之一,在激光皮肤治疗中占有主导地位。

以下是激光在手术中的具体使用范围:

1. 除皱和除疤术。
2. 血管性皮肤病如毛细血管扩张、血管瘤、静脉曲张、鲜红斑痣。
3. 整形术如除皱、磨皮、换肤、去除或淡化色素沉着等。
4. 良性及恶性皮肤肿瘤去除术及消炎术;
5. 静脉内腔镜下的静脉曲张治疗术(IVLT)。
6. 眼科手术中的眼角膜、葡萄膜、视网膜病变等。
7. 泌尿外科术如碎石、前列腺增生及各种狭窄。
8. 实质性脏器填塞术。
9. 光动力学疗法。
10. 关节镜外科术、半月板修复术、椎间盘减压术等。

11. 肺部胸外科手术。

12. 胃肠外科中息肉摘除术、血管性疾病、各类狭窄。

激光危害类型

1. 眼部：眼睛暴露在激光的强烈照射下会导致角膜或视网膜灼伤。激光过度慢性照射下会出现角膜损伤、白内障或者视网膜损伤。

2. 皮肤：暴露在高强度激光强烈照射下会灼伤表皮，紫外线（波长在 290~320nm）照射下可能会导致皮肤癌变。

3. 化学危害：有部分激光器内组成有危险或有毒物质（化学染料、激励激光器）。

4. 电气危害：大部分激光器都能产生高压电，有致命危险。

5. 火危害：燃料激光器中的溶剂多为易燃物质，高电压脉冲或灯泵容易引燃它们。高能量连续输出的红外线激光器直接照射或反射也会造成引燃。

激光器与眼睛

近红外线光的激光（波长在 400~1400nm）会损伤角膜导致视觉盲点（视网膜中央凹的盲点）这个波段也叫"角膜损伤区段"。在紫外线（波长 290~400nm）或长远光（波长 1400~10 600nm）光谱下的激光会造成角膜乃至晶状体损伤。光声效应造成的视网膜损伤时可闻及"噗"声。大量的热损伤会使激光师视网膜损伤，从而出现视觉定向障碍，但这种情况一般并不明显。

激光导致眼损伤的症状

1. 暴露在不可见光的二氧化碳激光束下，被照射到的眼角膜或巩膜上的区域会有烧灼痛感。

2. 暴露在可见光的激光束会出现一个亮白光点，及其补色的残像（如波长为 532nm 的绿色激光束会产生一瞬间绿色光点，随后出现红色残像）。损伤区域取决于直射或反射入眼睛的激光束波长：当视网膜受影响时，无法检测到蓝光或绿光，继发性造成视椎损伤，视网膜上会出现色素沉着。暴露在 Nd:YAG 激光器巨脉冲模式（1064nm）照射下的危害尤其大，因为这种光束是不可见光，而视网膜又缺少痛觉神经，因此很可能眼睛在无意识的情况下受到损伤。

皮肤危害

皮肤暴露于高功率激光束下可引起灼伤。在 5W 的水平，激光所产生的热量会引起皮肤收缩反应，类似于人碰到热的物体时会不自觉地迅速拿开或推开。这种烧伤非常痛苦，就像皮肤被蒸煮，并形成一个严重的病变，需要相当长的时间来治愈。

紫外激光的波长还会导致皮肤癌。

化学性危害

激光器中所使用的某些物质（例如激态分子，染剂，化学性激光）可能导致危害或者产生有害物质。另外，激光诱导反应可以释放出有害的微粒和气态物质。

电气危害

致命的电气危害可能存在于所有的激光中，特别是高功率激光系统。

次生危害

1. 低温冷却液的危害。
2. 超高能激光器造成的噪声超标。
3. 故障光泵和灯的爆炸。
4. 火灾。

激光安全标准和危险分类

激光的潜在危险和必要的控制措施是由光学排放分类划分并决定的。这样，许多激光器在使用时就不需要不必要的限制来保证安全。

在美国，激光是根据美国国家标准研究所(ANSI)Z136.I 激光的安全使用分类的。

ANSI 分类

1 级：指的是在正常操作条件下不构成危害的激光或激光系统。

2 级：指的是低功率可见光激光器或通常不存在危险但如果长时间直接观看可能存在一些潜在风险的激光系统。

3a 级：指的是贴有“警告”标签的特殊激光或者激光系统，如果肉眼只有短时间(在眼睛的保护性反应期内）被激光照射通常不会伤害眼睛，但如果使用了聚集光学系统可能会有更大的风险。3a 级激光有“危险”的标志，超过其允许的辐射水平。如果小心用 3a 级激光操作的话可以降低损伤的风险。

3b 级：如果被直照射的话会产生危害的激光或激光系统。通常情况 3b 级激光不会产生危险的漫反射。

4 级：不仅反射造成损伤并且可能造成皮肤严重烫伤的激光或激光系统。

使用激光器时的注意事项：

1. 使用激光器的区域贴有警告标志或标牌的通知(图 16.3)，必须随时佩戴安全护目镜预防眼外伤。
2. 保持随时可见光导纤维的尖端。
3. 任何时候光纤不在患者身上或者在某一过程中作用不明显时把激光调在待机模式。
4. 操作光导纤维时必须动作轻柔，以防止纤维的意外破损，从而导致患者的损伤。

激光防护眼镜的要求

1. 在能超过允许的最大辐射量(MPE)的 3a 或者 4 级的标称激光危险区(NHZ)内的所有人必须佩戴激光防护眼镜。
2. 各个波长的激光防护眼镜的光学密度都应该被激光安全检测员(LSA)标记。
3. 所有的激光防护眼镜应该清楚地标明光学密度和能够保护的波长。这在多激光器安装区域里是非常重要的。
4. 激光防护眼镜佩戴之前必须检查是否损坏。

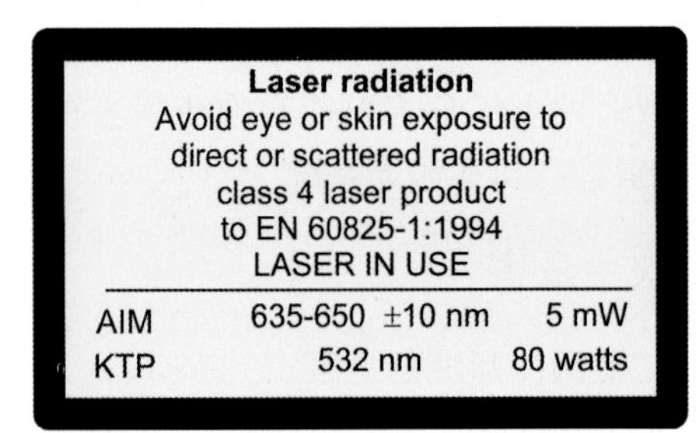

图 16.3 激光的安全预防措施警示牌。

要点

1.激光在手术中很常用。
2.所有操作激光的人在使用之前必须阅读特殊的激光标准操作程序。
3.激光操作的区域必须被严格划分。
4.所有进入激光操作区域的人必须佩戴专业的激光防护眼镜。
5.必须要由激光安全检测员给予工作人员适当的培训并维护激光机器。

第17章 基本手术步骤

Raman Tanwar, Sudhir Kumar Jain

本章节将详解基本外科程序，目的在于纠正我们每日例行的外科手术步骤中的不足之处。

下列手术的步骤将被详述

1. 脓肿切开引流术。
2. 包皮环切术。
3. 肋间胸腔穿刺置管引流术。
4. 治疗阴囊积液的手术。
5. 阑尾切除术。
6. 疝修补术。
7. 胆囊切除术。
8. 不使用手术刀的输精管切除术。
9. 屈氏法治疗静脉曲张。

手术程序是一项需要术前仔细准备及术后密切观察病情的工作。术前准备包括以下内容：

1. 签署知情同意书。
2. 完成手术标识。
3. 调查患者对麻醉药品的耐受性。
4. 调查与手术相关的其他特殊情况。

签署知情同意书

知情同意书是一份患者在接受治疗前被充分的告知此治疗的优点及潜在风险并供患者选择的文书。知情同意书应使用患者的母语对患者充分告知，并由有能力胜任这一工作的外科医师完成。患者必须被告知是否还有其他的治疗方案以及该手术的益处和可能出现的并发症。

脓肿切开引流术

切开引流是治疗脓肿的首选术式。通常在局麻下施术。但如果脓肿较大或位置较深，如乳腺脓肿则应在全身麻醉下进行。

步骤

1. 脓肿的位置需消毒并用孔巾覆盖。

2. 阻滞麻醉应围绕脓腔及拟切开的位置进行。将局麻药物注射进脓腔内是无效的。

3. 如果有可能的话，应沿着 Langer 线或沿脓腔的长轴切开皮肤，深度不应超过脓腔。

4. 内口应使用窦道钳在脓腔内探查。这种引流的方法被称作 Hilton 法，使用这种方法可以避免损伤神经血管的结构。

5. 将狭窄的外口打开并将脓腔的内容物引流出来。

6. 另一种方法是将手指伸入伤口并破坏其内所有小的脓腔。

7. 脓腔需用生理盐水与抗生素的混合液进行冲洗。

8. 使用浸泡在消毒剂或碘仿的纱布包扎脓腔，以确保其不再出血。24 小时后拆除包扎。

9. 需使用无菌敷料处理伤口。

乳腺的脓肿引流

乳腺脓肿起病急骤，疼痛剧烈，并可导致

乳腺组织坏死。乳腺脓肿属于外科急症范畴，一旦患有该病则应停止母乳喂养。乳腺脓肿常由细菌性乳腺炎发展而来，而造成细菌性乳腺炎的菌株为金黄色葡萄球菌。

如果出现下列情况可采取切开引流或经皮穿刺引流：

1. 抗生素使用48小时无效。

2. 在排空乳房后局部仍有持续性的硬结。

3. 患者乳房的某一区域有皮肤变红,皮温升高及局部有波动感等症状。

乳腺脓肿手术应在全身麻醉下进行,但如果是小的脓肿也可以在局麻下施术。

1. 患者取平卧位,消毒乳腺,铺孔巾。

2. 在脓腔上方做放射状切口，引流脓液时使用长窦道钳。

3. 使用钳子的尖端或用手指将伤口内所有的小的脓腔全部破坏，以防止复发同时达到充分引流的目的。

4. 一些大的脓肿可以采取沿乳晕切开的方式引流。积存在此处的脓液就可以顺着乳房下皱裂被引出。沿乳晕切口具有美观及愈合后瘢痕小等优点。用安全针固定引流管,脓液引流干净后即可拔除。

5. 长在乳房后部的较大的脓肿宜采用经乳房下皱裂切开引流术。

6. 脓腔需用过氧化氢及生理盐水冲洗。

7. 伤口要用条带状纱布松弛的进行包扎。

8. 残留脓液的多少取决于脓液总量及脓腔的大小。

9. 如果患者大面积皮肤出现红斑则应行病理检查,以便排除炎性乳癌。

肋间胸腔穿刺置管引流术

适应证

1. 脓胸。

2. 血胸。

3. 超过胸腔比例10%的气胸。

4. 已行胸腔穿刺排气且病情稳定的张力性气胸患者。

5. 多次穿刺后仍复发的气胸。

6. 恶性胸腔积液。

7. 侵犯胸膜的手术，如在行肾脏手术时需经过第11肋弓根。

在签署完知情同意书后患者取平卧位，患侧肢体举过头顶并呈外展位。该操作可在局麻下进行。

步骤

1. 胸部消毒并铺孔巾。

2. 从胸骨角开始向下数肋间隙以确定穿刺位置。

3. 穿刺点位于一个安全三角内，其三条边分别为胸大肌外缘,腋中线及第五肋上缘。

4. 麻药的浸润范围为切口至胸膜。

5. 应沿肋骨下缘的Langer线做横向切口。

6. 用血管钳分离切口，在到达胸膜层前来自肌肉层的阻力会一直存在。

7. 直视下用止血钳刺穿胸膜，在穿刺的过程中会遇到阻力。

8. 用手指探查胸膜腔以确保置管位置的肺组织没有与胸壁粘连。

9. 胸导管沿切口插入，方向指向脊柱旁沟。导管方向朝下用来引流液体,朝上用来引流空气。

10. 胸导管与水封瓶连接,并要密切观察水柱的变化情况。

11.在确认胸导管的深度及位置都适宜的情况下,采用荷包缝合的方法固定。引流管也需确保与胸导管安全连接。

12. 胸导管周围用无菌纱布外敷,以确保其位置适宜。

13. 要正确的指导患者如何保护好胸导管，并在置管后行影像学检查以确保导管在胸腔内的位置正确。

包皮环切术

适应证

1. 包茎。
2. 反复发作的龟头炎。
3. 包皮过长导致的干燥性闭塞性龟头炎。
4. 包皮过长导致的原位鳞状细胞癌。
5. 尖锐湿疣。
6. 包皮过长导致的阴茎肿瘤。
7. 包茎嵌顿。
8. 包皮外伤,例如被拉链夹伤。
9. 社会或宗教原因。
10. 因包皮过紧导致性交困难。

包皮环切术的禁忌证是尿道下裂及出血障碍性疾病。

一些国家官方规定包皮环切采取局麻下施术。儿童行该手术采取全身麻醉。

步骤

1. 将包皮完全翻下,彻底消毒龟头。

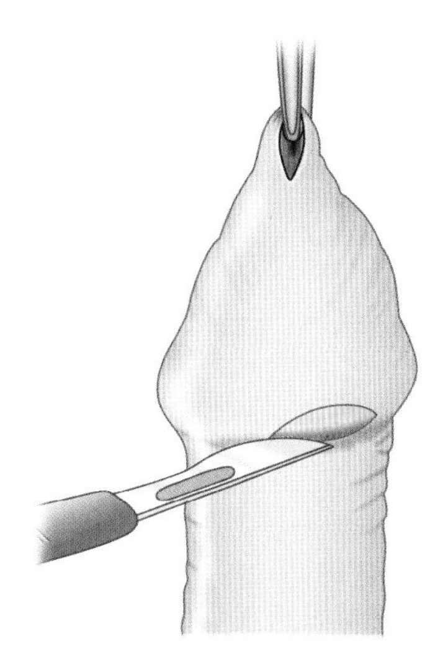

图 17.1　无菌切口,自冠状沟的外层皮肤至 Buck 系带。

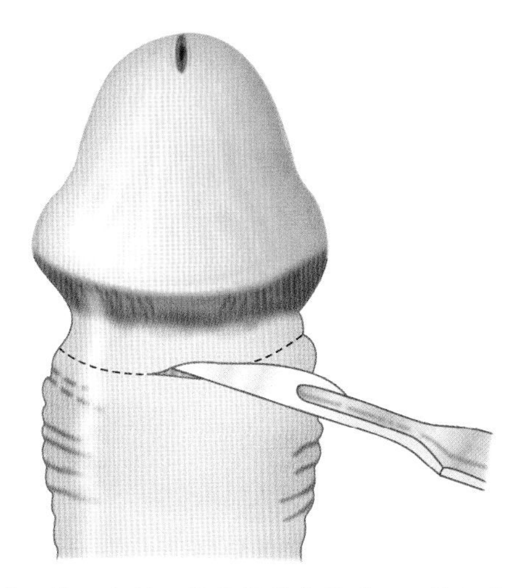

图 17.2　第二个切口位于距冠状沟 5mm 的包皮内层皮肤。

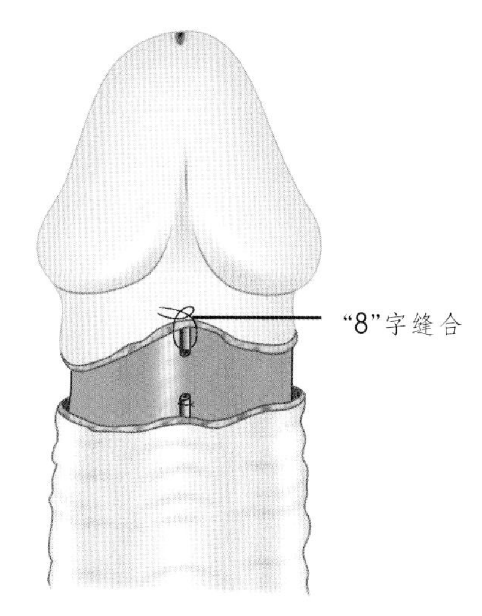

图 17.3　系带动脉可用"8"字缝合来确保止血。

2. 用手术刀行无菌切口，自冠状沟的外层皮肤至 Buck 系带(图 17.1)。

3. 第二个切口位于距冠状沟 5mm 的包皮内层皮肤(图 17.2)。

4. 术中需确切的止血,系带动脉可用"8"字缝合来确保止血(图 17.3)。

5. 用止血钳将两层皮肤加在一起。

6. 用 3-0 含铬的肠线或可吸收线间断缝合两处切口。

7. 用软石蜡纱布包扎伤口。

包皮过长的儿童可采取钳夹切除法手术治疗。

治疗阴囊积液的手术

适应证

1. 巨大的阴囊积液致使日常活动受到影响。

2. 阴囊积液有明显的疼痛或坠涨感等症状。

3. 由于阴囊积液将阴茎包埋导致排尿困难。

4. 身体形象的关注。

5. 由于睾丸或附睾疾病引起的阴囊积液。

6. 创伤导致的阴囊积液反复发作。

阴囊积液的手术可选择腹股沟入路或阴囊入路。阴囊入路适用于早期的阴囊积液同时也是最常用的方法。

步骤

1. 做垂直或横向切口直至鞘膜层。

2. 顿性分离鞘膜积液层和脏层阴囊。

3. 将壁层膜的前壁打开,吸净囊液。

4. 将已打开的壁膜向上下扩大。

5. 如果囊肿很大，则切去一部分并沿切缘确切止血。

6. 将囊壁外翻并使用羊肠线或可吸收线与被膜的边缘缝合在一起。

7. 缝合切缘时要足够的松弛，在边缘与线结之间可以容纳下一个手指。

8. 将睾丸还纳入阴囊并逐层缝合。

9. 可以替代阴囊翻转手术的方式是阴囊皱褶法或 Lord 法，即在切开睾丸后用可吸收线沿睾丸纵隔将其缝合。围绕睾丸缝合 8~10 针,直至其完全还纳入阴囊(图 17.4)。

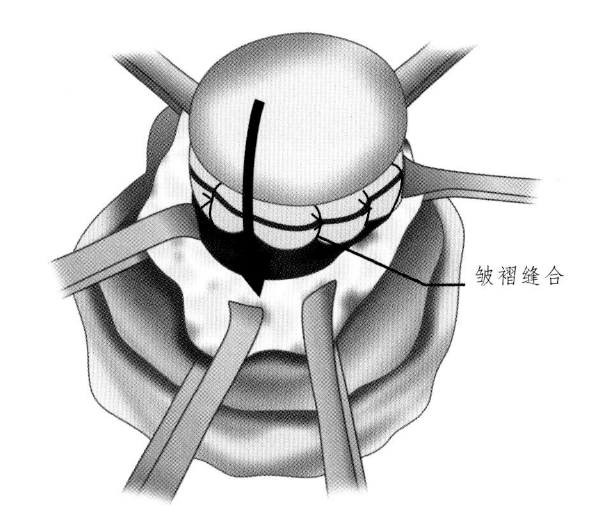

图 17.4 皱褶缝合并将睾丸还纳入阴囊。

10. 如果术中出血或行大范围的钝性分离,则需另做一切口放置波纹引流管。

11.使用阴囊绷带加压包扎以防治出血和感染。

阑尾切除术

在世界范围内，阑尾切除术是最常见的外科急症手术。

适应证

1. 急性阑尾炎是阑尾切除术最常见的适应证。

2. 阑尾包块行 6 周保守治疗后，可行阑尾切除术。

3. 由慢性阑尾炎演变成反复发作的亚急性阑尾炎且排除了其他原因导致疼痛的可能性的患者。

4. 在剖腹探查术过程中发现阑尾黏液囊肿且未做病理诊断的患者。

5. 在行其他手术时发现有憩室包裹阑尾的。

6. 如果发现阑尾有钙化则应行阑尾切除术，因为这些患者以后很可能发展成为阑尾炎患者。

7. 阑尾切除术是 Lord 法治疗肠扭转的一

部分。

8. 如果发现回结肠部位肠套叠缓解后阑尾与其粘连应行阑尾切除术。

9. 小于 2cm 且不侵及基底部，盲肠壁及淋巴结的阑尾良性肿瘤。

10. 将阑尾包埋在小肠内。

术前准备和麻醉

所有的患者在术前均给予广谱抗生素用以对抗需氧菌及厌氧菌。如患者有广泛性腹膜炎则应持续给予抗生素。腰麻或全麻都适用于该术。

患者体位

患者取平卧位。给予诱导麻醉后应行腹部触诊。如果在右髂窝触到阑尾包块则应延迟手术,给予保守治疗并择期再行手术治疗。

下列切口适用于阑尾切除术：

1. 麦氏口。

2. 横切口（包括 Lanz 口,Rocky Davis 口或 Fowler Weir-Mitchell 口）。

3. 低位正中切口。

4. Rutherford Morrison 切口适用于沿麦氏口切开皮肤后切断腹内斜肌和腹横肌。这种切口常用在复杂的阑尾切除术中，例如异位阑尾。

第一次提出麦氏口的是 McArthur，他描述了该切口与麦氏点的正确角度，即切口垂直于脐与髂前上棘连线的中外 1/3。低位正中切口适用于诊断尚不明确或有明显的腹膜炎征象者。

1. 切开皮肤及皮下组织后分离腹外斜肌。

2. 分开腹内斜肌及腹横肌腱膜后暴露腹膜并打开。

3. 牵拉腹直肌或将其分开可使切口向中间扩大。

4. 开腹后用拉钩牵起切口的中间部位。

5. 用手指伸入腹腔确定并找出阑尾。

6. 如果用这种方法没能找到阑尾，那么就用湿纱布裹住盲肠并轻柔地循序渐进的沿盲肠寻找阑尾。阑尾可在盲肠末端被找到。

7. 用手指将阑尾从切口中钩起，并用持物钳小心钳夹起来。

8. 阑尾动脉位于阑尾系膜中，将其分离并结扎直至阑尾基底部清晰地显露出来。

9. 一旦确认了阑尾与回盲部的交界,就用直止血钳将阑尾在距回盲部 3~5mm 的位置挤压,而后在距之前挤压部位 3~5mm 的位置将上述过程重复一遍。

下列几点是将挤压阑尾基底部的明显优点：

（1）粗糙的浆膜层可降低线结滑脱的概率。

(2)挤压可使黏膜翻转。

(3)当阑尾被切除后,挤压可阻止感染源沿淋巴管倒流。

10. 在阑尾基底部的挤压位置用 2-0 的可吸收缝线(含铬线或 Polyglactin 线)双重结扎。

11. 在结扎和钳夹处之间切断阑尾（图 17.5）。

12. 尽管没有任何证据证明此种操作有益,但通常情况下,作为外科手术的惯例,被

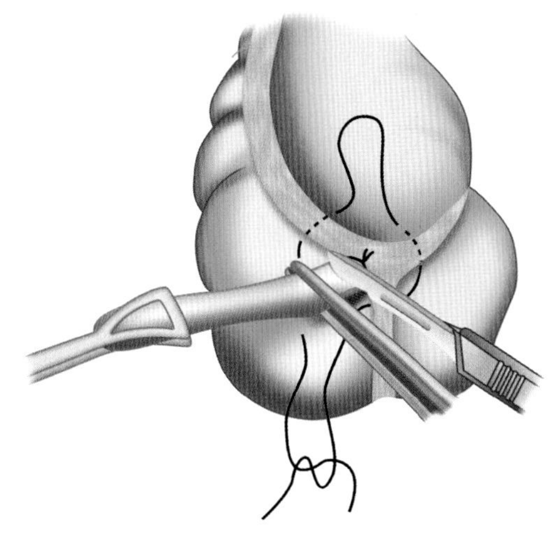

图 17.5　在挤压点和基底部双重结扎点切断阑尾。

暴露的阑尾残端会用酒精棉签灼烧一下。

13. 被切下的阑尾以及执行该操作的钳子和手术刀都应被抛在独立的弯盘内，以将感染的概率降到最低。

14. 只有在明确了阑尾基底部感染不能挤压或基底部水肿有线结滑脱的可能性的时候,才将阑尾残端翻转。

15. 关腹前用温盐水冲洗腹腔。

16. 如果阑尾没有穿孔则不用放置腹腔引流管。但是,如果阑尾有局部脓肿,或有明显的脓液，则应在右髂窝处再打一孔放置引流管。

17. 逐层关腹，腹内斜肌和腹横肌用 1–0 的可吸收线间断缝合。腹外斜肌使用连续缝合法缝合。

腹股沟疝无张力修补术

腹股沟疝无张力修补术是使用 10cm×15cm 的聚丙烯补片加强腹股沟管后壁的手术。补片被放置于腹外斜肌腱膜与腹股沟管底部之间,当腹内压力增高(咳嗽或牵拉)导致腹外斜肌收缩时可以将压力传导到补片上,于是,腹内压力便可保护修补的地方。这个手术由疝囊切开术和用补片加强腹股沟管后壁术(疝修补术)组成。

麻醉

疝无张力修补术可在局麻，硬膜外麻醉或腰麻下进行。局麻更适用于简单的腹股沟疝修补术。在局麻用药中,使用 1%利多卡因的最大剂量为 3~4mL/kg。局麻药物要分别渗透至皮下、皮内、深部皮下及筋膜下。还需在耻骨联合,近疝囊颈部,疝囊内部等处注射局麻药。硬膜外麻醉或腰麻适用于较大的疝、滑动性疝、复杂疝、嵌顿疝或不能配合的患者。

患者体位

患者于手术台上取平卧位。

1. 做一长约 5~7.5cm 的斜切口，位于腹股沟韧带耻骨联合端的中外 2/3 处上方约 2~3cm。

2. 切开皮肤及皮下组织后，继续分离 Camper 及 Scarpa 筋膜。如果遇到表浅的外生殖静脉或腹壁浅静脉的分支则需将其结扎。

3. 暴露并分离腹外斜肌腱膜及疝环外口后打开腹股沟管。切开腹外斜肌腱膜并用蚊式血管钳钳夹(图 17.6)。

上方的皮瓣距离腹内斜肌的距离至少为 1 英寸,这样就可以有足够的空间将补片覆盖内腹内斜肌上。再次过程中要找到髂腹下神

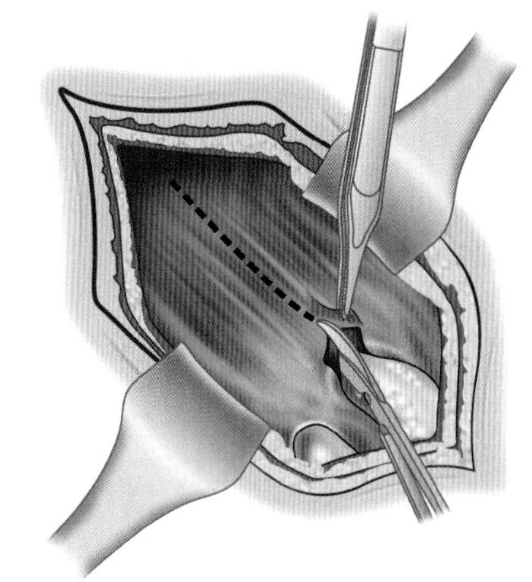

图 17.6 腹膜斜肌腱膜切开。

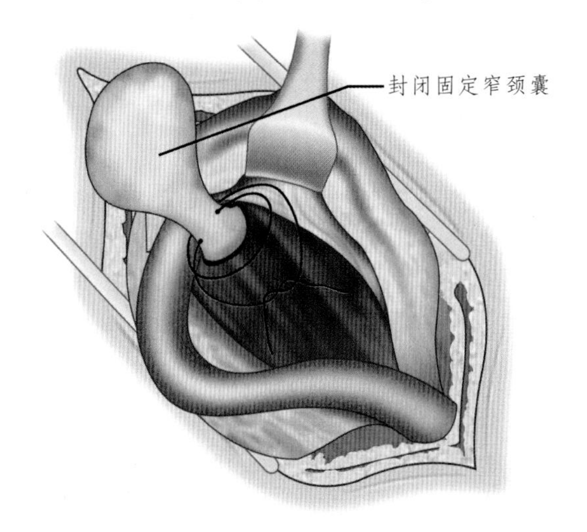

图 17.7 分离疝囊并贯穿缝合疝囊颈。

经并注意保护避免损伤。

4. 向下分离腹外斜肌的下缘，直到看见腹股沟韧带向内弯曲的部分。

5. 将精索从位于耻骨联合处的腹股沟管的底部提起，沿整个精索的全长分离睾提肌及其筋膜，以便充分暴露精囊。

6. 位于内环附近的睾提肌动静脉通常需要结扎或灼烧。

7. 腹股沟斜疝的疝囊位于输精管及生殖血管的前外侧，其疝囊颈部位于上述血管之上。结扎斜疝的疝囊颈部并切除或将其推回腹腔。

8. 直疝的疝囊位于精索后内侧，仅将其推回至腹腔即可。

9. 如果疝囊较大，使用可吸收缝线将其翻转缝合。

10. 用 10cm×15cm 的聚丙烯补片加强腹股沟管后壁。

11. 补片中间部位的边界形状要与腹股沟管中间拐角的形状一致，至少覆盖腹直肌鞘 1cm×1.5cm 的范围，并用 2-0 的聚丙烯缝线缝合。

12. 使用 2-0 聚丙烯缝线连续的将补片的下边界缝合在腹股沟韧带向内弯曲的部分并达到内环水平的位置。

13. 将补片尾部裁开，修剪成燕尾状，上边稍宽(2/3)，下边稍窄(1/3)。将裁减好的燕尾状补片交叉覆盖于精索之上，尾部缝合在腹股沟韧带上，使其成为一个闭合的圆环。

14. 补片的上端用间断缝合法固定在腹内斜机上。

15. 补片应松弛地缝合，呈帐篷状，或者比平铺的状态下多些褶皱，这样当患者站立，腹横筋膜被向前推出时不至于产生过高的张力。

16. 补片的中心位置应距耻骨联合中点 1.5~2cm，上界应在海氏三角上方 3~4cm，侧面距内环 3~4cm(图 17.8)。

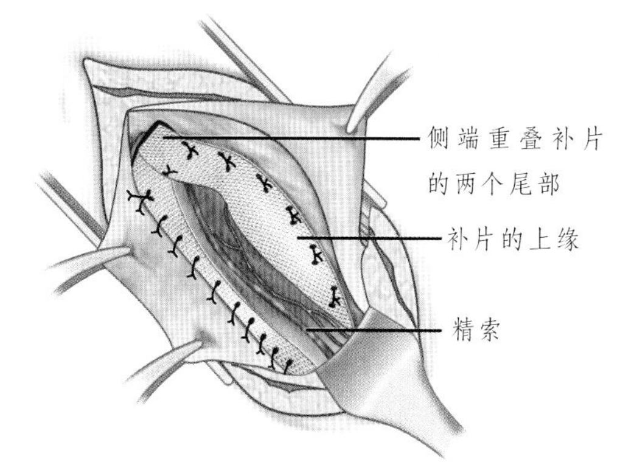

图 17.8 将补片放置于后壁。

使用 1-0 的聚丙烯缝线连续缝合腹外斜肌腱膜。

17. 缝合皮肤及皮下组织后用外科无菌敷料覆盖。

疝缝合术

在现代外科实践中，以下情况适用疝缝合术：

1. 在嵌顿疝肠切除中，由于高感染风险而不能使用补片的患者。

2. 对补片的材质过敏的患者。

3. 拒绝异物植入体内的患者。

4. 有报道指出，在一些年轻的处在生育年龄的男性患者中，如果患有双侧腹股沟疝，由于补片的植入使血管受压可能导致少精症或生育能力低下。合成材料的补片，例如聚丙烯补片，可诱发严重的感染从而导致血管阻塞或狭窄。聚丙烯补片在应用于男性患者，尤其是双侧腹股沟疝的患者时需特别注意。选择其他方式的组织修复或使用腹腔镜修复可能更好。

以下的组织修复方法最为流行：

1. Bassini 法。

2. Marcy 法。

3. 髂耻束修复法。

4. McVay 法。

5. Shouldice 法。

Bassini 法和 Shouldice 法最为常用,且将在下文中详述。

麻醉

大多数腹股沟疝修补术都可以在局麻下进行,除非疝囊较大,滑动疝或是疝囊进入阴囊的病例。一般的局麻药物使用 0.5%~1%的利多卡因加肾上腺素或 0~25%丁哌卡因加肾上腺素或是二者联合使用。可在麻药溶液中加入碳酸氢钠调整 pH 值,以减轻注射时的疼痛感。

将 10mL 配好的溶液呈扇形注射在髂前上棘中点位置,用以阻断恰腹股沟神经及髂腹下神经。另取 60mL 溶液以术野阻滞麻醉的方式沿拟行切口方向分别注射在皮肤,皮下及腱膜下层。打开腹股沟管后,在疝囊颈部注射 5~10mL 麻药,再在疝囊内注射少许。还须用 5~10mL 的麻药注射于耻骨联合处,用以阻断生殖股神经的会阴神经分支。

一般步骤

经典的切口是平行于腹股沟韧带中 2/3 上方 2cm 做一斜行切口。

切口需深及 Camper 及 Scarpa 筋膜,直至腹外斜肌腱膜被充分暴露。

腹外斜肌腱膜需沿腹股沟浅环方向切开。

打开腹股沟管之后,将腹外斜肌上缘与腹外斜肌和腹直肌钝性分离开来。确认找到髂腹下神经并注意保护。腹外斜肌下缘需暴露至能够看到腹股沟韧带的边缘为止。

腹外斜肌的内外缘分别用止血钳钳夹。在近耻骨联合处,钝性地将精索从腹股沟管上分离出来,而后用系带或引流管将精索吊起。睾提肌需沿精索完全分离以便充分暴露下面的结构。疝囊与剩余的精索结构完全分离至疝囊颈部(图 17.9)。

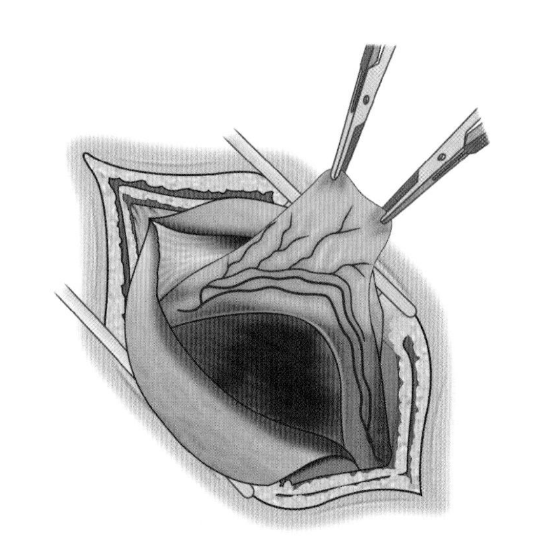

图 17.9 疝囊与剩余部分的精索完全分离。

一旦疝囊与精索完全分离就在其基底部打开疝囊,以确保所有的疝内容物都可以被清除。疝囊可以被推回腹腔可以结扎疝囊颈部然后将多余的部分切除。如果疝囊完整且进入阴囊,则不必完整地分离,可从中间部位分离,将远端的部分与精索一起留在原位,打开后置于后壁。

打开远端的疝囊可防治日后出现睾丸鞘膜积液。

Bassini 法疝修补术

Edwards Bassini 提倡高位结扎疝囊并重塑腹股沟管前壁。Bassini 将重点放在腹外斜肌浅层切口至皮肤切口上,这样就避免了疝修补的缝线与腹外斜肌闭合线相重叠。

处理完疝囊之后,将腹横筋膜从内环至耻骨联合位置打开(图 17.10)。

将腹横筋膜的上方从修补处解剖分离下来,这样就形成了一个由腹横筋膜,腹横肌和腹内斜肌构成的区域。

Bassini 修补法的第一个步骤是缝合表浅的三部分以及耻骨联合下方的骨膜(图 17.11)。

接下来继续修补侧面,用间断缝合法依次将表浅的三部分组织缝合在腹股沟韧带

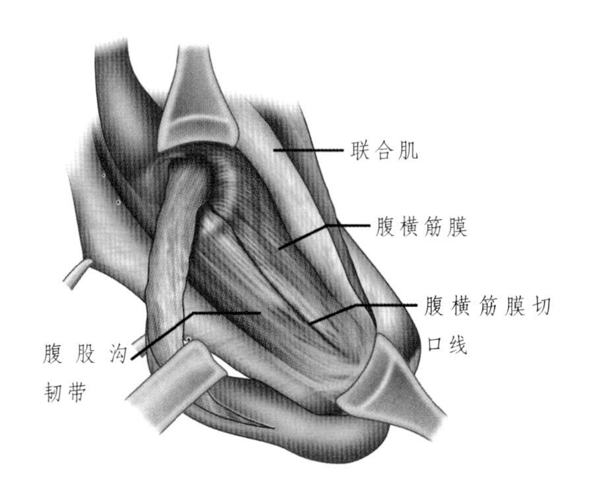

图 17.10 打开腹横筋膜。

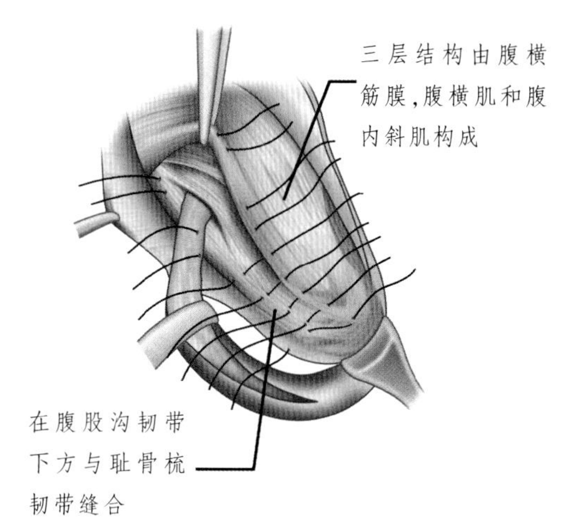

图 17.11 Bassini 修补法演示。

上,一直缝到深环的中间部位。表浅的三层组织缝合到腹股沟韧带上大约需要 6~8 针。

原始的 Bassini 法疝修补术在北美洲被改进,即不切开腹横筋膜,仅将腹内斜肌及腹横肌缝与腹股沟韧带上。

Shouldice 法疝修补术

这种修补术在 Shouldice 医院非常流行,以双重加固腹股沟管闻名。其主要包含了 4 个部分与腹股沟管之间的加强。

在之前叙述的将腹股沟管常规打开后,再将腹横筋膜从中间位置也就是从深环至耻骨的部位打开,这样就形成了内外两个层面,同时也可以自由地解剖腹膜外脂肪。

修补的第一个步骤是用不可吸收缝线自耻骨联合处缝起，侧面是将腹横筋膜下缘与腹直肌中点缝合，这样可以给腹横筋膜下面留出一个边缘。

在找到深环后，返回来将第二层组织的侧面和中间部位缝合，以及将预先留出的腹横筋膜下面的边缘与腹股沟管缝合直至耻骨联合处。

接下来进行第二层加固。第三层组织从深环的侧面开始,将腹内斜肌、腹横肌浅层与腹外斜肌腱膜深层缝合，并于腹股沟韧带连接。

在找到耻骨联合后将上述步骤反过来再实施一次,作为第四层加强。从深环开始再将腹内斜肌，腹横肌浅层与腹外斜肌腱膜深层缝合。

这种修补实现了与腹股沟管的 4 层加强,在连接处也有双重保护。修补后利用上述方法用不可吸收缝线将腹外斜肌腱膜连续缝合。

开腹胆囊切除术

引言

腹腔镜胆囊切除术已然成为有症状的胆囊疾病如胆囊结石的首选操作。传统的开腹胆囊切除术只有在不符合腹腔镜胆囊切除术适应证时才会开展,故而近年来较少开展。

开腹胆囊切除术适应证

中转开腹的适应证：

1.当出现以下几种情况时,需从腹腔镜手术转换到开腹术：

(1)当胆囊三角区有解剖学遮拦,对周围

组织有造成损伤的风险的时候则可以有选择性的选择开腹术或腹腔镜术。

(2)当胆管或十二指肠存在出血,且腹腔镜下无法止血时则必须转换成开腹术。

(3)患者无意愿选择腹腔镜手术。

(4)患者有慢性阻塞性呼吸道疾病时行腹腔镜手术会增加 CO_2 中毒概率。

(5)患者患有严重的心脏病,射血分数较低时不宜行腹腔镜手术。

(6)胆结石并患有门静脉高压时不宜行腹腔镜手术。

(7)胆结石并伴有肝硬化时不宜行腹腔镜手术。

(8)凝血功能障碍时不宜行腹腔镜术。

(9)胆囊积液。

(10)气肿性胆囊炎。

(11)胆囊穿孔或胆囊周围囊肿。

(12)胆囊肠瘘。

(13)多次行上腹部手术后。

2.胆囊癌

步骤:

(1)肋下 4cm 处切口,平行右肋缘,通常从腹中线附近延伸至第九肋软骨。

(2)切开皮肤及皮下组织,分离腹直肌前鞘与腹直肌,切口处电凝血管止血。

(3) 在血管电凝点或结扎处缩回肌肉层前,用梅氏或罗伯茨钳牵开肌肉,暴露以帮助定位。

(4)用手术刀切开腹膜。可以用剪刀或者电刀延长切口。

(5)有序的探查腹膜腔,特别注意胃部,十二指肠部,肝部,胆囊部,小肠,结肠等脏器。

(6)用右手分离肝脏与粘连组织,空气进入腹腔后,肝脏会退回切口内部。用一对海绵夹持钳分别夹持住胆囊底部和 Hartman 袋。

(7)向下、向外或者向侧边牵引胆囊。结合钝性、锐性分离术将胆囊与周围粘连组织剥离开,通常是大网膜、结肠或十二指肠。

(8)嵌入两块纱布垫。一块置于结肠下端,防止其进入手术野。另一块用于固定以防止十二指肠、胃及小网膜游离端在手术过程中保持在手术野左侧。这些纱布垫可由助手用迪氏钩或者用手固定。

(9)用锐性剪分离开胆囊颈附近区域覆盖在肝十二指肠韧带上部的网膜前壁(图 17.12)。

(10)用直角剥离钳或者是用 Mayo Robert 氏钳钳住小拭子来解剖。仔细探查胆囊系统,记录胆囊管及胆总管/肝总管直径。

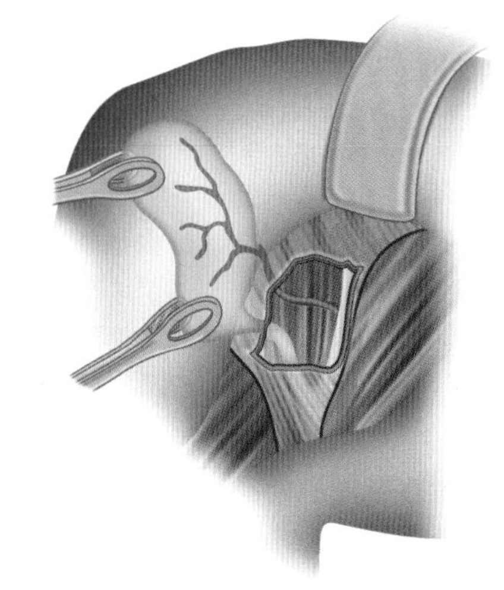

图 17.12 将胆囊和拉钩置于适当位置,在胆囊三角出切开浆膜层。

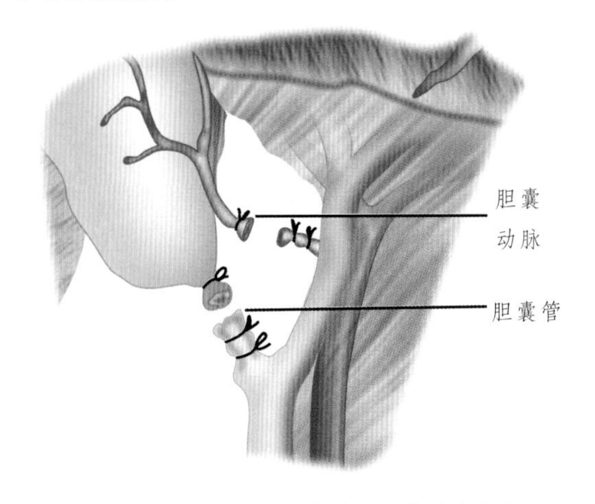

图 17.13 胆囊管和胆囊动脉被结扎并切断。

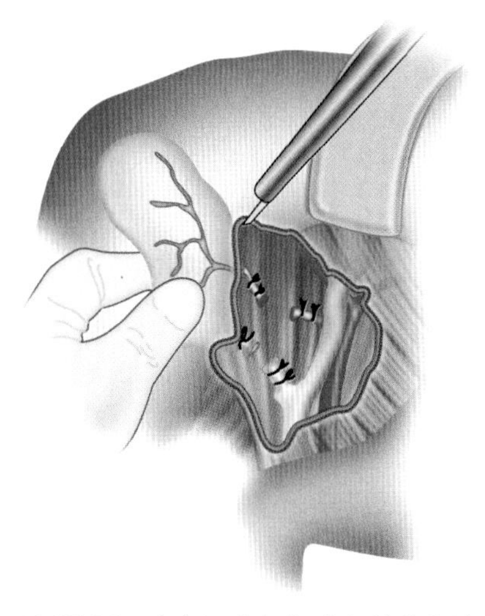

图 17.14 分离胆囊与肝脏之间的腹膜。

(11)用直角剥离钳将胆囊管仔细分离出来,暴露由胆囊管、肝总管和肝脏下缘组成的胆囊三角区。此操作通常是为了暴露胆囊动脉。

(12)用缝线固定胆囊管。用两条缝线分别固定胆总管和胆囊。

(13)胆囊动脉更是要结扎好,且将各组织分开(图 17.13)。

(14)操作者左手固定胆囊,用锐性剪和电凝刀配合分离连接胆囊和肝脏之间的腹膜。

(15)有的时候,采用"底部优先"法(开腹逆切术)来切除胆囊是较为安全的方法,特别是存在炎症或粘连组织无法充分暴露胆总管、胆囊管及胆囊动脉的时候。

(16)无论是逆行切除还是传统的顺行切除,都要用盐水垫置于胆囊床上以控制胆汁渗出。

(17)多小的血管出血都要电凝止血。如果出血不止,那就用纱布或者盐水垫压按在胆囊床上 3~5 分钟。

(18) 如果上述方法仍不能充分止血,那就需要通过结扎血管来止血。

(19)一旦止血成功就用生理盐水清把外上象限清洗干净。

(20)如果一直不停出血,就不能做常规地引流,尽管许多外科医生都使用小型抽吸引流管(例如雷氏抽吸引流管)。

(21)切口用连续缝合技术缝合,皮肤由一根根的丝线或尼龙缝线或缝合器闭合。

无创输精管切除术

无创输精管切除术是能够让男性永久绝育的微创介入疗法。作为一个门诊手术,通常是仰卧位在局麻下做的。

1. 血管是用三指术分离的。用中指和拇指固定血管,用食指展开血管上面的皮肤(图

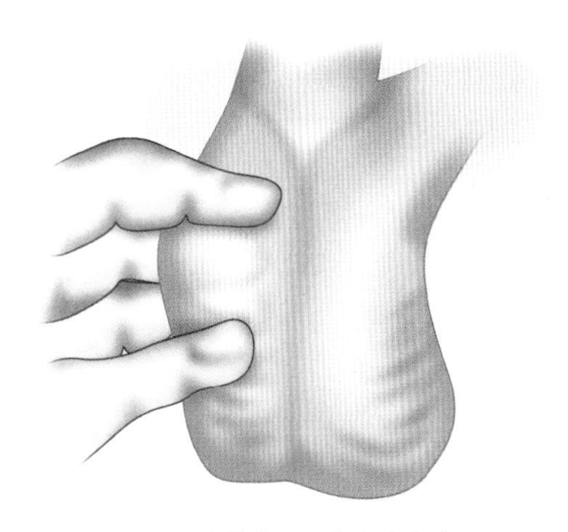

图 17.15 血管是用三指术分离的。

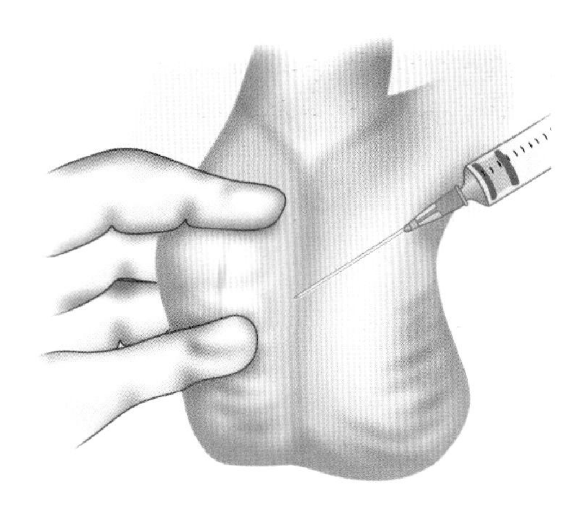

图 17.16 皮肤上面的鼓包。

17.15)。

2. 在前阴囊中缝的上 1/3 和下 2/3 的交界处划条中线。

3. 注射 2%的利多卡因，在皮肤局部鼓起一个 1cm 的包(图 17.16)。

4. 朝着腹股沟管浅环方向进针到达环管平面，注射 2mL 的麻醉剂。

5. 另一侧的血管也用类似的方法划线和麻醉。

6. 用环形夹或皮外输精管固定钳把两根血管垂直固定。

7. 输精管分离钳插入输精管管腔。

8. 镊子轻轻打开，所有的上覆层分离直到血管暴露。

9. 在解剖刀片之间夹住血管，并且转动手腕。这样血管就从切口剥离开了。同时释放环形夹。

10. 使用解剖镊剥离血管结构和筋膜周围的血管。

11. 输精管的末端切掉 1cm，然后结扎。

12. 断端被处理后和腹端再被提起来连接到一起。

13. 重新连接的起来的末端被包含在筋膜内

14. 另外一边也是穿过伤口做类似的操作。

15. 抗菌敷料敷在伤口的中间。

屈氏法治疗静脉曲张

屈氏法是用来治疗隐股瓣膜关闭不全导致的静脉曲张。这个手术是在腰麻或者全麻下仰卧位操作的。

患者体位

1. 患者仰卧位 15°。

2. 大隐静脉解的剖标志是一个长 7~8cm 的斜行切口，也就是耻骨结节 3~75cm 以下平行于腹股沟褶皱的区域。

3. 切口的深度以看到将要操作的浅筋膜为止。纱布夹层可以用来分离脂肪和暴露的隐股交界点。大隐静脉是用 Mayo 组织剪轻轻解剖的。

4. 剥离大隐静脉及股静脉交界点上下各 1cm 露出股静脉。

5. 所有汇入大隐静脉分支都需被确认并结扎。

6. 大隐静脉的末端用线和隐股交界点直接连接，第二道结扎是用来固定接点防止结扎滑动(图 17.17)。

7. 分别在连接点的上方及下方检查股静脉。

8. 将大隐静脉剥离至膝关节下。

9. 分层缝合切口。

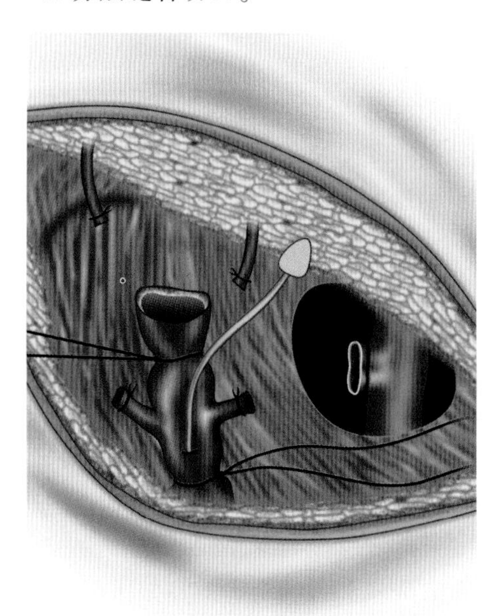

图 17.17 在大隐静脉及股静脉交界处对大隐静脉进行高位结扎。

第18章 常见的手术器械

Raman Tanwar, Sudhir Kumar Jain

随着技术的进步，手术器械已经经历了飞速的改变。这些进步包括发现更新更好的材料,更小的手术入路,处理和解剖组织的工具的发展。这导致手术医疗设备的增加,医学生和受培训者都希望对这些设备加以熟悉。这一章帮助介绍传统的常见手术器械及现代器械和相对应的腹腔镜器械。

手术器械是由不同等级(最常见的是304)和性能的不锈钢合金制成。这些合金具有惰性,并具有弹性,可以制造锐利边缘的结构。然而在手术中如果使用不当，这些器械可以被加热,可以导电,可以反射术者上方的OT照明系统的反光。不锈钢合金的其他问题包括耐磨性差,锐利边缘容易变钝,反复使用易磨损和断裂。虽然不锈钢具有相对耐锈性,但它的寿命可以通过机械工程、物理、化学过程等所谓的钝化过程达到延长，使其对环境因素如水和空气不起反应。在钝化过程中,一层闪亮的金属氧化层覆盖在器械的表面。

不锈钢器械如果保养合适，可以使用很长时间。经过一段时间,器械有变钝的趋势,但定期清洗外部可以维护。多数医院有特殊的规定来维护自己的器械。规定通常涉及以下几个步骤：

1. 用自来水彻底清除大块的污物。
2. 肉眼检查剩余的污染物，器械是否偏斜,螺丝或结合处是否松动,是否粗糙,是否变钝,是否有肉眼可见的物理损坏、着色和腐蚀。
3. 皂液或清洗剂清除油脂和体液。
4. 用去离子水做最后一次清洗。
5. 利用超声(如果可以获得)的空穴作用清洗组织脂肪。清洗后的器械可以用以下方法之一进行灭菌。

(1)高压灭菌。

(2)邻苯二甲醛(OPA)。

(3)戊二醛。

(4)环氧乙烷。

(5)甲醛。

器械储存

大件器械存放于斜轨或托盘，比如DIN托盘或OP清洗车。小件或单个器械存放于器械盒或灭菌皮袋内。网眼托盘用于可拆分可重复利用的小的器械部件。建议器械所有的孔道在清洗前都要打开。毛巾被用来分隔器械,较大的器械置于小器械下方。所有的器械应向同一个方向对齐,以免受到损伤。

手术室的人员对于特定手术使用的器械都很专业。多数手术室会预备有可能出现的情况所需要的器械，例如剖腹探查器械、腹腔镜胆囊切除器械,胃切除器械。这些器械对于特殊手术也是常用器械。选择性手术单被送达后,从常用器械库中选择定制化的器械,是配备器械最方便的方法,也是可行的方法。

第一部分 一般的手术器械

普通的手持手术器械常分为以下几类：

1. 钳子。

(1)持组织钳：适用于手术解剖。

(2)止血钳：用于控制出血的血管。

(3)手术镊子：用于夹持和解剖。

2. 持针器。

3. 牵拉器。

4. 锐利物：针，套管针，刀片。

5. 剪刀。

(1)组织剪：用于切断组织。

(2)材料及缝线剪刀：用于剪断缝线，衣物，石膏绷带等。

6. 其他：探针，刀柄等。

持组织钳

持组织钳是使用频率最高手术器械，可以用于：

(1)牵引。

(2)牵拉。

(3)夹持组织。

(4)偶尔用于解剖。

它由环状手柄、钳杆及末端工作部组成，柄杆在拧紧的关节部重叠，关节部作为支点，末端部分根据不同的功能而设计成不同的样式。常见的持组织钳有 Chocher 钳、Lahey 钳、Mixter 钳、Rochester-pean 钳等。

止血钳

止血钳用于：

(1)控制出血血管。

(2)有时用于加持粗糙组织。

止血钳的优点是柄杆到作用末端的比例长，使得作用于环柄的力到达末端时放大 3~5 倍，合理使用可以达到好的效果，否则有时会产生破坏性的力。常用的止血钳包括：蚊式钳(Mosquito 钳，图 18.1)、Robert 血管钳、Kelly 钳、Bulldog 动脉夹、Satinsky 钳等。

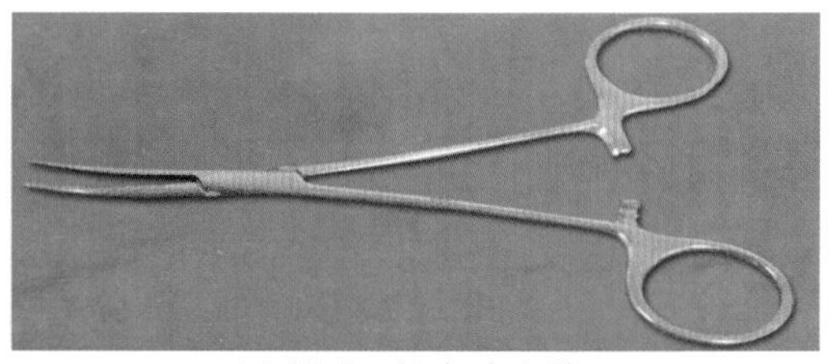

图 18.1 蚊式动脉钳。

手术镊

手术镊通过夹持组织帮助解剖和缝合打结，当右手解剖和缝合时，左手持镊子牵拉。手术镊由 4 个部分组成：尖端，手柄杆及末端的弹簧关节。根据不同的需要而设计不同的末端。末端可以是简单的，也可以是锯齿状、齿状的或尖的。俄罗斯组织镊尖端呈杯状，周围有钉状突起或锯齿样突起，特别为解剖活检标本所设计。手术镊有多种型号，可以到达任何深度的组织。

持针器

持针器被设计的具有非常高的机械学优点。尖端距离关节非常近，而手柄距离关节非常远，这样由于杠杆作用，8~10 倍实施于手柄的力量被传递到持针器的末端。同时末端具有多重条纹和凹陷，这些使得夹持缝合针非常牢固。Mayo Hegars 持针器是最常用的持针器。

其他持针器包括 Hegar-Baumgartner 持针器、Crile-Wood 持针器、Halsey 持针器、Webster 持针器、Olsen-hegar 持针器，这一持针器将剪刀和持针器结合在一起。除了常见的带有锁结

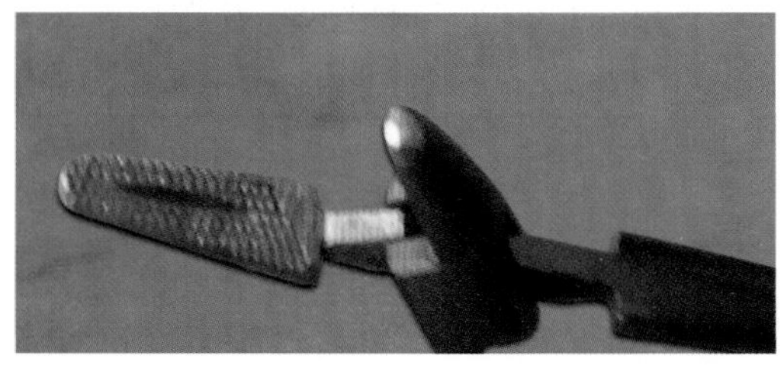

图 18.2 持针器末端十字形锯齿和中央凹陷。

构的持针器外，还有弹簧式持针器，如 Kalt 持针器、Paton 持针器、Castroviejo 持针器、Mcpherson 持针器，常用于显微外科手术或特殊专业的手术。

牵拉器

与用手指和手牵拉的时代相比，今天的牵拉器提供了更符合人类工程学的环境，使得助手的工作能更为主动地帮助术者。牵拉器被分为自动牵拉器和非自动牵拉器。还可以分为一侧拉钩和双侧拉钩。自动牵拉器不需要助手，与用手牵拉相比，极大地降低了手术的疲劳并且能更好地暴露手术野。通常使用的自动牵拉器包括 Jolley 甲状腺拉钩、Balfour 自动牵拉器、Goldstein 牵拉器、Agricola 牵拉器、Barraquer 牵拉器、Davis 牵拉器、McKinney 牵拉器等。通常，非自动牵拉器重量上较轻，设计上更符合人类工程学。这类拉钩采用开窗法使得这些器械重量较轻，并且把手更容易握紧。非自动牵拉器包括 Czerny 牵拉器、Langenbeck 牵拉器、Rake 牵拉器、Doyens 牵拉器和 Deaver 牵拉器(图 18.3 至图 18.6)。

剪刀

随着持续革新的汇入，外科医生可以获得各种各样的剪刀。剪刀已经被改变得适合各个领域的外科手术。剪刀大体可以分为组织剪和非组织剪。剪切组织的剪刀基本的要求是锋利，因此最好避免用组织剪刀剪切其他材料。组织剪的剪刃可以是弯曲的也可以是直的。可以有旋紧的螺丝或关节。非组织剪如纱布剪、缝线剪、石膏剪等，它们的剪刃根据其功能进行了修改。应用于显微外科，眼科和其他特殊专业的剪刀可以有弹簧式手柄，以达到更佳的螯钳式控制。

McGannon 式皮钩(图 18.7)

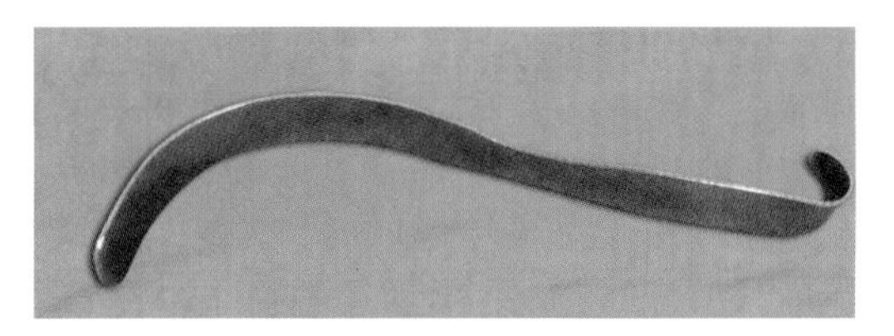

图 18.3　Deavers 牵拉器。

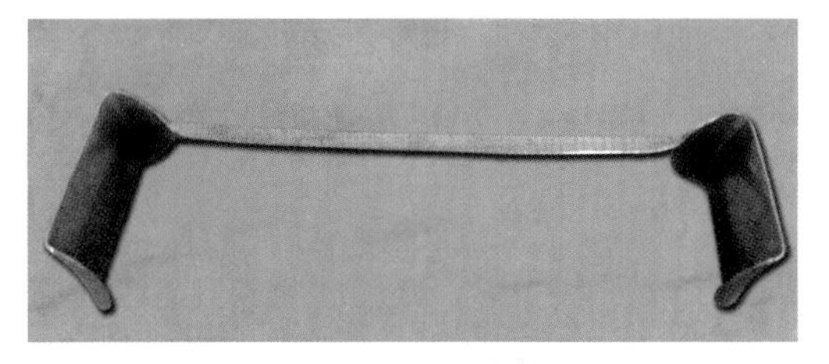

图 18.4　Morris 牵拉器。

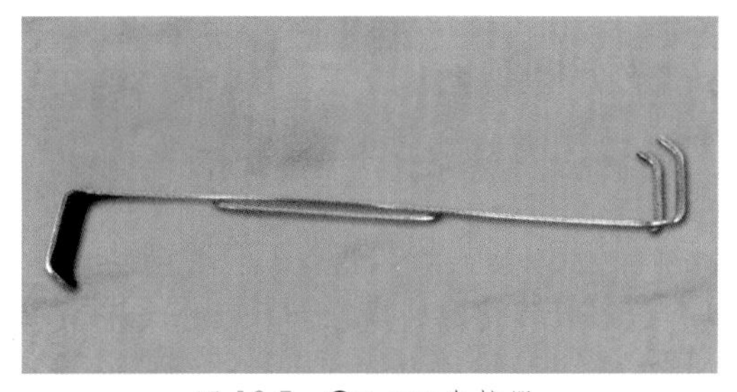

图 18.5　Czerny 牵拉器。

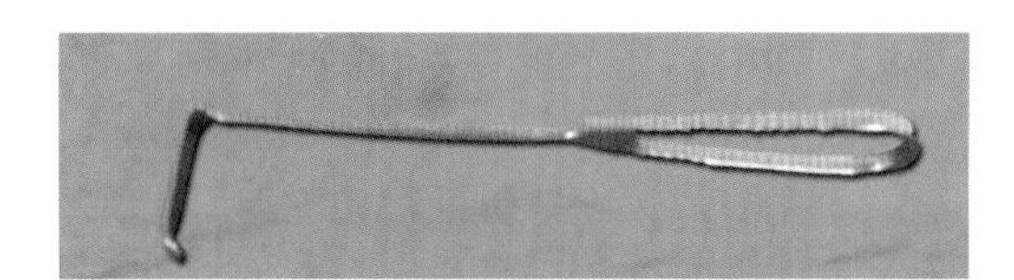

图 18.6　Langenbeck 牵拉器。

皮钩的作用是在进行皮下组织手术过程中提起皮肤，例如改良的根治性乳腺切除术。通常与体表成直角牵拉。

Backhaus 式巾钳(图 18.8)

当患者手术时铺手术单，只暴露手术区域及骨骼标志，Backhous 巾钳用于钳夹手术单。另一种是 Jones Cross Action 巾钳，也常常在许多医疗中心使用。巾钳有以下作用：

(1)用于夹闭手术单的结合处。

(2)用于在以开放的方法制造气腹时提起脐部。

(3)用于在腹腔镜手术时固定线缆和管路。

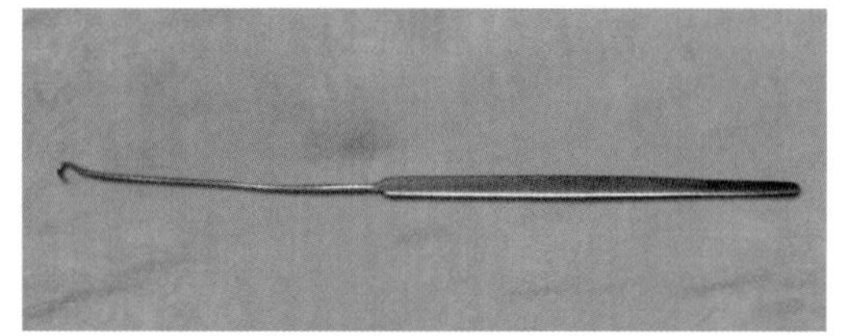

图 18.7 McGannon 式皮钩。

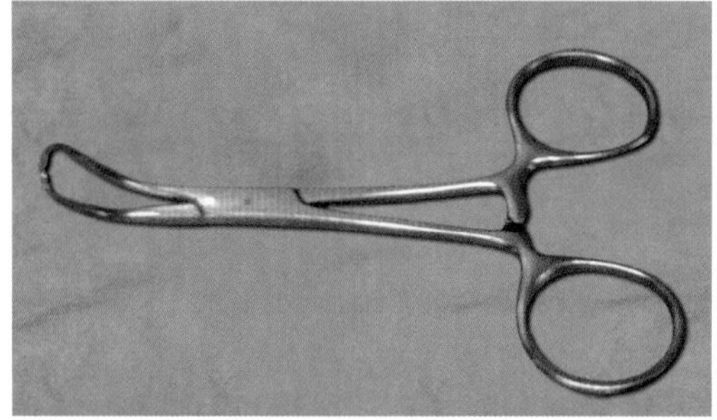

图 18.8 Backhaus 式巾钳。

Lahey 直角钳(图 18.9)

Lahey 直角钳用于手术中的解剖和止血，如本书前面的章节所讲。常用于穿过深部区域的结构，因为其尖端容易始终保持在视野范围内，从而避免损伤不能直视的更深部的结构。有时也用于夹持“花生米样拭子”。

以前 Lahey 直角钳被称为 Heiss 直角钳。Lahey 直角钳常常与弯直角钳相混淆。这些直角钳被称为 Mixter 直角钳，但其角度并不是直角。

Langenbeck 牵拉器(图 18.10)

Langenbeck 牵拉器是小切口或体表手术最常用的牵拉器之一。牵拉器的牵拉端呈直角。可以应用于疝修补术和阑尾切除术中牵拉软组织。手柄有裂隙,是为了减轻器械的重量。其与字母“L”相似。Langenbeck 牵拉器的改进型被称为 Richardson 牵拉器，其两端都具有牵拉端。

Volkmann/猫爪/耙子拉钩（图 18.11)

Volkmann 猫爪牵拉器用于表浅外科手术,如皮肤及皮下组织手术。有时用于静脉切开和组织活检术中牵拉软组织。Volkmann 拉钩的末端有数个小钩牵拉浅表皮瓣。它的一种变体只有一个小钩被称作 Vicky 牵拉器。当耙式牵拉器的另一端结合上 langenbeck 的牵拉端,常常被称作 Senn 牵拉器。

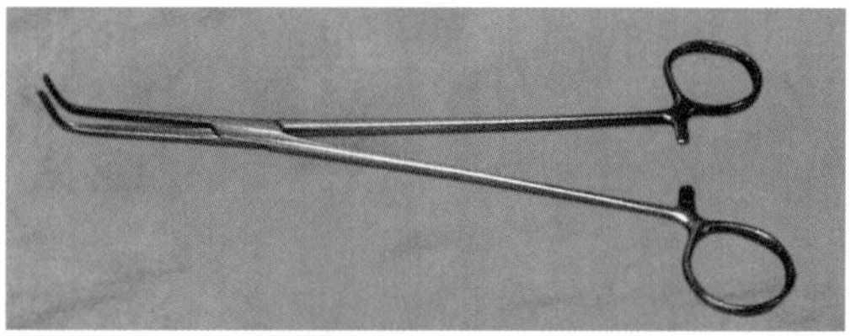

图 18.9 Lahey 直角钳。

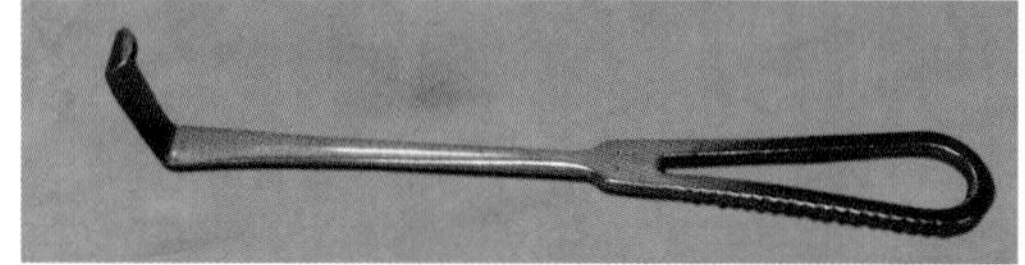

图 18.10 Langenbeck 牵拉器。

Robert 动脉钳(图 18.12)

Robert 动脉钳是长动脉钳,用于腹腔深部区域的解剖和止血。其常见的作用是：

(1)插入腹腔或肋间引流管。

(2)在骨盆手术中用于穿过游离层。

Metzenbaum 解剖剪/组织剪（图 18.13)

以美国外科医生 Myron Firth Metzenbaum 命名。这种剪刀用于切割纤细的软组织。另一种不同样式的剪刀是更大尺寸的 Mayo 剪刀,

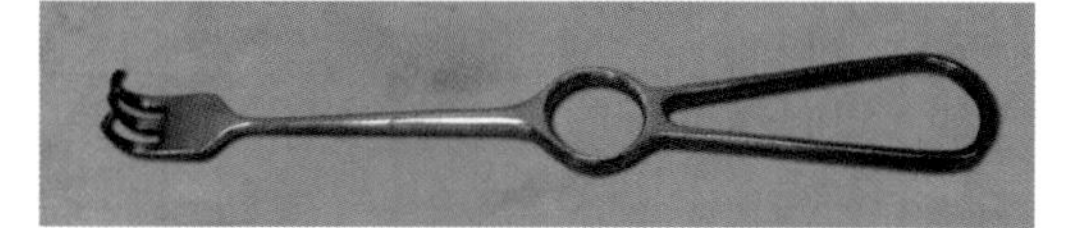

图 18.11 Volkmann 牵拉器。

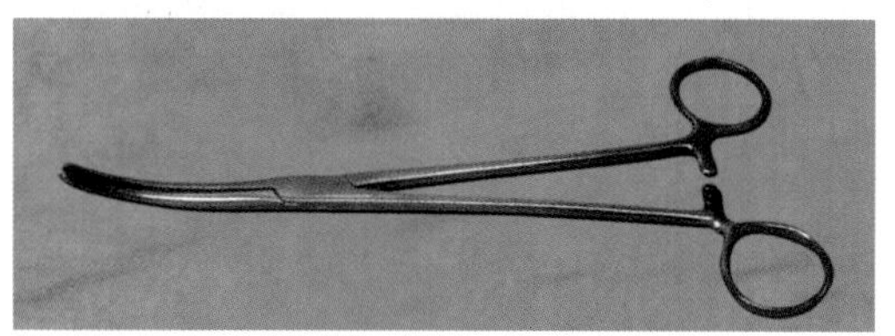

图 18.12 Robert 动脉钳。

更轻、更纤细,手柄更长。Metzenbaum 剪的剪刃可以覆盖一层碳化钨,提供更好的剪切,可以通过镀金手柄来辨认。

Kocher 钳(图 18.14)

以 Emil Kocher 的名字命名,一位出生于德国的瑞士外科医生,Kocher 钳是一种有齿钳,并且有一个长的平坦区域用来挤压组织。通常用于:

(1)夹持坚韧的筋膜,例如剖腹探查手术中夹持腹直肌鞘。

(2)人工破膜。

(3)也可以用来钳夹阑尾残端。

(4)夹闭脐带形成的循环或在游离精索、输尿管时夹持婴儿营养管。

Czerny 牵拉器(图 18.15)

是一种非自动牵拉器,一端有电镀铋图层的钩,在另一端也有牵拉钩,两端均与器械垂直。其中间有窗,使得器械重量减轻。镀有铋的一端用于牵拉伤口末端,在两个钩齿间进行缝合。Czerny 牵拉器还可以在剖腹探查术,阑尾切除术,胆囊切除术中牵拉切口边缘。其主要用于表浅部位的牵拉。其外形与英文字母“Z”相似。

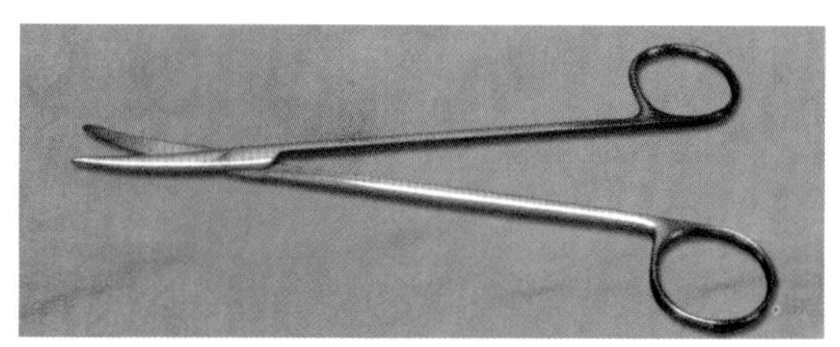

图 18.13 Metzenbaum 解剖剪。

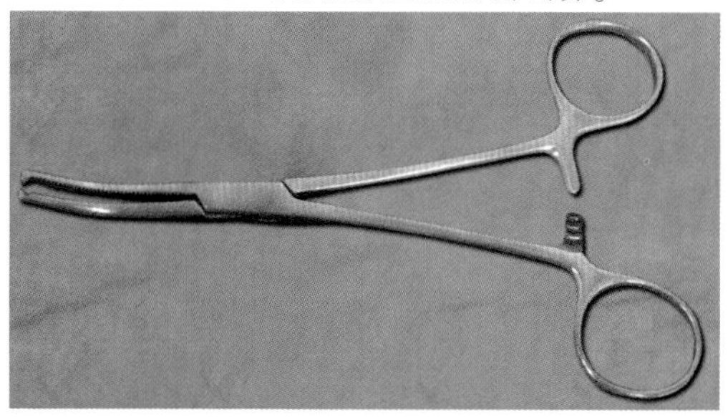

图 18.14 Kocher 钳。

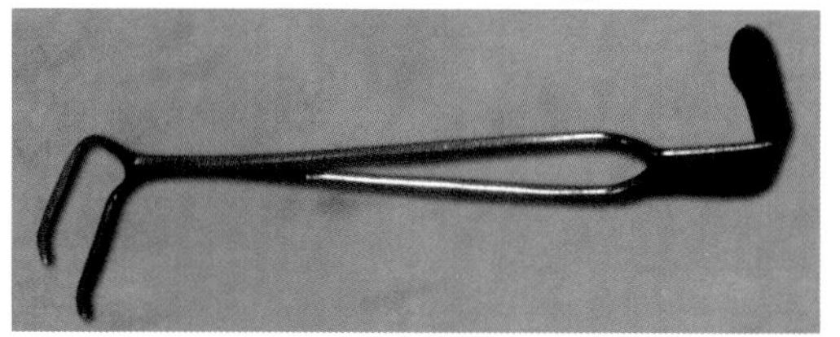

图 18.15 Czerny 牵拉器。

Desjardin 钳(图 18.16)

Desjardin 钳有一旋紧的关节,其尖端的设计能够牢固地夹持结石。钳子没有锯齿,但其尖端中央开窗,可以帮助固定结石。Desjardin 钳用于从胆总管取出结石。

Randall 取石钳

Randall 取石钳与 Desjardin 钳在结构上非常相似,唯一的不同是 Randall 取石钳尖端弯曲并有锯齿。Randall 取石钳的角度可以多种多样,角度范围为 60°~270°。这些角度方便到达和取出肾盏的结石,因为肾盏相对于骨盆的角度多变。锯齿更利于抓紧这些坚硬的肾结石。

Spencer Well 止血钳(图 18.17)

这种止血钳通常用于止血,或作为蒂血管钳,在普通外科这种止血钳可能是最万能的止血钳。这种止血钳可以用来钳夹组织、止

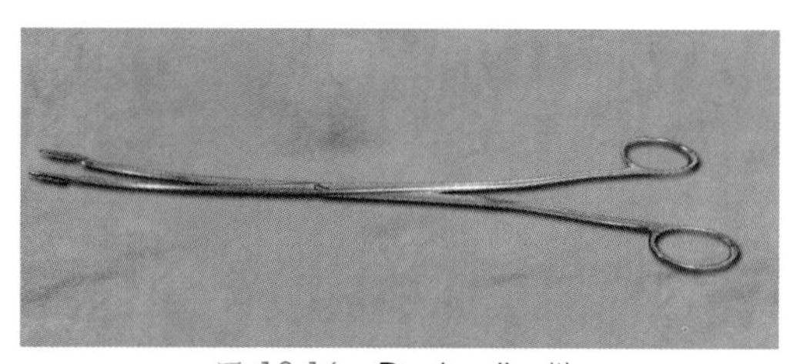

图 18.16 Desjardin 钳。

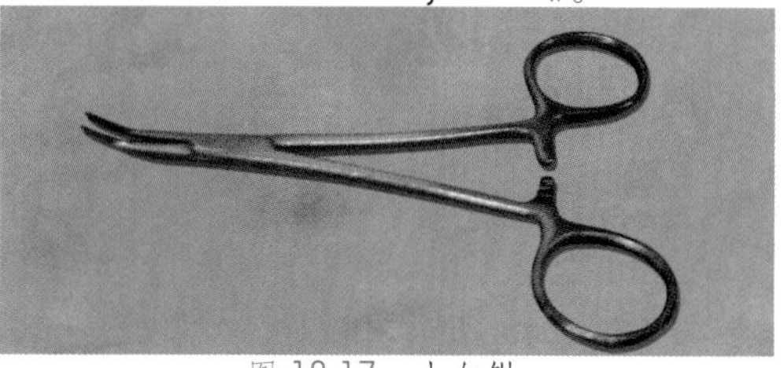

图 18.17 止血钳。

血、解剖,甚至在一些可怕的紧急情况下或为了更好地缝合,可以夹持缝合针。Spencer Well止血钳也可以以 Hilton 脓肿钳的方式引流脓肿腔,但应加倍小心以免损伤深部的结构。由于其具有多功能性,其尺寸可以非常小(蚊式钳/Halsted 钳)也可以非常大(Kelly 钳)。

组织解剖钳/Pickups/Andson 钳(图 18.18)

组织解剖钳是在解剖中夹持脆弱的组织,提供牵拉和反牵拉作用力。Andson 钳的尖端有横向的锯齿,提供更佳的夹持力,但无齿状突起。也有具有齿状突起的变体,用于夹持粗糙结构,如腱鞘和厚的筋膜。

Bulldog 血管夹(图 18.19)

Bulldog 血管夹是装有弹簧的交叉式夹子,用于夹闭血管,阻止血流流向远端,修复近端血管。它是血管外科最常用的血管夹,像 deBakey 钳及其他血管器械一样,其尖端有纵向的纹路。其工作部被改进以适合各种不同种类的血管,可以是长的、弯曲的或直的。下面的图显示其尖端套上橡胶套,以避免损伤血管壁。也是以这种方法保存该器械,以保护其尖端的纵行条纹。

Doyen 肠钳/无挤压肠夹(图 18.20)

Doyen 肠钳或夹用于暂时性夹闭肠腔。这些夹子被设计的只是夹闭肠腔,并不造成消化道壁任何机械性损伤。与挤压式肠夹相比,挤压式肠夹比较重,闭合后非常紧,而 Doyen 肠钳闭合后的空间较大,除非闭合钳锁。钳柄非常轻,两个钳柄可以非常贴切地进入彼此。有纵向的锯齿,可以将压力减到最小,以防坏死和损伤。

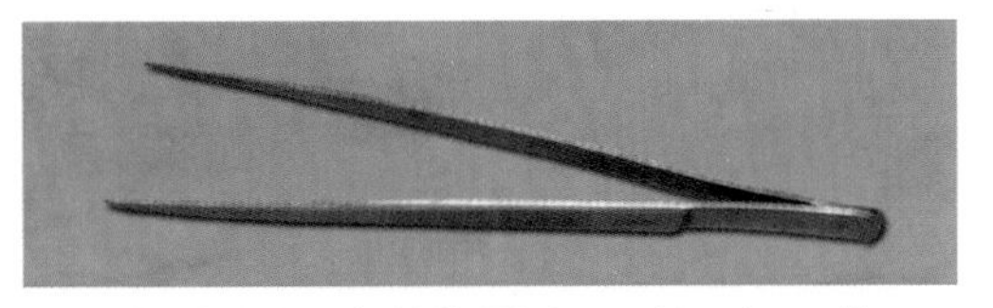

图 18.18 组织解剖钳/Pickups/Andson 钳。

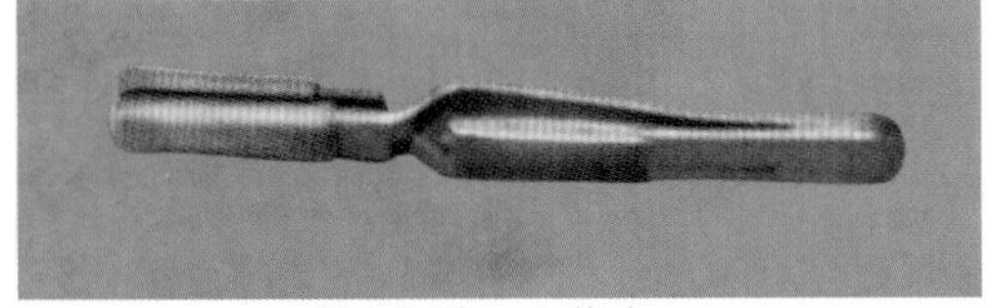

图 18.19 血管夹。

Payr 挤压式肠钳/Pyloric 钳 (图 18.21)

在实施肠切除时,Payr 挤压式肠钳采用两个杠杆装置闭塞和挤压肠腔。钳子分两步闭合,第一道锁闭塞肠腔,第二道锁挤压肠

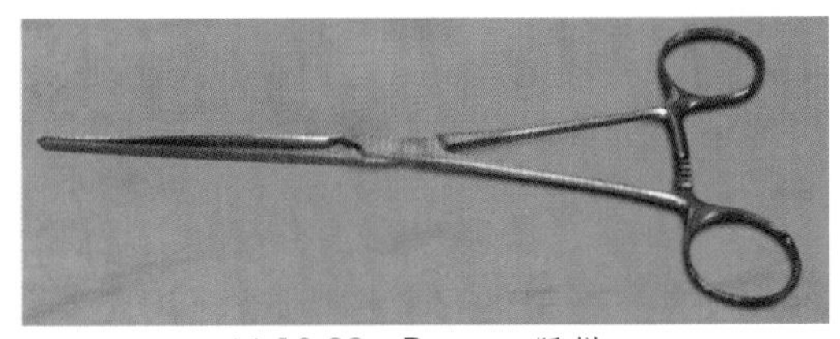

图 18.20 Doyen 肠钳。

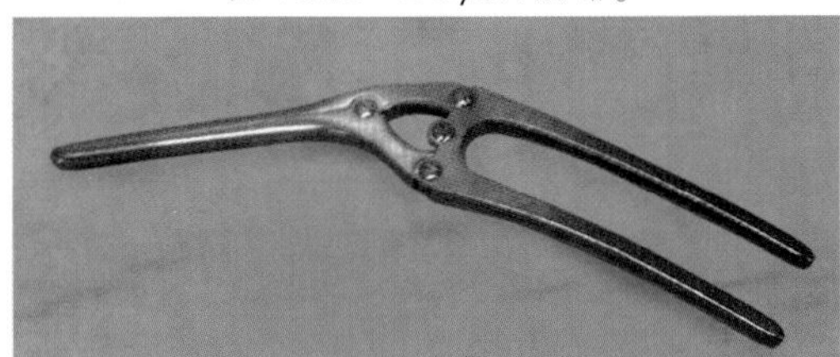

图 18.21 Payr 挤压式肠钳。

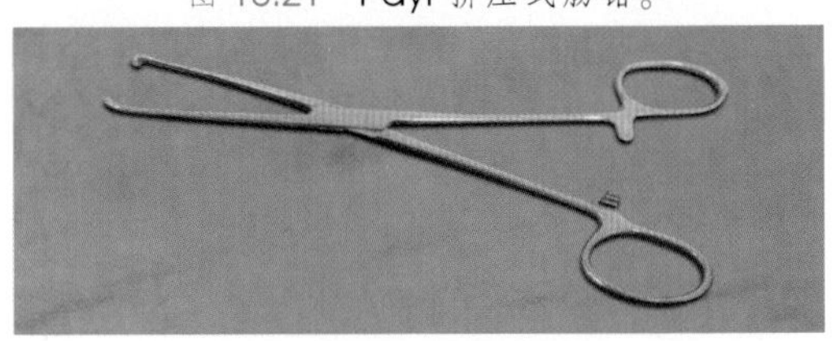

图 18.22 Allis 钳。

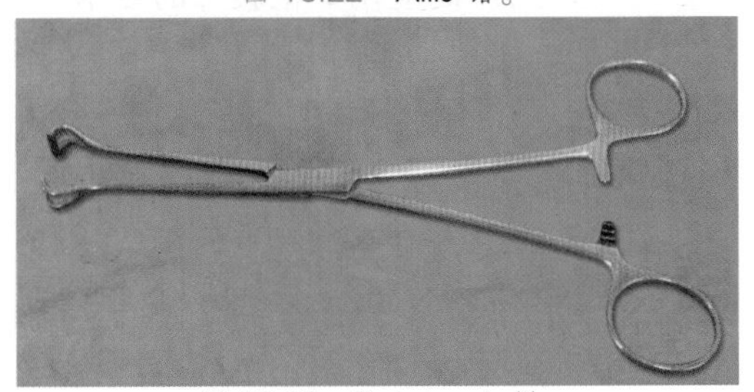

图 18.23 Babcock 钳。

壁。切除肠道时,采用两把挤压式肠钳夹闭病变肠道的两端,距两端挤压式肠钳 5cm 处的健康组织分别夹闭两把非挤压式肠钳。在挤压式肠钳和非挤压式肠钳间横断肠道,两端健康的肠道彼此做吻合或提出造口。另一种挤压式肠钳的变体用于胃切除被称为 Rochester–Pean 钳。

Allis 钳(图 18.22)

Allis 是一种止血钳,在剖腹手术中用于夹持纤维结构,如腹直肌鞘。还可以用于止血。Allis 钳有一个展开的末端,并有锯齿为了能够更好地夹持组织。

Babcock 钳(图 18.23)

Babcock 钳被设计为用于夹持管状结构,如阑尾、输尿管、输卵管。其末端夹持管状结构的牵拉力最小,对管腔内的影像也最小。

BP 刀柄和刀刃

Bard Parker 刀柄是由不锈钢刀柄和一刀刃安装架组成。常用的刀柄型号是 3 号和 4 号。11~15 号刀刃安装在 3 号刀柄,20~30 号刀刃是大刀刃,常安装于 4 号刀柄。常以执笔式抓紧 Bard Parker 刀柄,常放在肾形盘中转运。

Deaver 牵拉器(图 18.24)

Deaver 牵拉器是一种单侧弯曲拉钩的牵拉器,用于腹腔和胸腔切开术的深部牵拉和内脏牵拉,如胆囊切除术中牵拉肝脏。它可以获得多种型号,广泛应用于上腹部的手术。当牵拉实体内脏如肝脏和脾脏时,应在拉钩下垫湿纱布垫。

Morris 牵拉器(图 18.25)

Morris 牵拉器被用于腹部手术中牵拉切口。它两端都有拉钩,可以很严密地固定于切口边缘,被广泛地应用于腹部手术、骨盆手术和妇科手术。

Joll 甲状腺拉钩(图 18.26)

Joll 甲状腺拉钩是一种靠螺丝调整拉钩两端的弹簧活动夹来工作的牵拉器。通过转动中央的螺丝,拉钩可以做大幅度的调节。弹簧活动夹的侧缘有释放按钮,可以卸下拉钩。该拉钩广泛用于甲状腺手术和其他颈部手术。用于甲状腺手术和颈部手术的其他拉钩还有绿色甲状腺肿拉钩和 Weitlaner 拉钩。

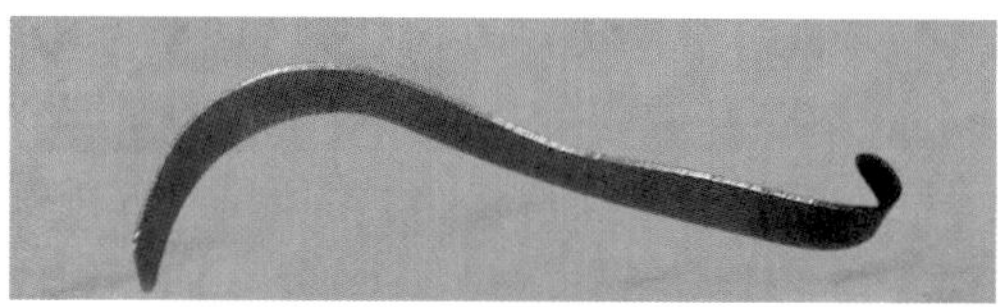

图 18.24 Deaver 牵拉器。

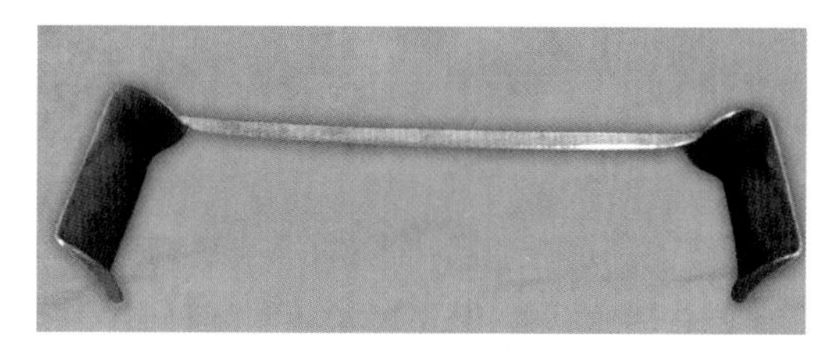

图 18.25 Morris 牵拉器。

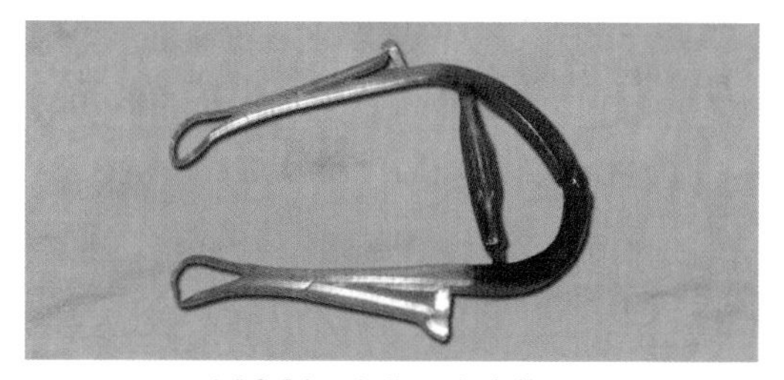

图 18.26 Joll 甲状腺拉钩。

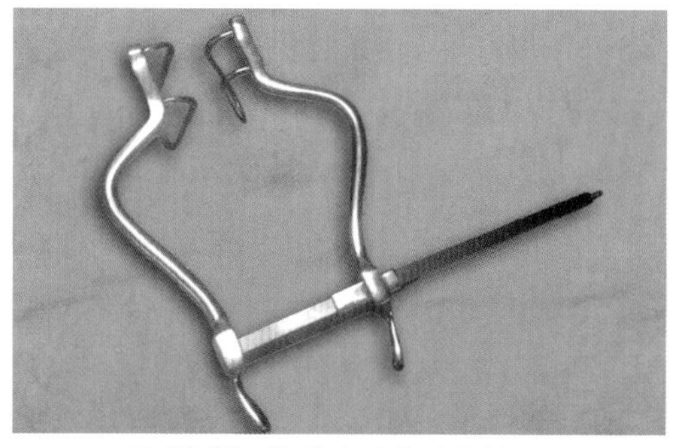

图 18.27 Bolf 腹壁自动牵拉器。

Bolf 腹壁自动牵拉器(图 18.27)

Bolf 腹部牵拉器是将拉钩安置于一副带锁的导轨上,一个拉钩是固定的,另一个可沿导轨滑动,固定于合适的位置。这种牵拉器用于剖腹探查术和下腹部手术。它可以取消助手的主动牵拉。

Debakey 血管钳

Debakey 血管钳属于 Debakey 系列器械的一种,其特点是具有沿长轴的锯齿。锯齿很小,同时有两道沿纵轴的凹槽,这样夹持血管时不会压碎血管。夹持血管最好是夹持血管外膜,这样对内皮损伤最小。

Cooley Satinsky 钳(图 18.28)

以 Victor P. Satinsky 博士命名,在血管修复或做血管端侧吻合和侧侧吻合时用于夹持血管。血管的被修复部分置于钳子的弯侧,夹闭钳子,阻塞了血管近端和远端的血流。钳子的末端有沿长轴的锯齿,为了轻柔地夹闭管腔。

Rampley 卵圆钳(图 18.29)

Rampley 卵圆钳具有环形尖端,并有横向的锯齿,提供很好的夹持功能。通常用于:

(1)夹持纱布消毒手术区域。

(2)夹持海绵或阴道纱条。

(3)夹持药物放置深部区域。

(4)压迫小区域的渗出。

(5)在开腹胆囊切除时夹持胆囊。

Lister/绷带剪

Lister 或绷带剪一侧有宽阔的剪刃,一侧剪刃正常。其有多种用途,可以剪切塑料或衣服。具有宽大剪刃的尖端比另一剪刃较钝。这种剪刀较重, 尖端呈钝端是为了避免剪刃在皮肤和衣服之间时发生意外损伤。

面部牵拉器(图 18.30)

面部牵拉器可以有多种设计样式, 可以作为自动牵拉器,也可以做非自动牵拉器。这些牵拉器用于面部、口腔、舌、上颌骨手术。拉钩被固定于口腔前庭,位于唇和牙龈之间,是一自动装置,保持口腔开放。经典的单侧非自动面部拉钩是以相似的方式由助手牵拉。

Thomson Walker 膀胱取石钳 (图 18.31)

膀胱取石钳的尖端被设计成杯状, 凹槽

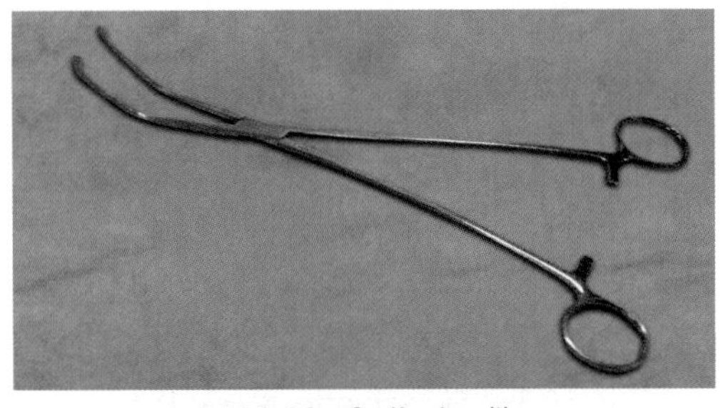

图 18.28 Satinsky 钳。

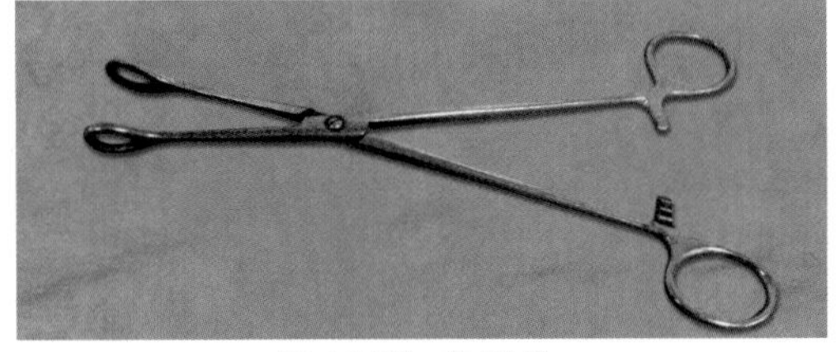

图 18.29 卵圆钳。

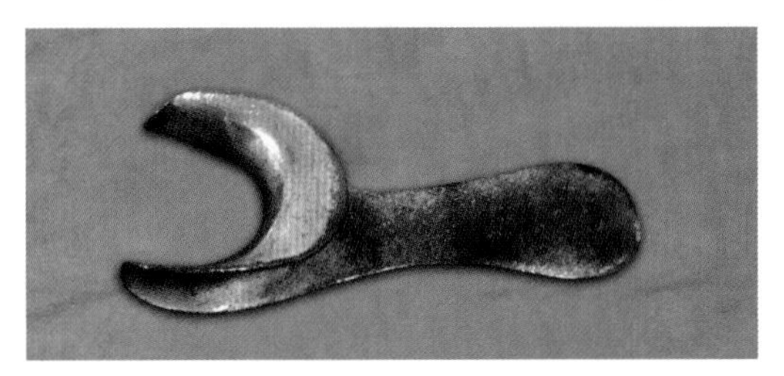

图 18.30 面部牵拉器。

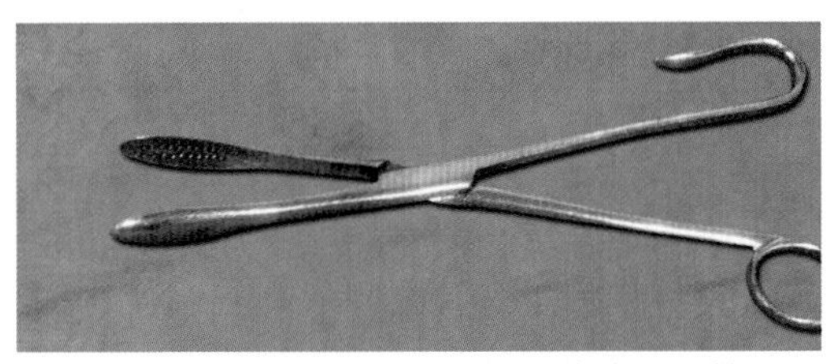

图 18.31 Thomson Walker 膀胱取石钳。

内有多个长钉，为了在开腹膀胱取石术中更好地夹持结石。手柄一侧的环是开放的,另一侧是封闭的。

Alexander Farabeuf 骨膜分离器(图 18.32)

Farabeuf 骨膜分离器用于将骨膜从骨骼上分离。其边缘锐利,将骨膜及所附着的肌肉和韧带一起从骨骼上剥离。尖端链接一个柄杆及手柄。通常用于肾外科手术,在侧入路手术中,将韧带及肌肉从肋骨上剥离。

Doyen 肋骨骨膜剥离器(图 18.33)

肋骨骨膜剥离器用于剥离肋骨所附着的所有肌肉腱膜。有一管状前端呈螺旋状杆,尖端逐渐变细,边缘锐利,后接一手柄。剥离器因左右而设计不同。区分左右的方法是,将剥离器置于水平表面，螺旋开口所指一侧即为该侧剥离钳,从后方向前将整个肋骨环绕,剥除骨膜。

肋骨剪(图 18.34)

在剥除肋骨所有附属物后，肋骨剪用于剪断肋骨。如果在剪断肋骨后,肋骨残端有持续性出血,可以用骨蜡封闭残端。如果侧入路暴露肾脏欠佳,可以行肋骨切除。

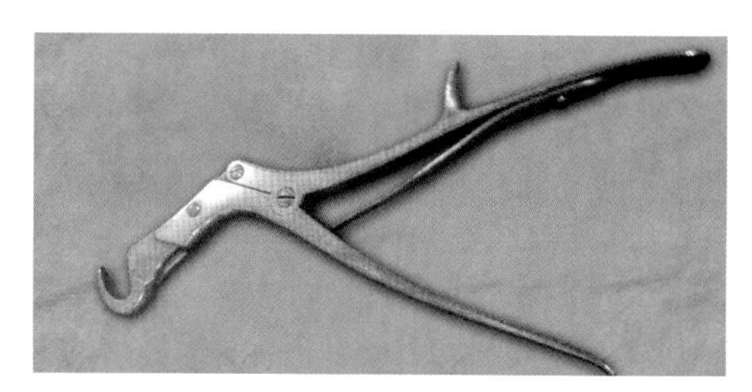

图 18.34　肋骨剪。

Finochietto 胸壁牵拉器(图 18.35)

它不像腹壁牵拉器那样柔韧，因为胸廓壁柔韧性很差,需要强力的牵拉器。Finochietto 牵拉器使之成为可能，其实自动牵拉器,有两个拉钩和一个支架，用齿轮固定于需要的位置。由于这些机械装置和坚硬,避免脆弱的内脏受到伤害很重要。

神经拉钩(图 18.36)

在多种手术中，该拉钩用于牵拉和提起

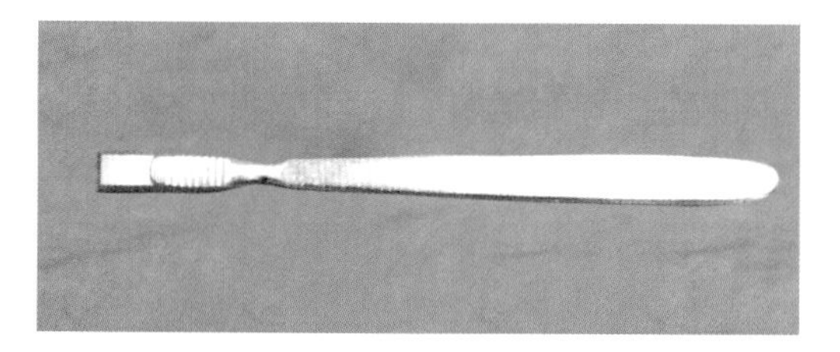

图 18.32　Alexander Farabeuf 骨膜分离器。

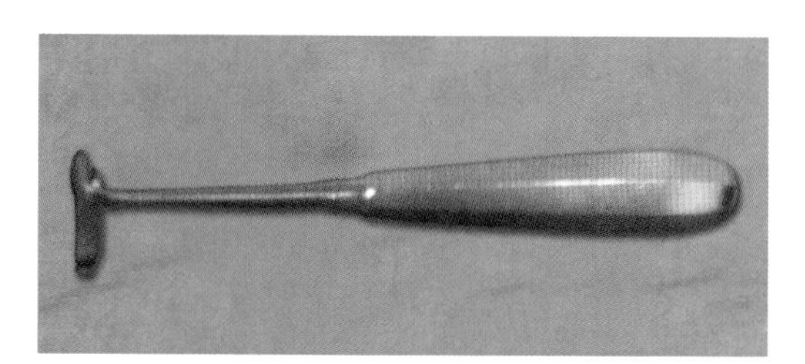

图 18.33　Doyen 肋骨骨膜剥离器。

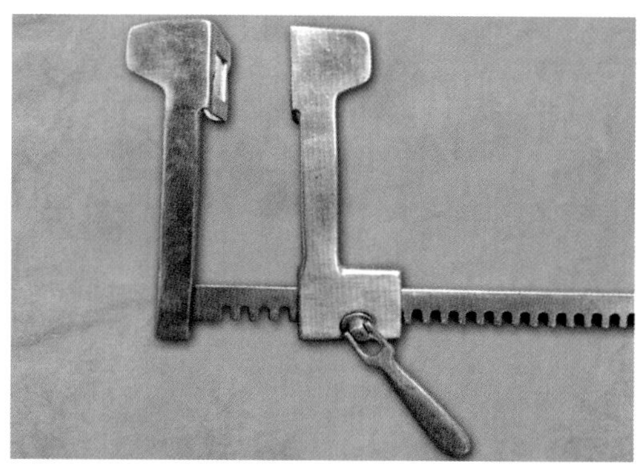

图 18.35　Finochietto 胸壁牵拉器。

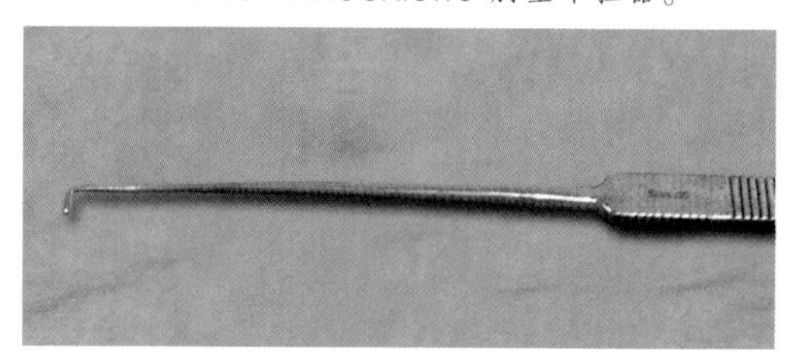

图 18.36　神经拉钩。

神经，如腰交感神经切除术，腰椎神经移位术。有助于神经解剖。

静脉拉钩(图 18.37)

这一器械在静脉撕裂穿孔或局限性扩张时,用于解剖和提起静脉。

第二部分 吻合器

吻合器及在手术中的应用已经在本书前面的章节进行了讨论。在本部分介绍常用吻合器械,是读者熟悉这些外科领域新的进步。

一次性直线切割器

一次性直线切割器由两个二分之一部和一个钉仓组成。两个部分互相吻合,钉仓在两个部分之间。有多种钉仓,由颜色编码,这决定了吻合器可以穿透的深度。血管结构可以应用灰色和白色钉仓,然而较厚的结构,如小肠需要用蓝色或绿色钉仓。一旦决定离断组织，锁死切割器，并通过器械左侧的压杆继发,沿凹槽滑动把手切割组织。当决定切割组织时,滑动把手必须面向术者。滑动把手以手掌面推动。一些手术医师建议,一旦切割器被激发,应等待 30s 以达到止血的目的,在进行切割。在组织腔被完全离断后,必须仔细检查活动性出血，可以用纱布加压或全层缝合来加以止血。线性切割器可以用于侧侧吻合。蓝色和绿色的直线切割器每侧各有两排钉子,在中间离断组织。白色直线切割器每侧各有 3 排钉子。

直线切割器还有可循环利用的不锈钢切割器(图 18.39)。

横向肠道吻合器(TIA)(图 18.40)

横向肠道吻合器常用于肠道的侧侧吻合。被吻合组织的开放端 (最初用于线性切割)被置于吻合器两部分间的开槽内。通过吻合器末端的旋钮将吻合器远端开槽拉近。一旦组织被置于凹槽且固定好，就可通过扳机激发吻合器。由于不具备切割功能,吻合线以上的剩余组织可以用刀沿吻合器凹槽切断。根据吻合的

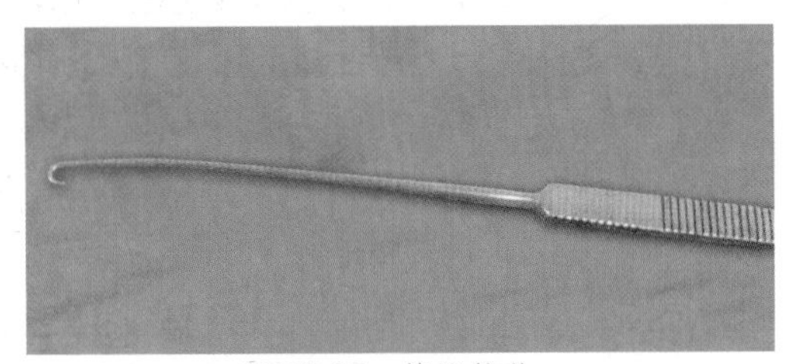

图 18.37 静脉拉钩。

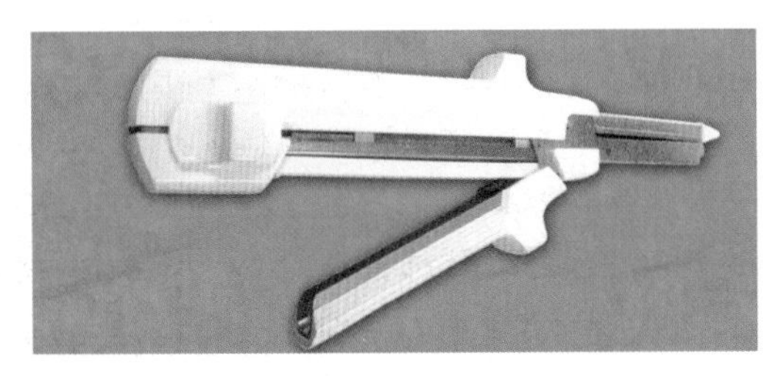

图 18.38 切割器。

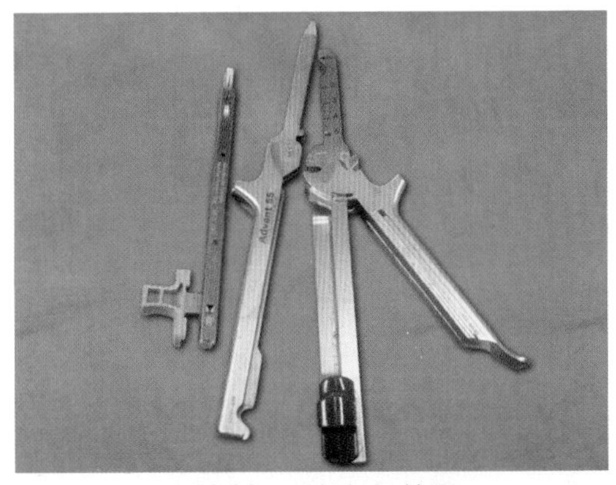

图 18.39 不锈钢切割器。

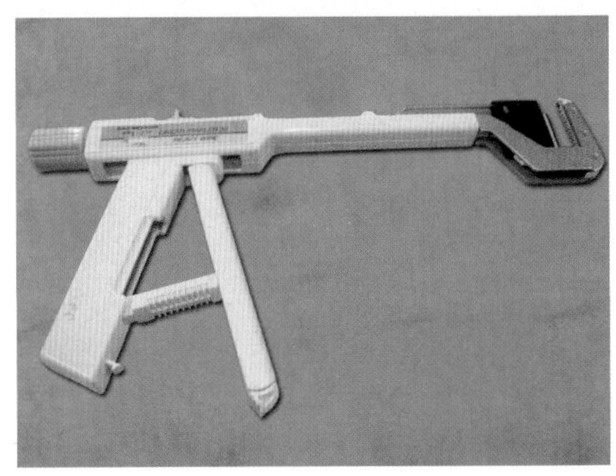

图 18.40 横向肠道吻合器。

长度和肠子的类型有多种型号TIA。

圆形吻合器(图 18.41)

圆形吻合器是一种用于端端吻合的吻合器。有两个基本部分组成,砧板和吻合器。首先将砧板放入近端,行荷包缝合以确保砧板在肠腔内。吻合器远端引入近侧已经封闭的肠道或肛管。砧板的尖端刺破已封闭的远端肠壁与吻合器结合。一旦吻合器相结合,旋转位于吻合器末端的旋钮,将两端肠管拉近至可以安全激发的区域,这可以通过位于吻合器把手上的彩色指示器来指示。当指示器变成绿色,提示可以进行安全地吻合,通过扳机激发吻合器。沿着切除的肠组织形成的圆环周围吻合,一旦撤出吻合器,要检查圆环是否足够和是否完整。与其他型号吻合器一样,要在术中确认确切止血和吻合。

腹腔镜线性吻合器(图 18.42)

从 12mm 孔道进入,这种器械的功能与直线切割器基本一样。它有两个扳机,一个是用来闭合吻合器,另一个是用来切割。它是一次性使用的,且价格昂贵,有多种型号和长度。

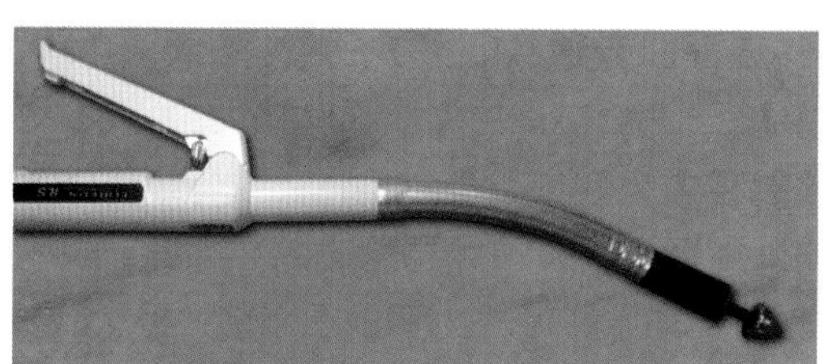

图 18.41 TIA 吻合器。

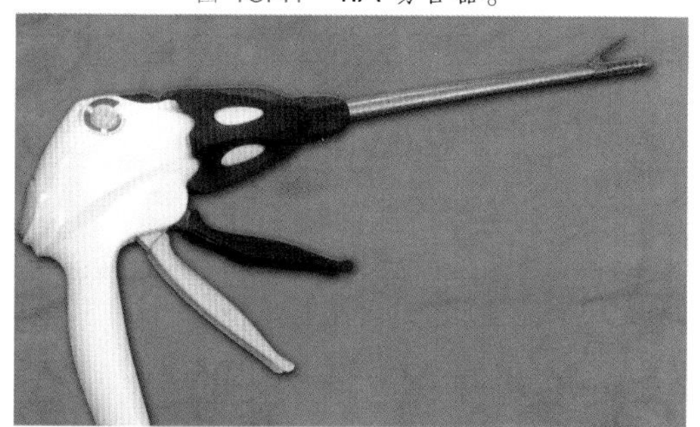

图 18.42 腹腔镜线性吻合器。

腹腔镜横行吻合器(图 18.43)

这是 TIA 的腹腔镜变体,两者有着一样的结构,都有两个扳机,而腹腔镜器械有另外一个可灵活转动的工作头,用于横行闭合开放断端。

腹腔镜基本器械

气腹针(图 18.44)

气腹针经过特殊设计,采用封闭的方法制造气腹。气腹针由 Janos Verees 于 1932 年设计,该针由标准 14 号针中置入弹簧探针组成,针长 15cm。当遇到阻力时,钝头回缩,显露锐利的外鞘。当遇到软组织,如内脏,钝头显露,这样保护这些组织不被刺伤。气腹针有高流量活塞,可以允许气流流量达 2~5 升/分。

腹腔镜

腹腔镜由 Hopkins 柱式透镜系统组成,置于不锈钢管中,中间为真空包围。系统周围是成束的光导纤维,从光源传输光线。腹腔镜可

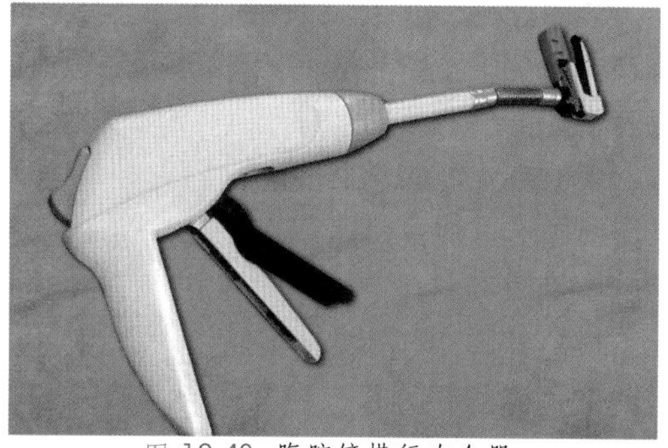

图 18.43 腹腔镜横行吻合器。

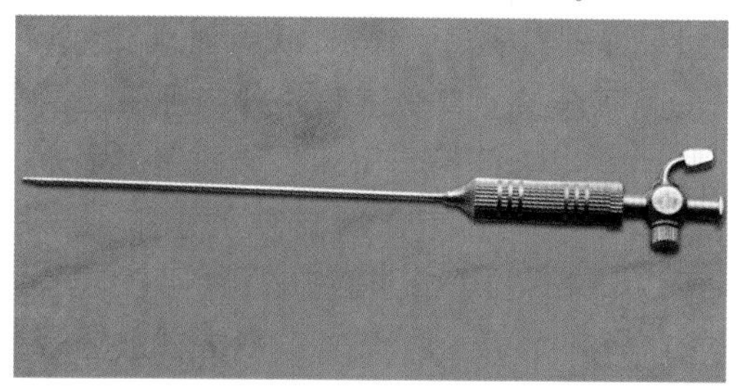

图 18.44 气腹针。

以直接查看，被称为0°视野，在光缆端口上以绿色环标示。其他广泛应用的角度是12°（黑色环），30°（红色环），70°（黄色环）。有角度的视野在单孔法手术中特别有用，有效地解决了翻转问题。腹腔镜与相机相连，传输影像的光导纤维与监视器相连，光线进入腹腔。新一代腹腔镜的特点是镜头可灵活转动，CCD相机位于镜头尖端，而不是末端。

戳卡（图18.45）

戳卡提供了管鞘，引导腹腔镜器械进入，损伤最小，并发症最少。微入路手术有多种戳卡，包括实心戳卡，带有刀刃的戳卡以及新一代无刀刃和可视戳卡。有保护和无保护的有刀刃戳卡多数已经被无刀刃戳卡所取代。这些戳卡由塑料制成，通过旋拧运动可以安全地刺入。除了有极低损伤肠管和血管的风险外，这些戳卡穿刺部位的筋膜不需要缝合。直视下穿刺（直视封闭穿刺）允许术者在穿刺过程中看到腹壁各层，通过开放的方式建立气腹。一旦戳卡进入腹腔，马上与充入气体相接。

光源（图18.46）

光线产生于高能灯泡。可以是白色光源如氙气灯，也可以是来自卤素灯的白炽光。光线被制造出来后经过特殊的过滤器，在离开光源时光线温度已经降低。光线通过光缆到

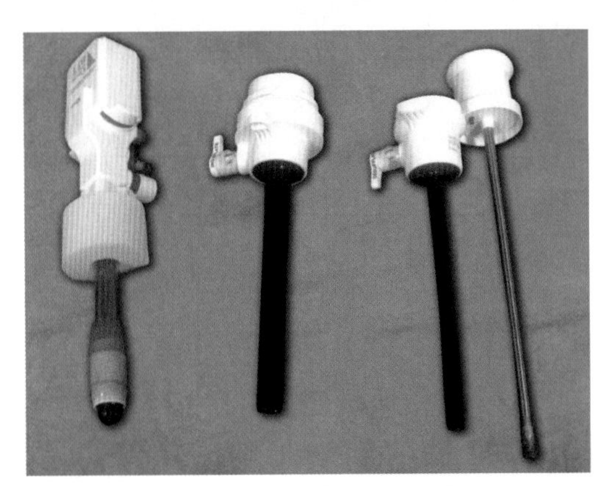

图18.45 各种类型的腹腔镜戳卡。

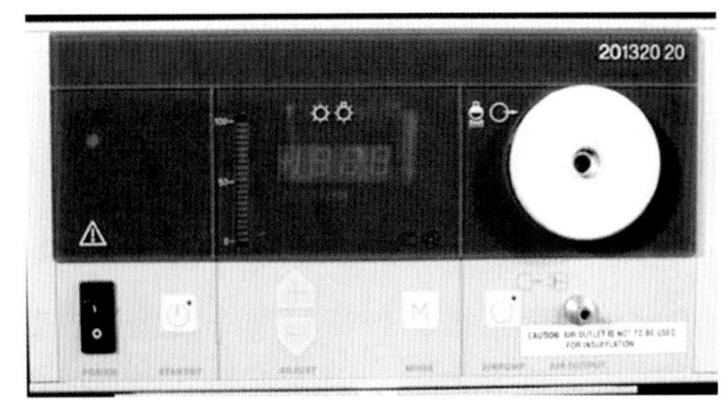

图18.46 光源。

达腹腔镜，照亮操作空间。

输气装置（图18.47）

输气装置负责用气体膨胀腹膜腔，维持腹腔内的压力在需要值，通过反馈回路持续监视腹腔内压力。输气装置与气缸相连。

吸引和冲洗装置（图18.48）

吸引和冲洗装置连接吸引冲洗管至吸引瓶和无菌盐溶液，通过触动吸引冲洗管上的按钮，分别用于吸引和冲洗。冲洗液按照特殊的流速输入，而吸引可以有低、中、高3个压力。

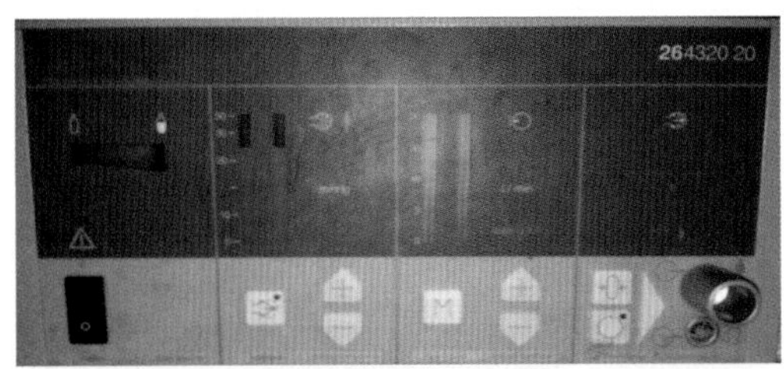

图18.47 输气装置。

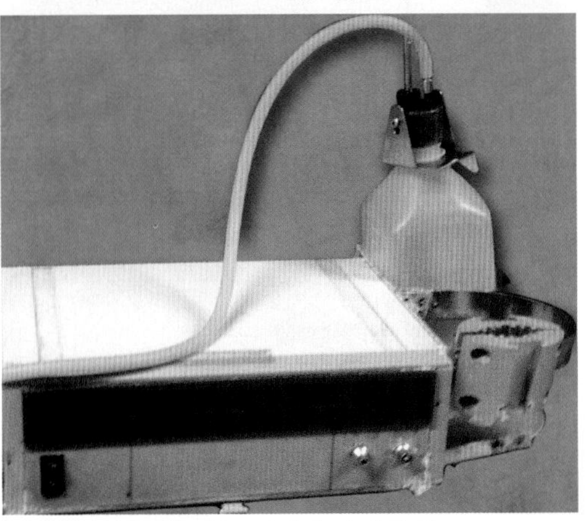

图18.48 吸引和冲洗装置。

各种腹腔镜手术器械概述（图 18.49 至图 18.63）

今天腹腔镜器械的范围本质是同时代开腹手术器械的修改。手柄可以是棘齿状或无棘齿而有转换开关，如果需要可以锁住器械工作部。这些器械长 20~35cm，支点在中点。肥胖患者的器械可以达到 45cm 长。

鼠齿抓持钳(图 18.49 和图 18.50)

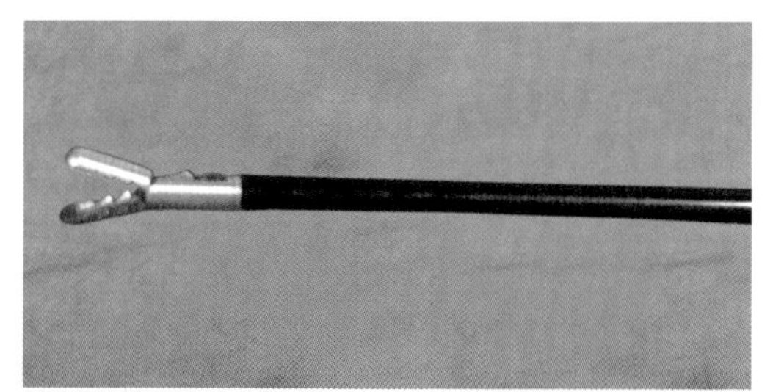

图 18.49 短鼠齿抓持钳。

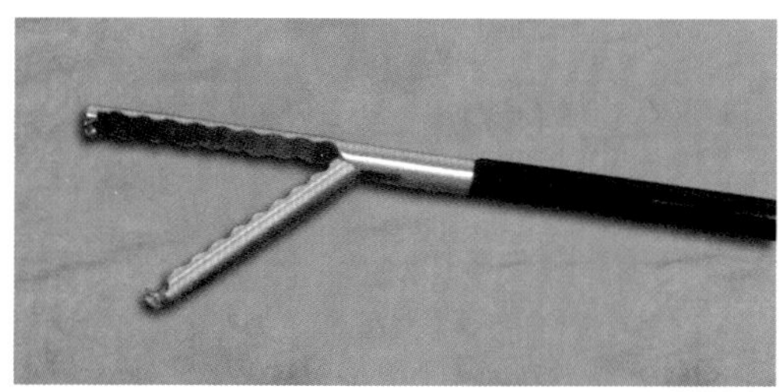

图 18.50 长鼠齿抓持钳。

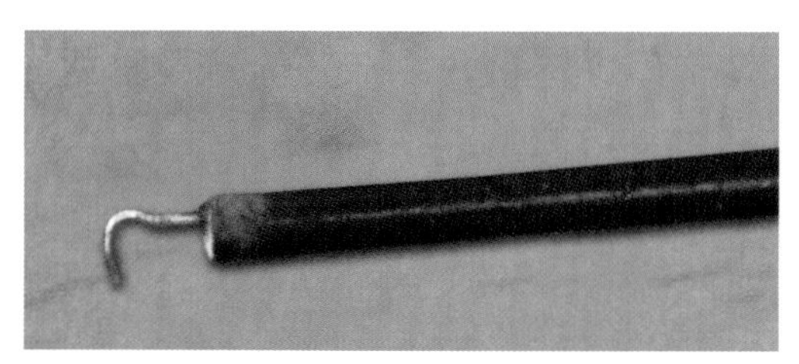

图 18.51 电钩。

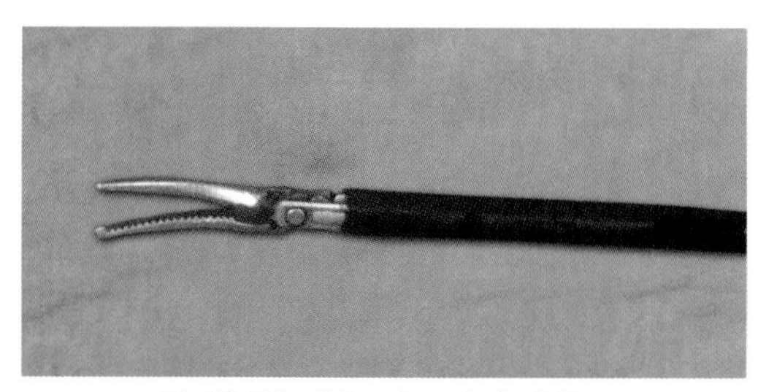

图 18.52 Maryland 分离钳。

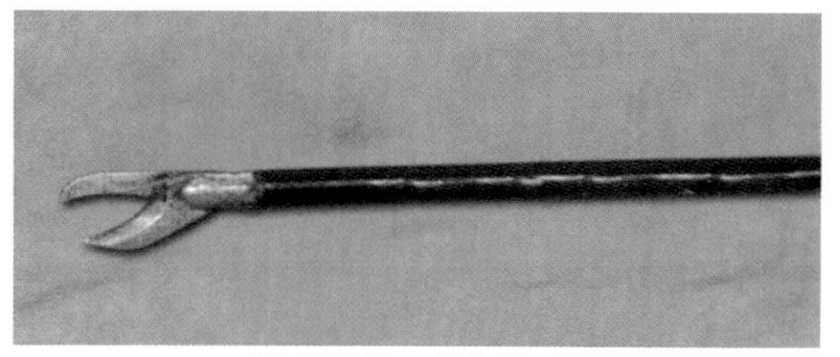

图 18.53 弯曲剪刀。

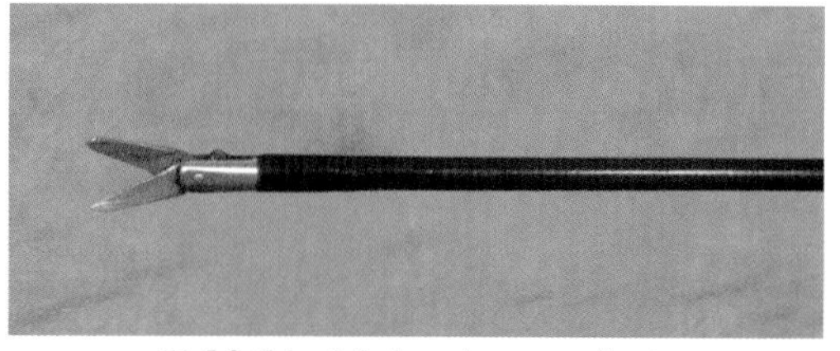

图 18.54 Metzenbaum 剪刀。

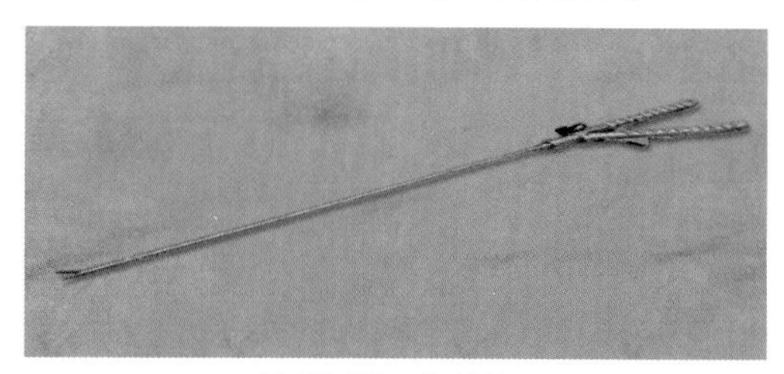

图 18.55 持针器。

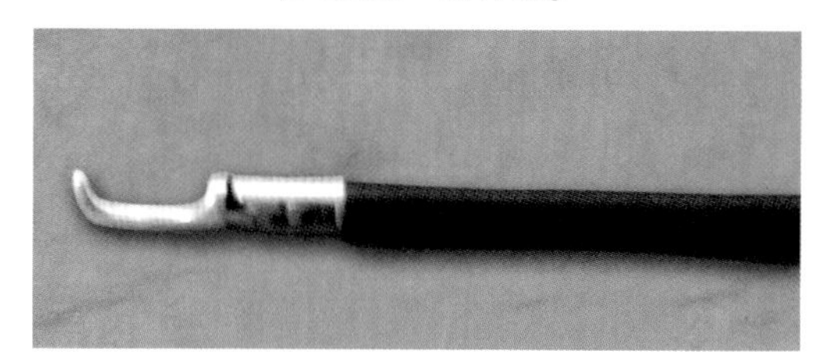

图 18.56 Crile 分离钳。

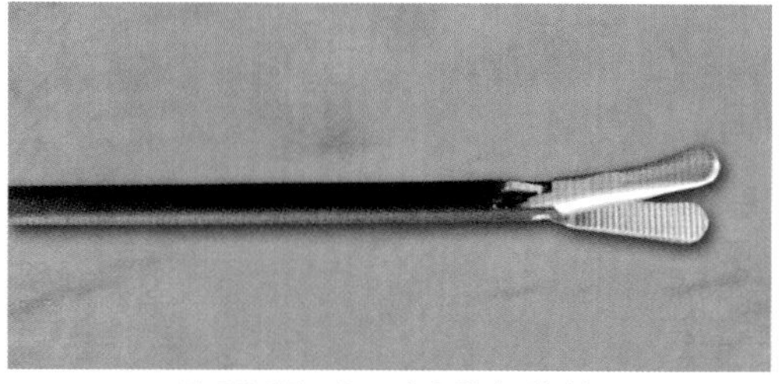

图 18.57 Duck bill 抓持钳。

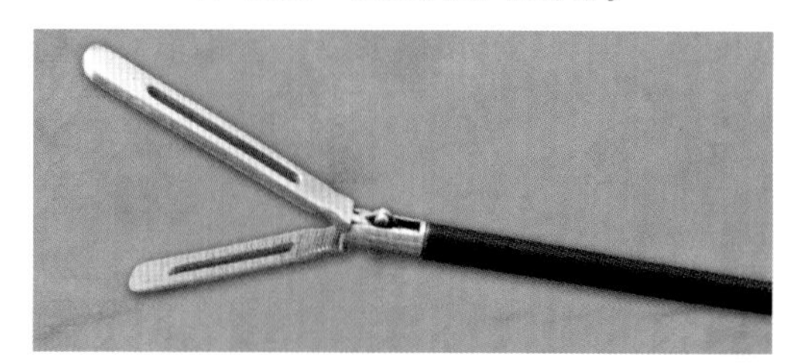

图 18.58 Dorsey 肠钳。

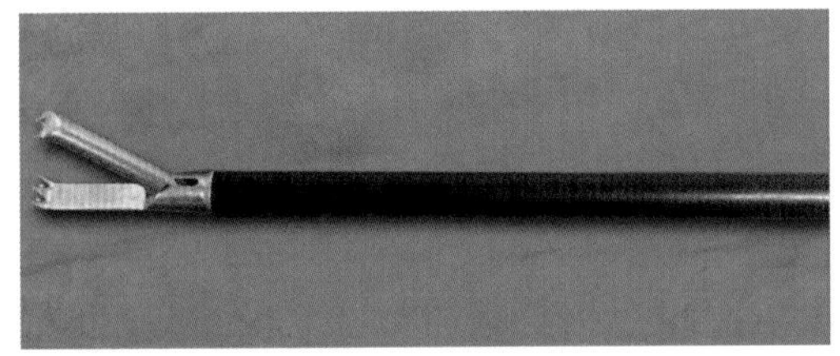

图 18.59 爪型抓钳。

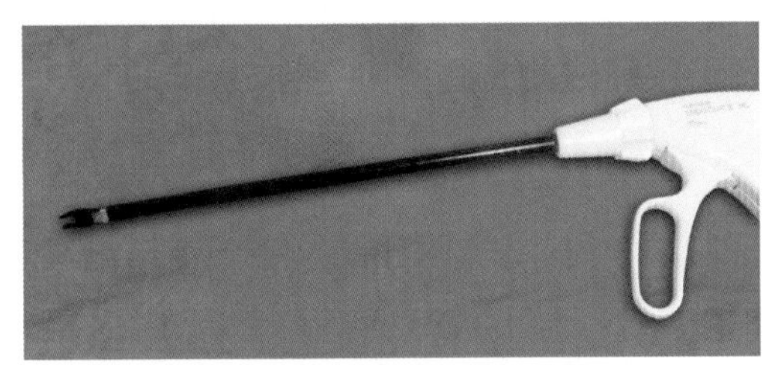

图 18.60 钛夹钳(一次性)。

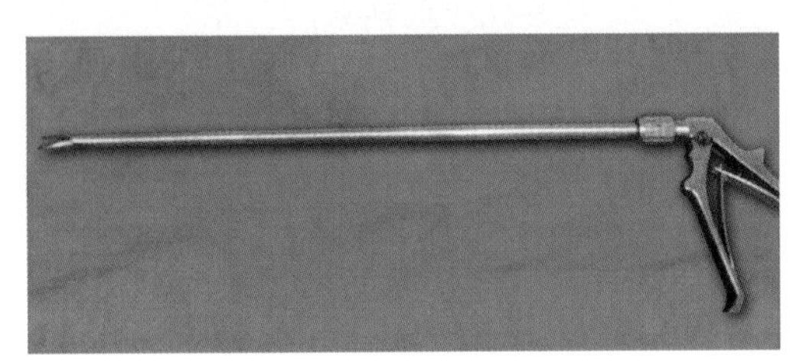

图 18.61 A 重复利用钛夹钳。

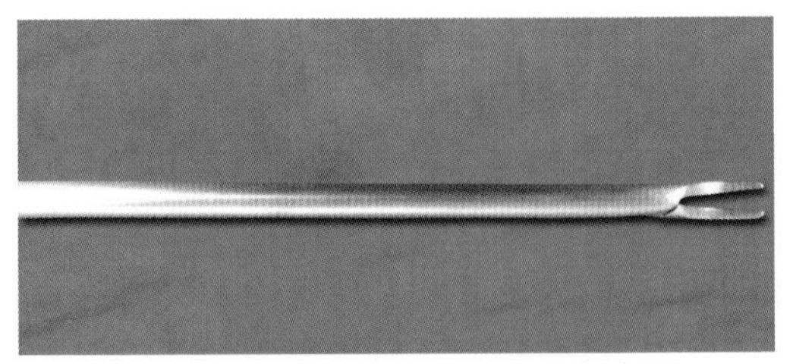

图 18.61 B 重复利用钛夹钳尖端。

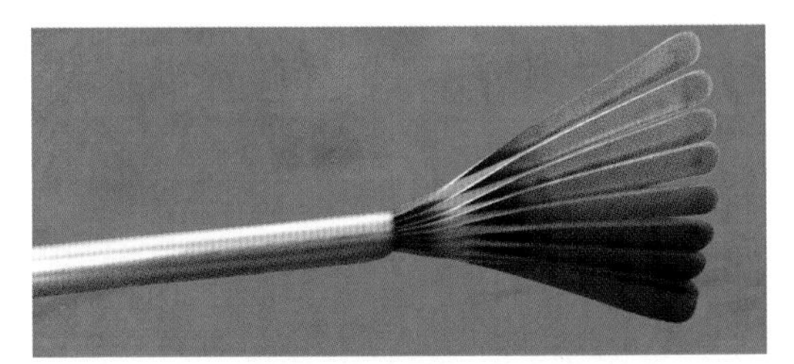

图 18.62 扇形牵拉器。

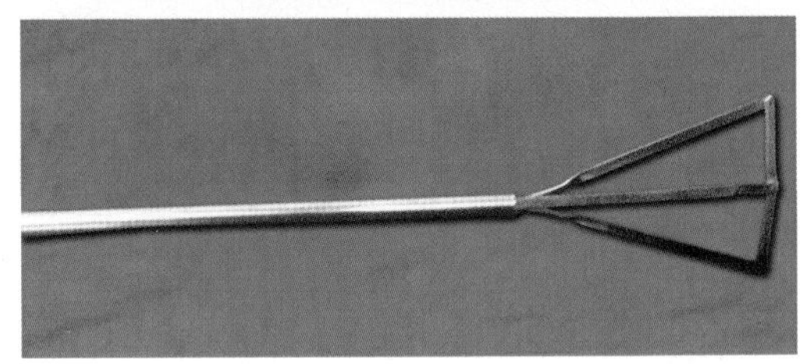

图 18.63 Trifflange 牵拉器,牵拉肝脏、肠等。

第19章 外科手术能源的最新进展

Raman Tanwar, Sudhir Kumar Jain

外科领域在技术进步与手术原则的融合下已经得到了巨大的发展。各种形式的能量已被掌控并选择性地应用以促进和尽量减少手术创伤。本章的目的是概述各种能源设备的使用原则。这些能源形式包括：

1. 电流应用：

(1)常规单极和双极电极。

(2)反馈双极系统装备,例如 Ligasure®。

(3)射频消融。

2. 超声波:超声解剖器。

3. 电磁波：用作微波治疗，放射外科治疗。

4. 冷冻消融。

5. 光能:激光、氩束凝固、光动力疗法,红外线凝结。

6. 随着在微创外科的进步，上述这些能量来源变得很常用，本章的目的是概述这些能源的基本原则。

电流的应用

应用电流止血的基本原则已经预先在电烙术的章节所介绍。随着结合阻抗监测和电流反馈控制技术的进步，由于阻抗监测电流的传播是最小的，使得对周围组织损伤最小并且安全可靠的电凝成为可能。采用这些原则的常用器材是 Enseal®,PKS®和 Ligasure®(图 19.1)。它们基本上是双极低压大电流电灼抓之后，当设备被激活该组织发出的电流

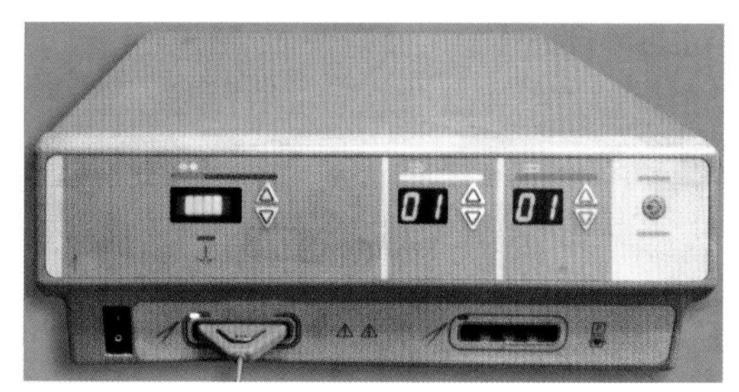

图 19.1 LigasureR 是一种新型的双极阻抗监测装置。

以一台电脑控制的方式依次通过快速的循环感测组织阻抗和温度作用位点。这种循环的监测电凝过程和在下一个周期提供适当的能量发生数百或上千次取决于设备规格，设备发出的信号通知操作者电凝的完成。偏置电极的使用可防止电流横向扩散和最大限度地减少热能对周围组织的损伤。

作用机制

这些双极阻抗器件通过双极电流和电压的结合发挥作用，均匀地施压于涂布器的软爪,从而电凝其间夹持的组织。涂抹器被连接到所述感测各种组织阻抗变量的发电机上,并决定需要被传送的下一个周期的能量的大小。该装置可用手或脚激活。

蛋白质变性和血管接合使得这些设备成为密封血管的优秀工具。它们提供不流血的切割,并且能有效地密封直径 7mm 左右的血管。这些器件优于传统的电灼。然而这些设备的成本限制了它的广泛使用和应用。这些装

置的使用节省了时间，因为外科医生不必结扎 7mm 以下的血管。

射频消融

射频消融术是利用高频交流电（350~500kHz)导致组织坏死的方法。交流电在这个频率产生离子的搅拌和细胞摩擦,产生 80℃~100℃的温度,造成凝固性坏死。该应用程序可以被控制产生大至 3~5cm 区域的凝固性坏死。设备的工作原理是,当时产生的温度高于 50℃并持续时间超过 3 分钟后,它会导致细胞内蛋白质的变性，随着双层蛋白质脂膜的破损从而导致组织坏死。这技术已经被广泛用于良恶性肿瘤和血管、神经心脏组织的消融。尽管根据应用部位不同会选取不同类型的探针,但是所有这些操作的原则是不变的。射频消融术具有与其他多种治疗方法联合使用病变的优势。其可使用于经皮、腹腔镜下及开放性手术。影像技术引导下的肝肾肿瘤经皮穿刺正被广泛地使用，我们可以通过此类手术认识到射频消融的发展潜力和应用限制。

射频消融术可以在患者有意识的情况下进行取活检操作。由于组织炭化和组织局部区域损伤,使得射频消融的应用受到限制,特别是应用到大血管上，增加了残留疾病的风险。对于这些问题制造商已经推出了各种变更设计和使用冷却提示，以减少由于高温导致的组织炭化及损伤。探针可以探知电阻的反馈,并提供更适当的组织破坏。当电阻快速升高时，电流会被切断以防止组织进一步炭化。

超声刀(图 19.2 和图 19.3)

超声刀是一种可以执行多个任务的更安全的仪器,使用它用以尽可能减少组织损伤。在腹腔镜手术中超声刀被当作手术刀使用是其基本用途。自从 Kelman 利用超声乳化机系统为白内障患者进行无痛穿孔以来，超声刀

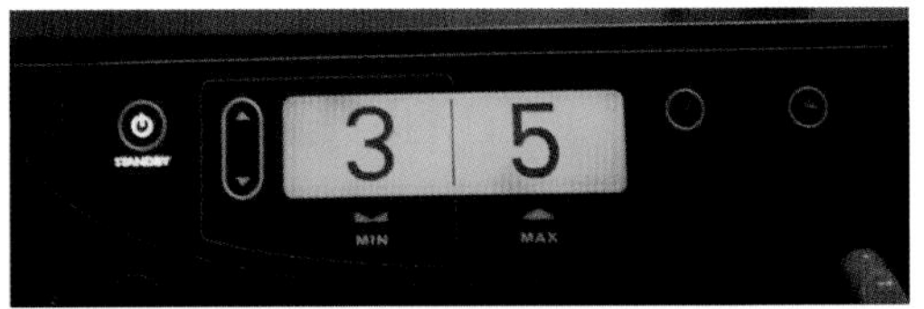

图 19.2 超声波发生器。

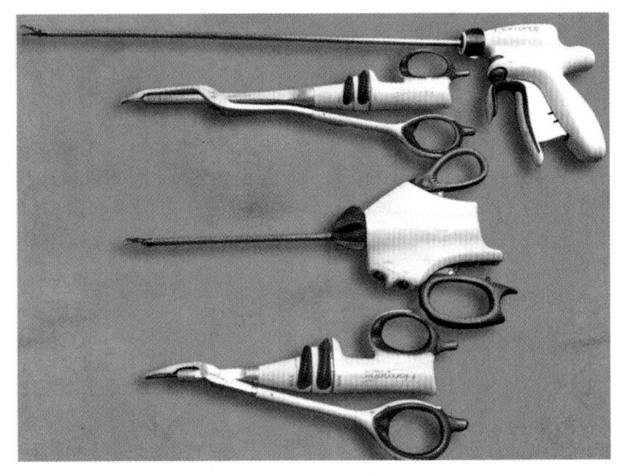
图 19.3 不同的超声刀头。

便被广泛使用。超声刀基于声音的机械传播或压力波，这种声波/压力波通过一个活性从一个具有活性的能量来源传递到组织。能源由电压或电磁提供给压电换能器，其将电能或磁场转化为机械能。这种能量可用于对组织进行电切或电凝。

超声刀可以在医疗市场买到，例如 Harmonic Scalpel®,Lotus®,SonoSurg®等品牌,它们都由一个发电机,一个固定片和一个活性叶片组成。发电机设备是将交流电转换成 55 000 次/秒的高频工作电流的微处理器。除了提供恒定的高频率，它也像新一代双极电设备一样不断监视电路，并当能量传递低于发电机设置的标准时由一个内置的反馈系统将其打断。此能量通过高导电性电缆被转移到传感器上。传感器由许多的陶瓷压电板组成，且被置于两块金属板之间。金属板被进一步放置在叶片和叶片扩展器上。晶体的正向运动产生的能量被传递到靠近被动叶片的主动叶片上从而产生动力。当电力和结晶的往复运动被传递到主动叶片,它位于靠近该被动刀。通过这种方式，整个系统均匀地振动在 55kHz 而叶

片纵向移动幅度约为60~100μm。

作用机制

机械能的传递破坏组织的三级氢键，而内部细胞摩擦可以产生热量。变性蛋白产生的凝块可以填塞血管从而使血管接合在一起。振动蛋白质还产生二次加热从而封闭更粗的血管。热，压力和具有较高的组织产生的湍流气泡可以起到破坏组织的作用。另外的切割机制是通过叶片的来回移动产生的牵拉力超越了组织的弹性极限从而导致了分子的断裂。这种效果在胶原蛋白丰富的高蛋白密度地区显得更为突出。这种发生在叶片头部的空化效应加便于切割，并使之更加精准。整个装置被收纳不同长度和直径的护套内。超声刀可以轻易凝结5mm之内的血管。新版本的探针，例如ACE，可用于凝结直径为6~7mm的血管。腹腔镜超声刀的变体又分为锐边和钝边的振动刀片，用于对病变组织进行抓取和凝固。这样，对于处理的组织也可以在不出血的情况下进行凝固。

相对于电灼和激光设备，声波在组织中的传播会产生较低的热量，从而可以防止侧向损坏周围结构。高热损伤下发生炭化及组织变黑并伴有碳化和烟雾的产生。超声刀则无法达到上述温度。超声激活手术刀的工作原理是使血管的两端密封，并在其内形成了一个蛋白凝固物。另一方面，电灼可直接导致热损伤。传统的电灼法是将血管腔作为散热器，从而使血管一侧的凝固多于另外一侧，导致血管的一侧管壁出血量增加。由于横向热对组织的随意焚烧所造成的伤害使我们更加难以区分到底是组织本身的灼伤还是我们人为烧出的硬痂。在这样的组织会形成更多粘连而导致愈合不良。使用超声刀封闭血管和淋巴管时，应通过用用于周围松散组织如组织中的脂肪，从而达到更好的密封效果。通过发送声能也没有刺激肌肉或神经的风险。

除了自身的优势，超声激活剪使外科医生远离逸出电流的不良影响如杂散电流伤，电接地问题，以及肠道电损伤和烧伤。腹腔镜手术中视野是关键，特别是超声刀在工作中干扰是较少，由于温度低，产生的烟雾小，手术视野因组织产生烟雾引发的遮挡也就最小。用刀片的背面钝性分离，也可以形成并排的平面。超声波设备也会为配带起搏器的患者带来益处。由于超声刀的理论优势，已使其投入到全球大量外科医生的实际测试中，且成绩令人鼓舞。

微波刀

微波刀的能量（通常为0.9~2.45GHz）是通过一种可产热的发电机来提供的，而这种热量是水分子摩擦产生的。能量通过14G的微波天线直接放置到肿瘤中。微波天线发射的电磁波由发电机产生。电磁波可以使组织内和组织周围的水分子发生快速旋转，这个过程中则摩擦产生的热量可以使温度达到55°C以上，从而导致细胞的凝固和坏死。微波刀类似射频消融，可应用于经皮，腹腔镜下及开放性手术。肝、肺、肾、肾上腺皮质和骨肿瘤经微波刀治疗后，已取得令人鼓舞的疗效。微波发生器体积显著的缩小，使这项技术变得更加轻便。微波消融与射频消融拥有相同的优点和缺点，但是造成的组织炭化更小。

冷冻消融

冷冻消融是一种通过快速冷却诱导组织死亡的过程。它已经成为一种治疗实体器官肿瘤和浅表性病变的标准方式。冷冻消融通过使组织细胞产生结晶来发挥作用，也可能通过形成血栓和诱导一个缺血区域损伤血管来发挥作用。缺血再灌注损伤以破坏剩余的组织。冷冻消融可通过使用类似于微波消融和射频消融的一个14~16G探针来实现，但其内部结构不尽相同。第三代系统在极低的温度下利用迅速流动的气体如二氧化碳和氩，导致组织的快速冷却，最低可低至-40℃。探针可以达到接近-200℃的温度，尽管这样的温度很少应用于体内。经过一个快速的冷冻循环之后，组织就要主动或被动的解冻。解冻对于诱导损伤非常重要，这种损伤是由恢复血液供应和再灌注损伤造成的。通过一个缓慢的解冻期后整个周期再次重复，来增加冷冻治疗的效力。邻近的重要组织可以通过使用腔内的加热装置来保护。随着拥有多个小探针的多频射频消融的使用，肿瘤组织的每一个角落均可被覆盖。

冷冻消融相比其他微创或经皮疗法，它的优势在于无论是腹腔镜或者开腹手术，它都可以用超声或者在可视下监测冰球的变化。这样的话一个完整的肿瘤覆盖范围可以得到保证。

由于它引发最小的疼痛和发病率，被作为一种官方的手术应用于各种情况。靠近大血管应用探针会导致散热效果，因此对肾门这种邻近血管的病变是无效的。相比开放手术，微创方法有较高的复发概率。然而在它们可以一次又一次重复，这一点上还是有一些优势的。

各种能源的组合主要是用于止血和解剖，善用每一个可用的设备，以达到最佳的结果。一些设备如 thunderbeat®，结合双极电能源和超声能量在一个仪器，可同时完成血管闭合与组织切割分离操作，而无须转换设备。随着对这些新设备的认识，外科医生的经验和技巧也是进步的。正确的能源应用在正确的地方还是有差别的。

要点

1.双极性阻抗设备，例如 Ligasure®工作主要阻抗监测和反馈调节电流。
2.使用双相阻抗设备可以防止电流横向扩散，可以将对周围组织的热损伤减少到最低限度。
3.当使用高频率的交流电流 3 分钟以上时，射频消融装置产生的温度可高于 50℃，可以诱导细胞的凝固性坏死时。
4.超声刀的工作机制是通过刀头来向组织中传播由声音或压力波产生的能量。
5.冷冻消融正被越来越多地用于早期实质器官肿瘤的处理。

索引

E

F

H

J

K

L

M

N